人力资源和社会保障部教育培训中心
养老护理岗位培训指定教材

养老护理基础知识与初级技能

主　编　阎青春
副主编　方嘉珂　宋连辉

华龄出版社

图书在版编目（CIP）数据

养老护理基础知识与初级技能 / 阎青春主编 . -- 北京：华龄出版社，2011.10
ISBN 978-7-80178-793-4

I. ①养… II. ①阎… III. ①老年医学：护理学 IV. ① R473

中国国家版本馆 CIP 数据核字（2010）第243522 号

责任编辑　程　扬　　　　责任印制　李未圻

书　　名	养老护理基础知识与初级技能	作　者	阎青春　主编 方嘉珂　宋连辉　副主编
出　　版 发　　行	华龄出版社 HUALING PRESS		
社　　址	北京市东城区安定门外大街甲 57 号	邮　编	100011
发　　行	（010）58122250	传　真	（010）84049572
承　　印	北京天工印刷有限公司		
版　　次	2011 年 10 月第 1 版	印　次	2024 年 4 月第 7 次印刷
规　　格	889 mm × 1194 mm	开　本	1/32
印　　张	9.625	字　数	230 千字
书　　号	ISBN 978-7-80178-793-4		
定　　价	32.00 元		

编审委员会

主　任：阎青春

副主任：方嘉珂　宋连辉

委　员：汪春慧　赵　伟　张凡

主编主审人员

主　编：阎青春

副主编：方嘉珂　孙秀萍　常振国

主　审：汪春慧　于荔梅　孙　荣

编写人员

孙秀萍　甘志骅　倪洪刚　金　萍
王秀菊　张　素　赵　平

目　　录

第一章　职业道德

1.1　职业道德基本知识

1.2　职业守则

1.3　职业须知

1.4　本章复习题

【综论】

养老护理工作是随着全国人口年龄发生结构性变化，特别是人口老龄化和高龄老人的社会服务需求不断加大而逐渐兴起的一门职业性服务工作。养老护理模式主要由居家养老、社区养老、机构养老三部分组成。养老护理工作要求从业人员既具有职业道德又掌握专业养老护理技术。目前在养老护理员职业教育中存在重技能训练、轻道德和法律素质培养的问题，造成职业素质塑造的片面化，以致部分养老护理员在工作中普遍存在缺乏健康、积极的心态，缺乏忠诚与责任等职业道德的现象。本章主要概述养老护理行业的职业道德，养老护理员应遵循的基本道德、职业道德规范、职业守则、职业须知。通过本章学习，使养老护理员树立正确的择业观和创业观，塑造优良的职业道德素质，进而为适应职业要求，培育健康而又积极的职业心态，建立值得信任与依靠的职业人格。

1.1 职业道德基本知识

在社会中，人们几乎都要从事一种自己力所能及的职业，来满足生活的需要并获得职业报酬，也可以说是谋生的手段。但不管从事什么样的职业，每个从业人员在职业活动中都要遵守道德。如教师要遵守教书育人、为人师表的职业道德，医生要遵守救死扶伤的职业道德等。职业道德是社会化的角色道德，它不同于人们在家庭中所承担的角色道德，而是在社会职业活动中表现出来的道德准则。

1.1.1 职业道德的基本概念

1. 职业道德的含义

（1）道德是调整人与人之间以及个人和社会之间关系的行为规范。道德现象在社会生活中广泛存在，如热情助人、尊老爱幼属于道德现象；买东西不排队、挤公共汽车、随地吐痰等也属于道德现象。它以善恶作为评价人与事的标准，通过非强制性的手段如社会舆论、传统习惯、教育和人的信念力量等来维护整体利益。

道德是社会意识形态之一，是人们共同生活及其行为的准则和规范。道德由一定社会的经济基础所决定，并为一定的社会经济基础服务。不同的时代具有不同的道德观念。

道德以各种规范的方式存在，是由各种各样的规则组成的规范体系，存在于社会生活的各个领域、各种社会关系中。大到经济、政治、文化卫生领域，小到人们的衣食住行，都要面对各种关系，如父母与子女、上级与下级、夫妻、师生等，它渗透到社会生活的每一个角落，因此它的划分与社会生活的划分相一致。人类社会生活大致可以分为三种类型：即家庭生活、社会公共生活和职业生活。相应地道德也可以分为三种类型：即家庭道德、社会公德和职业道德。

（2）职业是指由于社会分工而形成的具有特定专业和专门职责，并以所得收入作为主要生活来源，在人类社会出现分工之后而产生的一种社会历史现象。

职业在社会生活中，主要体现在三个方面：一是职业责任，即每一种职业都包含着一定的社会责任，必须承担一定的社会任务，为社会做出应有的贡献。二是职业权利，即每一种职业人员都有一定的职业业务权利，只有从事这种职业的人员才有这种权利，而在此职业之外的人不具有这种权利。三是职业利益，即每种职业从业人员都能从职业工作中取得工资、奖金、荣誉等利益。任何一种职业都是职业职责、职业权利和职业利益的统一体。

职业既是人们谋生的手段，又是人们与社会进行交往的一种主要的渠道。在交往中必然涉及各方面的利益，职业交往中的矛盾问题需要用道德来调节。

（3）职业道德是现实社会的主导性道德。是与人们的职业活动紧密联系的，符合职业特色要求的道德准则、道德情操与道德品质。它既是从业人员在职业活动中的行为标准，又是本职业对社会所承担的道德责任和义务。是人们在履行本职工作中所遵循的行为准则和规范。

在内容方面，职业道德是要履行职业义务、职业责任以及职业行为的道德准则，是职业、行业以至产业特殊利益的要求，是在特定职业实践的基础上形成的。表现为某一职业特有的道德传统和道德习惯。

在表现形式方面，职业道德采用制度、守则、公约、承诺、誓言、条例等形式，这些形式既易于为从业人员所接受和实行，又易于形成一种职业的道德习惯。

在调节范围内，职业道德既可以用来调节从业人员内部关系，加强职业、行业内部人员的凝聚力，也可以调节从业人员与其服务对象之间的关系，塑造本职业从业人员的形象。

2. 职业道德的特点

（1）职业道德的适用范围具有有限性：每种职业都担负着一种特定的职业责任和职业义务。由于各种职业的职业责任和义务不同，从而形成各自特定职业道德的具体规范。

（2）职业道德的发展具有历史继承性：由于职业具有不断发展和世代延续的特征，不仅其技术世代延续，其管理员工的方法、与服务对象交往的方法，也有一定历史继承性。

（3）职业道德的表达形式多种多样：由于各种职业道德的要求都较为具体、细致，因此其表达形式也多种多样。

（4）职业道德兼有强烈的纪律性：纪律也是一种行为规范，是介于法律和道德之间的一种特殊的规范。既要求人们能自觉遵守，又带有一定的强制性。如养老护理员必须严格遵守护理工作流程。

3. 职业道德的社会作用

职业道德是社会道德体系的重要组成部分，它具有社会道德的一般作用，又有自身的特殊作用，具体表现在以下几个方面。

（1）调节职业交往中从业人员内部以及从业人员与服务对象间的关系：职业道德的基本职能是调节职能。一方面，职业道德可以调节从业人员内部的关系，即运用职业道德规范约束职业内部人员的行为，促进职业内部人员的团结与合作。另一方面，职业道德又可以调节从业人员和服务对象之间的关系。具体到养老服务业，就是如何构建养老护理员和老人之间的关系。

（2）有助于维护和提高本行业的信誉：一个行业、一个企业的信誉，也就是它们的形象、信用和声誉，是指企业及其产品与服务在社会公众中的信任程度，提高企业的信誉主要靠产品质量和服务质量，为此养老护理员的护理工作质量与服务态度直接影响着养老服务业的信誉。

（3）促进本行业的发展：行业、企业的发展有赖于高的经济效益，而高的经济效益又源于高的员工素质。员工素质主要包含知识、能力、责任心三个方面，其中责任心是最重要的。表现在养老护理工作中，只有不断提高养老护理队伍整体素质，才能逐渐发展壮大养老服务业。

（4）有助于提高全社会的道德水平：职业道德是整个社会道德的主要内容。如果每个行业，每个职业集体都具备优良的道德，对整个社会道德水平的提高肯定会发挥重要作用。

1.1.2　养老护理员的职业道德

1. 养老护理员职业道德的含义

养老护理员的职业道德是规定养老护理员如何运用公共的行为准则，处理与老人之间和老人亲属之间、与同事和社会之间关系的准则。学习和了解养老护理员的职业道德，是为了提高养老护理员本身的道德素质水平，更好地处理各方面的人际关系，使其和谐、稳定，不断地提高为老人服务的自觉性和养老护理工作的质量。

2. 养老护理员的基本职业道德规范

《公民道德建设实施纲要》所倡导的“爱国守法、明礼诚信、团结友善、勤俭自强、敬业奉献”精神，是养老护理员基本的道德规范。

（1）爱国守法：爱国是公民的一项基本道德义务。爱国不是一句口号，而是一种责任。“国家兴亡，匹夫有责”，每一个爱国的人有责任为祖国、为民族尽忠效力。守法也是每一个公民的基本义务。俗话说："没有规矩，不能成方圆。"自觉守法才能使法律和纪律得以顺利地施行，使社会秩序稳定。

（2）明礼诚信：是要求公民文明礼貌，讲究个人礼仪、助人为乐和诚实守信，平等地待人处事。文明礼貌要求我们在与一切人打交道时，都要注意礼貌待人。在中国封建社会，讲究"亲、义、别、序、信"，指的就是"父子有亲、君臣有义、夫妇有别、长幼有序、朋友有信"为主要内容的"五伦"规范。而在现代社会中，人际间交流的频繁，各种信仰的多元化倾向，使人与人之间的关系变得多层次、多角度，也给处理人际关系带来困难。但是"文明礼貌"，始终是搞好人际关系的前提和基础。

如果说文明礼貌是人际关系的润滑剂，诚信就是我们为人谋事的根本。诚实是守信后所表现出来的品质，守信则是诚实的依据和标准，所以，诚信是立人之道、修业之本。现在社会某些领域和地方是非、善恶、美丑界限混淆，见利忘义、损公肥私的行为时有发生，以权谋私、腐化现象严重，市场假货充斥。这些问题如果得不到有效解决，必然损害正常的经济秩序，损害稳定的大局，应该引起我们特别的重视。

（3）团结友善："团结就是力量"，一个国家、一个民族，乃至一个集团、一个家庭，意见达不到一致，行动没有统一，想要建设好一个家庭、一个单位、一个民族、一个国家则是不可能的。

团结需要友善。对同志、对朋友、对上、下级，友善的态度是搞好人际关系的润滑剂。友善的态度不是无原则的迁就，而是人际间的关心、真诚和尊重。互相关心，就是能够体谅别人的冷暖，善解人意，才能给别人以温暖，说话才能恰到好处。真诚是从爱心出发，处处替别人着想，真诚地对待别人，别人才能真心实意地对你，才能使关系融洽，不伤害别人。尊重别人，平等待人，体现了人际之间平等合作的关系。尊重还应该体现在尊重别人的生活习惯、信仰和意见等方面。

（4）勤俭自强：“勤”就是多劳动、多收入，“俭”就是不浪费，二者缺一不可。在正常情况下，人们的经济来源还只是从所从事的职业和工作中来。经济是我们生活的物质基础,“量入为出”是我们应遵守的原则。“富贵思淫逸”是要不得的。

自强，是一个人人生观和价值观的体现。也就是一个人对人生的意义、目的和价值的根本看法。一般地说，人生观包括三个方面，即人生的意义、人生的目的和待人处事的态度。人为什么活着，怎样生活才有意义和人生的价值问题是人生观的核心。我们生活在一个五彩缤纷的世界，在社会上，由于经济利益和政治利益的不同，由于每个人接受教育的内容和自我修养的不同，使处在不同阶层的人们形成了不同的世界观和人生观。一个自强人，首先，就是明确自己生存的意义在于自立自强、自力更生，做一个自食其力的劳动者，那种想依赖“衣来伸手，饭来张口”的人在现代社会是行不通的；其次，就是做一个有益于社会、有益于人民的人，而不是以损害别人利益为目的，那种想以投机取巧、弄虚作假损害别人利益的人，只能得逞于一时；最后，就是要不断提高自己的道德修养水平和提高个人为社会、为他人创造财富的能力，这也是个人价值的一个很好体现。人为社会创造的财富越多，人的价值就会越高，人活得才更加有意义。

现在我国社会生活保障制度在逐步完善，对一些确实没有劳动能力和生活来源的人给予最低生活保障，有一些人虽然暂时享用“低保”，但他们仍然努力去寻求工作和劳动的机会而放弃“低保”，这种自强的精神是应该鼓励的。

（5）敬业奉献：敬业这个词，人们通常与爱岗联系在一起。爱岗，通俗地说就是“干一行，爱一行”。一个人干什么工作并不重要，重要的是以什么方式、什么态度去工作。每个人工作的岗位是实实在在的，有些工作很烦琐、很细碎，甚至是周而复始的，就像我们要从事的养老护理工作一样。敬业，因为“业”是人们生命的一部分，“业”是人们生活的主要来源，“业”是人们为社会创造财富、发挥人们聪明才智的场所，是人生价值的重要体现。每一个职业代表一种社会责任，它既是生活的来源，又是个人价值的体现。向社会奉献的越多，价值则体现的越充分。现在社会竞争十分激烈，这种竞争不仅体现在技术上，还体现在一个人、一个集体的奉献精神和职业道德水平上，我们应该大力提倡爱岗敬业、奉献社会的职业道德，鼓励人人成为一个好的社会主义建设者。

3. 养老护理员的职业道德要求

（1）树立坚定的职业信念：人们在长期的职业生活中，形成了与自己所从事的职业相联系的理想、信念、习惯和特点。这些理想、信念、习惯和特点，不断地丰富着各行各业的职业道德内容。如名牌产品和名家名店的诚实守信、童叟无欺；科学工作者对科研工作的严谨求实、一丝不苟等。养老护理员是一项新兴的事业，养老护理员的工作是社会所需，在职业道德建设上还有很多内容有待于建设和完善。作为一名养老护理员，在自己的职业生活中，要把老人的利益放在第一位，热爱老人，关心老人，以对老人负责的态度，主动承担好自己的社会义务，在工作中充分发挥自己的工作能力和潜力，提高护理质量。

（2）拓展护理内涵，转变服务理念：开展人性化护理的关键在于更新护理服务理念，变被动服务为主动服务。人性化护理的本质是“以老人为中心”，其思想内涵是“我能为老人做什么”，在老人的身心及社会需求方面提供力所能及的优质护理服务，从而使老人得到最佳的护理。因此，要求养老护理员深入学习和认识人性化护理的实质和内涵，主动和老人进行交谈，设法解决老人的需求问题；尊重老人的意愿和老人对护理操作的自主选择权，倡导以人为本的思想，开展人性化护理，赢得老人信任，提高护理质量。

（3）塑养老护理员形象，重护理实效：树立养老护理员良好形象是开展人性化护理的首要因素。养老护理员应头脑清醒、反应灵敏、手脚勤快、动作迅速、干净利落地按流程和个案完成对老人的护理工作。做到环环紧扣、心中有数，保证老人的安全。尤其强调时时处处给予老人人文关爱和服务，让老人及其家属满意。

（4）注重知识学习，提高综合素质：加强养老护理员的继续教育，鼓励其积极参加专业培训，培养良好的兴趣和爱好，并关注养老护理领域前沿信息，不断学习养老护理新技能，提高综合素质。

1.2　职业守则

养老护理员所从事的工作是以老人为服务对象、以生活照顾为主要内容的专业性服务工作，所以养老护理员职业守则的确定，是以它的职业特点和被服务对象的需求来制定的。

1.2.1　尊老爱老、以人为本

尊老爱老是我国的传统美德。中国人自古就有尊老爱老的优良传统，2000多年前，孔子教育后代对待老人不但要“养”，而且要“孝”，即要尊敬老人。目前我国人口老龄化加速发展，老年人口基数大、增长快，并日益呈现高龄化、空巢化趋势，及需要照料的失能、半失能老人数量剧增等态势。截至

2009 年年底，我国 60 岁及以上老年人口已达 1.67 亿，占总人口的 12.5%，80 岁及以上的高龄老人有 1899 万，占老年人口的 11.4%。统计数字表明，我国已步入老龄化社会，老有所为、老有所学、老有所养、老有所乐、老有所医、老有所终，已成为全社会的共识，尊老爱老也与经成为全社会共同的道德规范。

养老护理员肩负着照护老人的社会重任。其工作内容是由社会分工决定的，而不是对老人的恩赐。以人为本的服务，是要以老人为核心，设身处地考虑老人们的实际需求。帮助他们安度晚年，要照顾好他们，就要运用专业的护理技能，并不断提升老人的自主活动能力，增强老人的自信心，提高其生活和生命的质量。

1.2.2 爱岗敬业、服务老人

爱岗敬业是养老护理员服务意识的具体体现。养老护理工作是社会的需要，爱岗敬业首先要树立自信心，牢固掌握养老护理专业技能，不断学习养老护理新知识。如有关老年人生理、心理变化的知识，老年人常见病、多发病的知识，和老人进行沟通所需要的社会人文科学知识以及护理老人的各种技能等。

服务老人就是为老人服务。在社会生活中，人人都是服务对象，人人又都为他人服务。在市场经济条件下，要真正做好对老人的服务，首先要心中时时有老人，始终把老人的利益放在首位；其次要尊重老人的人格和尊严，千方百计地方便老人。养老护理员要忠诚于这个职业，对老人要有“爱心”，能够做到“与人为善”，视老人为亲人，想他们所想，急他们所急，帮他们所需，在工作中就会得到老人的信任。

1.2.3 诚实守信、办事公道

诚实守信是做人的基本准则，也是社会道德和养老护理员职业道德的基本规范。胡锦涛在“八荣八耻”中说：“以诚实守信为荣，以见利忘义为耻。”诚实守信是社会主义新时期的需要，每一个养老护理员都应以诚实守信为荣。

诚实和守信是统一的。守信以诚实为基础，如果人人都不诚实，不守信，那么人和人之间的一切交往都无法进行。

办事公道是指对于人和事的一种态度，它要求人们待人处世要公正、公平。

诚实守信、办事公道，是养老护理队伍中应做到的基本要求。只有做到诚实守信、办事公道，才能更好地发挥养老护理岗位的社会功能。

养老护理员要塑造诚实守信、办事公道的人格，必须做到襟怀坦荡，光明磊落，表里如一，言行一致，真实无欺，讲究信誉，恪守承诺，处事公正。养老护理员在工作中对待老人不应以貌取人，无论面对衣着华贵的大老板还是面对衣着平平的普通人，对不同国籍，不同肤色，不同民族的老人都要一视同仁，热情服务，这才是办事公道。

1.2.4 钻研业务、团结协作

养老护理是一项专业性很强的职业，护理员在日常工作中需认真学习、刻苦钻研，创新养老护理专业新技能，不断提高护理质量，只有这样才能提升养老护理队伍的整体素质。

好的护理团队离不开团结协作。养老护理员的工作需要团结协作来完成，单凭一个人的力量是做不好这项工作的。因此，护理团队中不应有较强的个人意识，团队工作是靠大家来完成的。关心集体，热爱集体是养老护理员做好工作的前提。

团结协作应建立在“两个意识”——整体意识和宽容意识的基础上。整体意识强，工作中团结一致，形成合力，彰显团队力量，才能提高工作成效。此外每个人的成长经历和教育背景各不相同，为此工作中要注意彼此宽容，包容个性差异，为团结协作奠定良好的人际关系基础。

1.2.5 遵纪守法、自律奉献

遵纪守法，首先要遵守社会公德。社会公德是社会实践中最简单、最起码的公共生活准则，也是道德的“底线”。如果不遵守这些基本的道德标准，将导致社会人际关系的紧张、不和谐，使社会道德水平下降，违反法纪并损害了他人的利益，还会构成法律问题。因此，社会公德水平的高低，可以衡量出一个社会最基本的文明程度，反映出一个社会成员最基本的文明素养。

随着市场经济的发展，公共场所日益扩大，社会化的生活服务设施增加，人和人交往的不断增多，人与社会的联系更加密切。每个人的行为，随时都会影响着社会的利益、他人的利益和生存环境。在一段时间内，社会道德建设存在着不少令人忧虑的问题，出现了社会公德的“缺失”，社会呼吁加强社会主义公德建设的呼声日益高涨。我党适时地提出了“建设社会主义物质文明的同时，要抓好社会主义精神文明建设”的战略方针。邓小平同志明确提出“两手抓，两手都要硬”，使社会主义精神文明建设成为大家的共识，也涌现出一大批社会主义精神文明建设的先进人物，他们的榜样又激励着无数人为此而努力。

遵纪守法，就是要认真执行各种规章制度。规章制度是多年来经验和教训的总结，认真执行了，工作就能顺利开展；违反了，则会发生各种各样的差错和事故，甚至会威胁人的生命，这是多少血的教训告诫我们的。所以对各种规章制度要严格地执行，有人监督和没有人监督都要认真执行。具体到老人的护理工作，这是一项认真、细致的工作，更不能马虎和轻率。如老人的安全防护制度、定时巡视制度、清洁和消毒隔离制度等。

自律奉献靠人的自我约束来实现。因为养老护理员经常需要一个人单独完成任务，必须要遵守道德规范，自觉地遵守和执行各种规章制度。

社会上，任何人都不能脱离他人、脱离社会而存在，总要与别人交往，需要别人的帮助，同时也在奉献社会。只有在职业中自觉、主动地奉献社会的劳动者，才能真正体会到奉献社会的乐趣。因此，奉献社会主要体现在爱岗敬业上。养老护理员给渴望帮助的老人以关怀，是一件崇高、有价值的事情。

人生的价值，一要看对社会所作的贡献，还要看人格价值，而这都是从职业实践中展开和实现的，人的价值体现在奉献中。人的生命是要靠物质条件来支撑的，但对社会作出更多的奉献，会使我们的人生更有价值。

社会道的缺失，使社会人际关系变得冷漠。要扭转这个局面，不能只是喊“助人为乐”的口号，而行动上却采取“事不关己”的态度。每个人应从小处着手，从身边事做起，从自己的行为做起，杜绝“不以善小而不为，不以恶小而为之”的行为。

1.3　职业须知

1.3.1　养老护理员的工作内容

养老护理员的工作内容，包括60岁及以上健康老人的护理，伴随老人生理、心理变化带来的部分功能障碍老人的护理，身患多种疾病而尚无生命危险、但需专人悉心照顾的疾病老人群体的护理和因患不治之症或过度衰老所需要的临终关怀护理四个方面。

养老护理模式正在逐渐由家庭护理向社区日间照料、社会养老机构集中护理的方式转变。但无论在家庭中养老，还是在养老机构中养老，都需要有爱心、耐心、热心和细心而又懂得老年护理专业技能的人员进行这项工作。

1. 养老护理院的基本任务

养老护理员为健康老人提供必要的生理、心理、健康娱乐的需求服务，为患病老人或肢体残疾、器官功能障碍的老人提供基本生活照料服务、初级保健服务和肢体辅助功能训练，并协助医护人员进行必要的治疗、护理工作，充分满足老人身心整体健康状况的需要。

2. 养老护理员的工作目标

养老护理员通过理论和实际操作的学习，全面掌握养老护理专业技能，满足不同层次老人的生理、心理需求。使生活在家庭中或养老机构中的老人获得科学的、有效的、个性化的护理，满足健康老人及患病老人及临终老人的各种护理需求，减少由于高龄导致的器官或肢体障碍带来的生活不便，愉快地度过晚年。养老护理员通过工作与老人拉近距离、建立感情，成为老人生活中的帮手，从而为我国的养老事业奉献自己的一份力量。

3. 养老护理员的工作方式

养老护理员在养老机构中的工作方式有多种。以下主要介绍个案护理、集中护理和小组护理三种方式。

（1）个案护理方式：由一名养老护理员直接的、在一个较长时期内护理一名特定的老人。这主要适用于家庭老人的照料或养老机构中年事已高、生活基本不能自理，或患重病老人的照料。这种护理方式的特点是养老护理员的责任明确，要求全面掌握老人情况，如病情、进食、进水、排泄情况、环境安排及与老人生活有关的各种情况等。

（2）集中护理方式：由一名养老护理员负责照料生活自理的、半自理的，或完全不能自理的几位老人，这种方式适用于社区和养老机构。要求养老护理员与老人朝夕相处，了解每位老人的情况及各种护理需要，有针对性地做好护理工作。

（3）分组护理方式：由一组养老护理员负责养老机构所在地的某一个区域居住的若干位老人，养老护理员之间的工作既有分工，又有合作。

1.3.2　养老护理员的礼仪

礼仪，是指人们在社会交往活动中共同遵守的行为规范和原则。礼仪对于具有服务性质的职业更为重要。

养老护理员的服务对象是具有丰富生活和社会经历的老人，他们的素质、观念、嗜好，以及对社会事物发展变化的认识、判断等不尽相同，同一个事物，不同的老人会有不同的认识和看法。因此，在护理工作中必须要注意礼仪。

1. 仪容仪态

仪容仪态是一个人素质、修养及精神面貌的体现。仪容仪态主要包括穿着、打扮、行为举止和个人卫生等方面，在着装方面应力求整洁大方。

养老护理员的服饰应符合职业要求。上班时应着清洁、整齐的工作服，有污染时要及时更换，缺扣子时要立即缝上；头发不应过长；应穿软底鞋、穿袜，不要赤脚穿拖鞋；淡妆上岗；饰品不可太多，尤其不可戴戒指。

行为举止方面，即坐、立、站、行都要以轻稳为宜。坐姿要端庄、侧身时双腿轻微靠拢，双手可放在膝盖上方，小腿在座位的前下方轻轻交叉。坐下时动作要轻，穿裙子坐下时应注意拉好裙子的下摆。养老护理员不可随意坐或躺在老人的床上及斜靠在老人的床架上，以免引起老人的反感。

站立时姿势要挺拔，双腿微微分开，收腹挺胸，双手交叉放于小腹前或自然垂于身体两侧。长时间站立也可作“稍息”姿势。行走时做到步伐轻稳，眼睛平视前方，端送食物、药物时应置于胸前，切忌置于腹部以下或放在腿上。遇到紧急情况时，要碎步快走，紧张有序，不要慌手慌脚，值班或夜间巡视时脚步要轻，以免影响老人休息。

行为举止虽是无声的，但也能够传达信息，对周围的人产生影响。养老护理员在工作中要特别注意这一点，不要在老人面前修剪指甲、挖鼻、掏耳、挠痒等，若因身体不适或偶尔咳嗽、打喷嚏、打哈欠、流鼻涕时，应及时用手绢或面巾纸掩蔽口鼻，转向旁边，事后应向在场人表示歉意。

要保持个人卫生。在每位老人的护理操作完成后都要及时洗手，以防交叉感染。

2. 礼貌用语

养老护理员的服务对象是老人，礼貌用语上较其他职业的要求更高。语言是人际沟通的重要工具，使用得体，会促进人际关系的和谐；反之则影响人际沟通的效果，造成误会，失去信任，使工作难以进行。

用语要文明，文明用语应掌握“敬语”和“忌语”。在敬语中如“请”“对不起”“我能帮助您吗”等；在忌语中如“我管不着”“不知道”等。文明用语对于养老护理员来说是非常重要的。

礼貌用语表现在对对方适宜的称呼。如果有职称可用职称来称呼老人，如张教授、王老师，也可以按老人的意愿称呼叔叔、大爷、阿姨、大婶等。一般不能用“老张”“老李”这样称呼，更不能用“3 床”“5 床”或“这个老头”“那个老太太”称呼。对外可用“老人家”称呼老人。

在护理老人时，在为老人做什么之前，先和老人讲清楚，征得老人同意再做。在操作的过程中要经常询问老人的反应，如菜饭热不热？还想添加别的食物吗？在洗澡、擦背时，要询问老人水温是否合适等。操作完成后，一定要将物品收拾好，老人的被褥整理好，并嘱咐老人有事可以再招呼自己等。

礼貌用语还表现在科学而准确地倾听和满足老人的要求上，对老人提出的看法和要求要仔细耐心地倾听。由于不习惯老人的口音或因老人说话口齿不清，而听不懂老人的讲话，应礼貌地请老人再重复一遍，以便确定老人的真实需要。对于老人用语言或非语言形式表达出来的要求，应尽量给予满足。耐心地听完以后，不要轻易否定老人的要求，也不要虚伪地保证，将原本不能做到的事硬说自己可以去做，哄骗老人。如一时做不到的事，应耐心地加以解释。在给老人解释或回答他们的问题时，应面对老人，眼睛看着对方，以表示对老人的关注。切记不要漠不关心，似听非听，给人一种不关心的样子，老人就很难再把话讲下去。对听力不好或失语、语言交流有困难的老人，要借助手势、眼神或纸笔，使老人较容易地表达自己的意愿。

3. 文明服务

文明是在平时的言谈举止中表现出来的高尚与典雅，是对人表现出来的尊敬。

文明服务表现在对老人心情、病情的熟悉和了解上。对老人的病痛、心情了解得越多，对他们的服务就会更贴切，就会赢得老人的信任。这就需要平时多接近老人，对其家庭社会背景和病情有所了解。防止因为不了解情况而说错话，给老人带来不必要的伤害。

文明服务还表现在我们的微笑服务上。说话要和颜悦色，当自己心中有不愉快的事时，也要和平常一样，喜怒不形于色。如遇到特别可笑之事，也要掩嘴而笑，防止忘形，给人以过于天真的感觉。养老护理员的微笑就像晴朗的天空、和煦的阳光一般，给老人温暖舒适的感觉，给老人自信和力量，鼓励他们战胜衰老并愉快地生活。经常设身处地想一想“假如我是一个老人”“假如我也到了这个年纪”“我希望别人怎样的对待我”诚恳地对待老人，真心实意地为他们排忧解难，做到“诚于忠而形于外，惠于中而美于言”。

1.3.3 与老人的沟通技巧

1. 与老人谈话的艺术

（1）在护理工作中，养老护理员可尝试下列方法展开话题：

①老人家，你回家有没有想过我昨天讲过的话啊？

②过去一个星期过得好吗？

③老人家，今天你想讲些什么？由你先说？

④老人家，可以告诉我你现在在想什么吗？

（2）制造话题：

①老人家，你对那件事的看法如何呢？

②那件事究竟怎么啦？

③老人家，你怎么会这样想呢？

④我没有明白你的意思，可不可以再详细点啊？

⑤很好，你这样做了没？

⑥是的，然后呢？

⑦能再多讲点给我听吗？

（3）引导老人说出自己的感受：

①你好像很伤心，究竟是怎么回事？

②不是啊，我不觉得你像他们这样讲的。

③你对这个问题有没有什么感受？

④老人家，你是不是觉得很紧张？

（4）鼓励老人进一步沟通：

①老人家，你讲话好激动，你认为是什么让你这么激动啊？

②你有没有想过他会怎样对你呢？

③你想过以后这样做吗？

④你现在明白为什么以前这样做吗？

⑤你刚刚所讲的是什么意思呢？

⑥啊，总不会你全部都明白了吧？

⑦老人家，你知不知道这些是为什么？

⑧你把这张椅子当作你儿子坐在上面，你有什么话对他说？

（5）打破沉默：

①当老人讲完时，答以“嗯嗯”，然后等待老人继续讲下去。

②重复老人最后讲的话或其中几个字，然后等老人继续讲下去。

③当老人讲完时，答以“还有呢”或者“但是”，然后等老人再讲下去。

2. 令老人反感的应对

（1）命令式：只会令老人抗拒、逃避、自卫或起报复心理，因为老人习惯自己做主。例如：“老人家，您不要哭了。”“再努把力啊。”

（2）警告、恐吓、或惩罚式：只会令老人向你挑战，暗中捣鬼或故意不合作。例如：“您要是再这样做就回房。”

（3）说教式语调：只会令老人们羞耻、内疚及不满。例如：“一个乖的老人家是不会这样做的。”

（4）说服或争论式：只会令老人反驳，不敢袒露心声。例如：“事实就是这样的嘛。”

（5）劝告或建议式：只会表示出你的权威，而不能鼓励老人去解决问题，亦会造成老人的依赖性。例如：“不如就这样做嘛。”

（6）批评式：只会令老人们自卑及反抗。例如：指名道姓地说：“整个活动被您破坏了。”

（7）讥讽嘲笑式：只会令老人们产生敌视心理。例如：“太婆，你那么行都不去啊。”

（8）分析式：只会令老人愤怒、不安及自卫。例如：“没事的，您怕女人的嘛。”

（9）逃避或转话题：只会令老人感到忧虑。例如：“我们不要再讲这些。”

（10）质问：会令老人觉得你对他不信任。例如：“为什么您不这样做呢？”

总之，养老护理员与老人之间的沟通是产生两者关系的基础。养老护理员应努力营造良好的环境及气氛，急老人所急，想老人所想，及时了解老人的需求，真正使老人找到家的感觉。

1.4　本章复习题

1. 什么是养老护理员的职业道德？
2. 养老护理员的基本职业道德规范包括哪些内容？
3. 简述养老护理员的职业守则。
4. 养老护理员的工作方式包括哪几种？
5. 简述养老护理员的礼仪。
6. 令老人反感的应对方式包括哪几种？

第二章　基础知识

【综论】

本章主要讲述老年人的生理、心理和护理特点，老年人的患病特点及营养需求，通过学习，掌握养老护理相关的基础理论知识。同时初步了解现行的相关法律法规。

2.1　老年护理基础知识

2.1.1　老年人生理、心理特点

1. 老年人的生理特点

要了解老年人的生理特点，首先要了解人体结构及其生理功能。随着年龄的增长，人体结构和生理机能会逐渐发生一系列的变化，老化则存在于人的整个生命过程中，是机体组织器官结构变化和生理机能逐渐衰退的过程，是人类进化随着时间迁延的必然结果。

（1）老化

正常老化又称生理性老化——指机体在生长过程中随着年龄的增长而发生的生理性退行性变化，是符合自然规律的。表现在体内脏器、组织萎缩，重量减少，实质细胞总数减少，再生能力

降低，储备能力降低，内环境稳定性降低，感染防御能力降低。

异常老化又称病理性老化——指在生理老化的基础上，由于患有某些疾病、营养不良及环境的影响等而引起的老化过程。

（2）人体解剖结构及其生理功能

人体可分为头部、颈部、躯干、四肢四大部分，每一部分又可分为若干小的部分。

①头部：由颅部和面部两部分组成。

A. 颅部：由颅骨和脑组成，颅骨外有皮肤包裹，颅内有脑及其被膜，是人体重要的神经中枢（见图 2-1、图 2-2）。

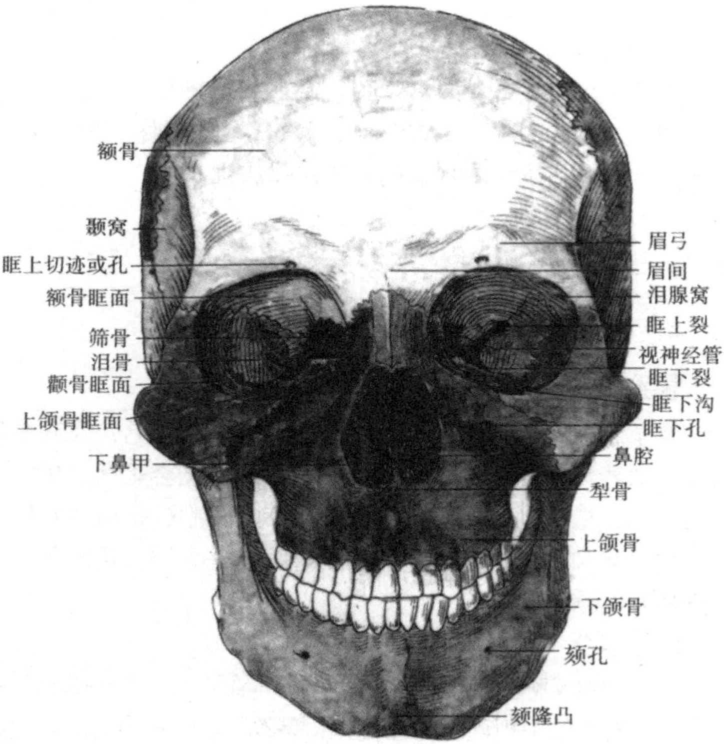

图2-1 颅的前面观

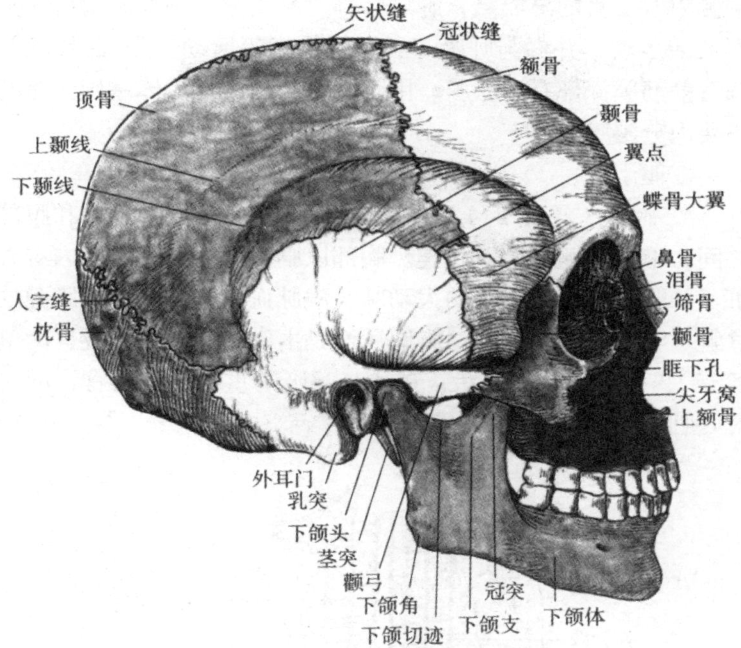

图2-2　颅的侧面观

B. 面部：面部分眶区、鼻区、口区和面侧区。含有皮肤、面肌、血管、淋巴及神经，维持面部器官的功能。

②颈部（见图 2-3）。

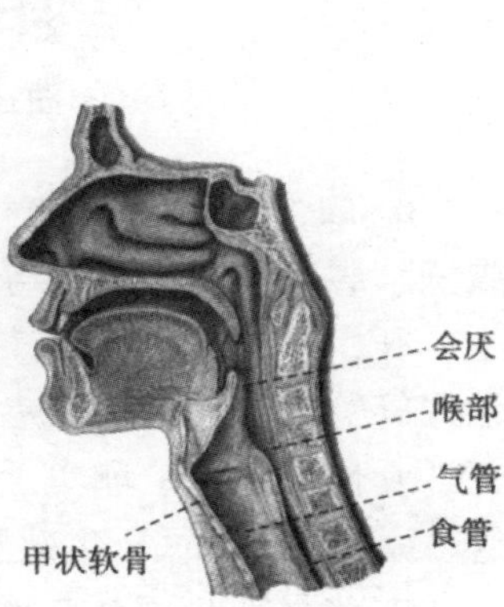

图2-3　颈部分区及体表标志

颈部位于头部、胸部和上肢之间。前方正中有呼吸道和消化道的颈段，两侧有纵向走行的大血管和神经，后部正中有骨性的脊柱颈段为支柱，在血管和神经两侧附着丰富的淋巴结，肿瘤转移时易受累。颈部肌肉可使头部灵活运动，并参与呼吸、吞咽和发音等活动。颈部最前端，气管前筋膜深部有甲状腺、甲状旁腺，是维持人体基础代谢的重要内分泌腺体。

③躯干。

A. 胸部（见图 2-4）：是躯干的一部分，位于颈部和腹部之间，上部两侧与上肢相连。胸部以胸廓为支架，胸腔内有心脏、肺脏、有出入心脏的大动脉、静脉血管，还有进入胸腔的食管、气管等组织器官。胸廓后面是由脊柱的胸段构成，两侧各有 12 条肋骨，呈桶状，是参与呼吸的重要动力器官，同时对心脏和肺起到重要的保护作用。

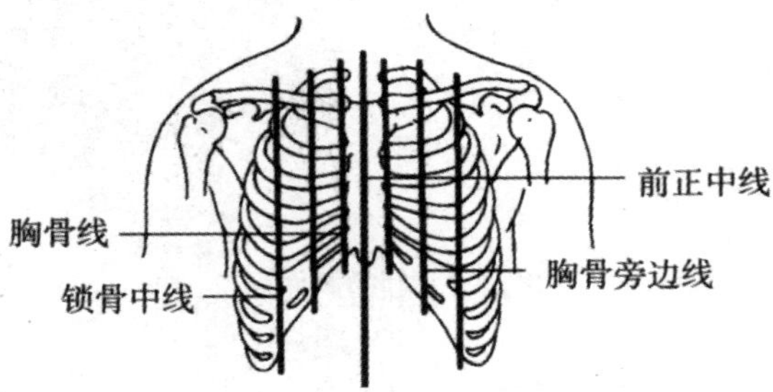

图2-4　胸部标志线

B. 腹部：是躯干的一部分，位于胸部与盆部之间，包括腹壁、腹腔及腹腔脏器等。腹腔内的脏器主要以消化功能为主，肝、胆、脾、胰、胃、肠均参与消化功能。肾脏、膀胱、输尿管等为泌尿器官，参与尿的生成和排泄。下腹部及会阴部，女性有子宫、卵巢、输卵管、尿道，男性有睾丸、输精管、尿道等为泌尿、生殖器官。

C. 脊柱（见图 2-5）：位于躯干后部中央，构成人体的中轴，有支撑体重、承托头颅、容纳和保护脊髓与神经根等作用。

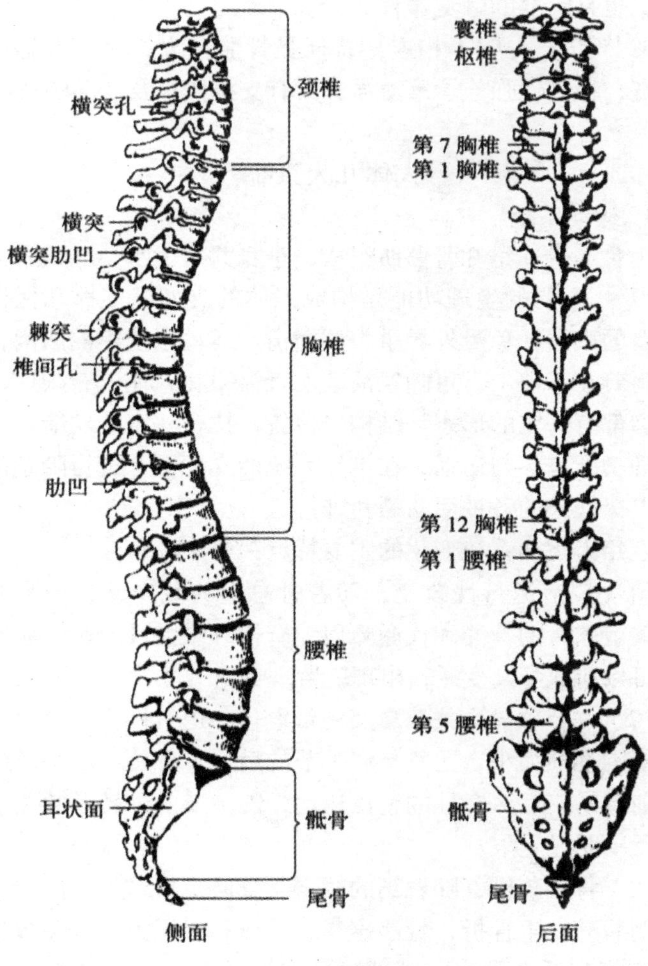

图2-5　脊柱

④四肢。

A. 上肢：通过肩部与颈、胸和背部相连。运动灵活，骨骼轻巧。分为肩、臂、肘、前臂和手部。手不但是重要的劳动器官，也是重要的触觉器官。

B. 下肢：与躯干相连，特征是骨骼粗大，肌肉发达、关节面宽，稳定性强、承重力强，具有支撑体重及运动的功能。

人体几大系统

1. 运动系统

由骨、骨连结和骨骼肌组成，全身共有大小 206 块骨（见图 2-6）。主要的生理功能是构成人体的支架，支撑和保护人体重要的脏器，免受外界重力的撞击。运动系统中的肌肉，一般是附着在骨骼上，可随意活动。骨骼肌在人体分布很广，每块肌肉都有一定的形态、结构、位置，执行一定的功能。主要的生理功能是参与运动，在神经系统的支配下，进行随意的运动，以保证人的各种活动顺利进行。

老年人运动系统变化的主要特点：

（1）关节退行性改变，随着骨总量的减少，骨细胞的老化，关节软骨的营养和代谢障碍，脊柱纤维弹性变小，肌肉萎缩，可以造成身高变矮，出现驼背现象。

（2）关节软骨、关节囊及韧带老化和退行性变，使关节活动的范围逐渐缩小，尤其是肩关节的后伸、外旋，肘关节的伸展，前臂的旋后，脊柱的整体运动，髋关节的外转及膝关节伸展等活动明显受限。

（3）骨质疏松，随着钙的减少，骨质疏松越来越严重。不慎跌倒后易发生骨折，骨骼疼痛、压痛和肌无力，骨关节炎所致的疼痛和关节肿胀。踝部的反射迟钝，走路、站立姿势不稳，抬脚困难，容易扭伤足部。

（4）肌肉总量减少，弹性下降。使老年人易感疲劳和腰酸腿痛。由于肌肉强度、敏捷度下降，老年人逐渐表现动作迟缓、行走不稳等，卧床或活动受限者，其肌肉进一步无力、老化。

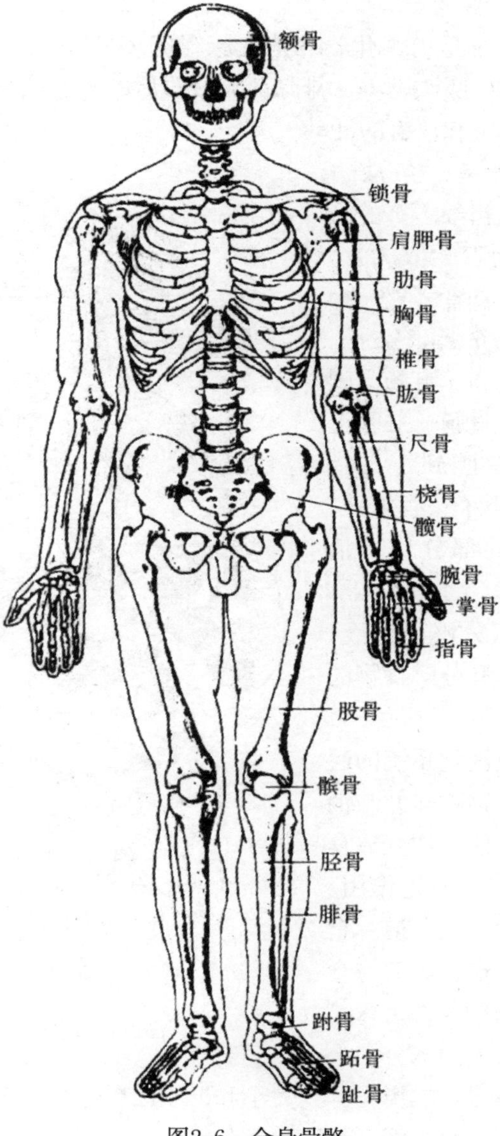

图2-6 全身骨骼

2. 消化系统

消化系统是由消化管和消化腺组成（见图 2-7），其功能是消化食物，吸收营养，排除消化吸收后的食物残渣。咽与口腔还参与呼吸和语言的活动。

消化管是一条从口腔到肛门，粗细不等的管道。自上而下，依次为：口腔—咽—食管—胃—小肠—（十二指肠、空肠、回肠）—大肠（盲肠、阑尾、结肠、直肠、肛管）。通常把从口腔到十二指肠的这一段称上消化道。空肠以下的部分称下消化道。

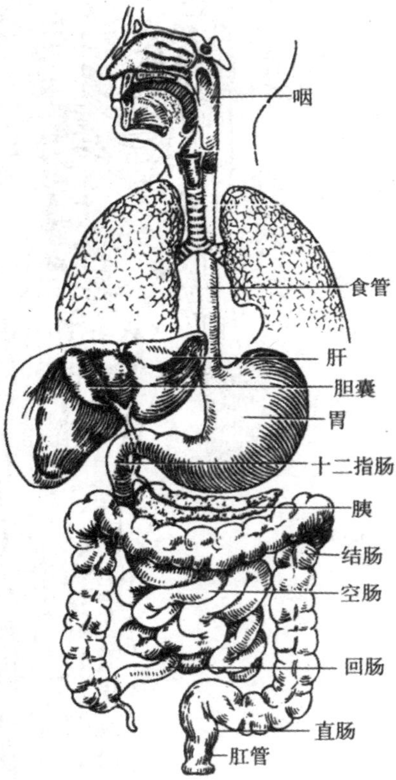

图2-7　消化系统

消化腺分泌消化液，消化液中含有分解食物的各种酶。

口腔是消化系统的起始部，将食物嚼碎并与消化液混合，使食物变成食糜，达到初步消化作用。经过吞咽后进入食道。食道为肌性管道，蠕动将食物向下推动进入胃。胃是消化管最膨大的部分，上连食管，下接十二指肠。其大小和形状因胃充盈程度、体位以及体型等状况而不同。胃消化、分解、吸收营养物质进入十二指肠。十二指肠进一步分解消化，大部分营养物质在小肠内得到充分的吸收和消化。被消化的食物残渣继续向下，进入结肠。进入结肠后食物中的水分被进一步的吸收，食物残渣在结肠内（升结肠、横结肠、降结肠）再向下运行，变成粪便，经过乙状结肠到达肛门。将粪便排出体外，完成了食物的消化、吸收、排泄的功能。

老年人消化系统变化的主要特点：

（1）唾液腺：唾液腺萎缩，唾液分泌减少，影响了口腔的自洁作用和对淀粉的消化作用，导致口干和说话不畅及影响食物的吞咽。

（2）口腔：牙齿松动、脱落，使咀嚼能力下降影响营养的吸收，食欲下降，影响对营养的摄取。

（3）食管：黏膜萎缩，食管排空延迟，食管扩张，输送食物的功能减弱，引起进食减少，营养吸收困难。

（4）胃：黏膜变薄，平滑肌萎缩，弹性降低，蠕动减慢，排空时间延长。代谢产物、毒素不能及时排除，容易发生慢性胃炎、胃溃疡、胃癌、消化不良及便秘等。胃酸分泌减少出现食欲减退、腹胀、上腹不适。影响蛋白质、维生素、铁等营养物质吸收。

（5）肝：肝脏实质细胞减少、变性、萎缩、体积缩小，重量减少，白蛋白降低，球蛋白增高。

（6）胆：胆汁黏稠，不易排空，胆固醇增高，易使胆汁淤积而发生胆结石。

（7）胰腺：分泌胰岛素的生物活性下降，导致葡萄糖耐量下降，容易患老年性糖尿病。

（8）肠：黏膜和肌层萎缩，吸收功能减弱，甚至导致小肠功能紊乱，出现急性肠麻痹。加之活动减少，肠内容物通过时间延长，水分重吸收增加，故老年人容易发生便秘。

3. 呼吸系统

呼吸系统是由呼吸道和肺两大部分组成（见图 2-8）。由鼻腔、咽、喉、气管、支气管、毛细支气管、肺、胸膜等组织器官构成。通常把鼻、咽和喉称为上呼吸道，把气管和各级支气管称为下呼吸道。

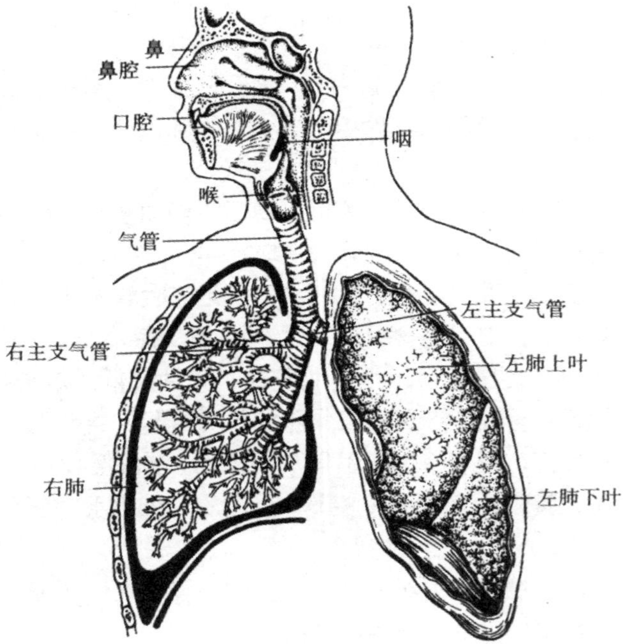

图2-8 呼吸系统

呼吸系统的生理功能是进行气体交换，完成人体呼吸，并对吸入的气体有加温、加湿、清洁和过滤的作用。

老年人呼吸系统变化的主要特点：

（1）鼻黏膜变薄，分泌功能减退，鼻黏膜加温、加湿和防御功能下降，易患呼吸道感染、鼻腔内常常有清鼻涕流出。

（2）咽黏膜和淋巴组织萎缩，肌肉退行性病变或神经通路障碍时，可出现吞咽功能失调，在进食流质食物时易发生呛咳，甚至将食物误入咽部和气管，造成窒息。

（3）肺活量降低，肺功能减弱，气体交换能力降低，活动增加后容易引起胸闷、气短，有时会伴有呼吸节律不齐、呼吸暂停等情况，甚至说话多时常感到呼吸急促，呼吸次数明显增快，不能较长时间说话。

4. 脉管系统

脉管系统包括心血管系统和淋巴系统。它们是体内的一套封闭的连续管道系统，血液和淋巴液在管道内循环流动，不断地把消化器官吸收的营养物质、肺部吸进的氧和内分泌器官分泌的激素等输送到身体的各器官、组织和细胞，进行新陈代谢。同时又将各器官、组织和细胞的代谢产物如二氧化碳、尿素等运送至肺、肾、皮肤等器官排出体外。

心血管系统是由心脏、动脉、毛细血管和静脉组成（见图2-9）。心脏的主要功能是将氧含量丰富的血液运送到身体的各个器官部位，是血液循环的动力器官。心脏有四个腔：左、右心房和左、右心室，动脉由心室起始，静脉连于心房。心脏有节律地舒缩，将血液射入动脉，同时将静脉内的血液吸回心房。动脉是运送血液离开心脏至肺和身体各部的血管，反复分支，越分越细，管壁逐渐变薄，最后移行于毛细血管。毛细血管是连于动脉、静脉末梢之间的微细血管。静脉是导血回心的血管，续于毛细血管，逐渐合成小、中、大静脉，最后连于心房。

淋巴系统由淋巴管、淋巴结和淋巴组织组成（见图2-10）。淋巴系统参与身体的免疫机能，是人体的重要防御屏障。

老年人脉管系统的主要变化特点：

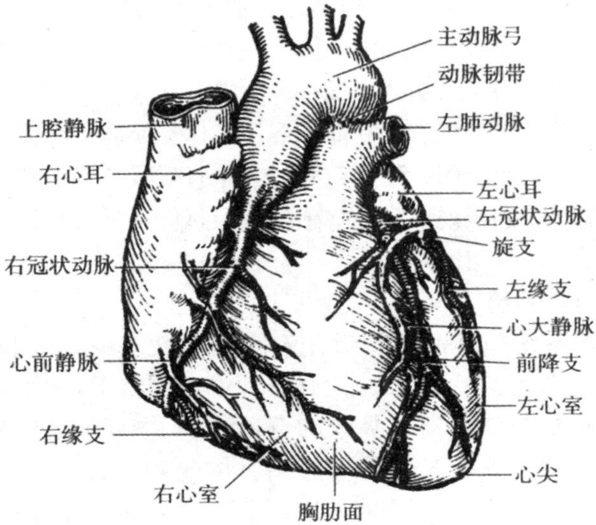

图2-9 心的外形和血管（前面）

动脉硬化，造成动脉血管弹性减弱。由于血管腔狭窄，血液流动的阻力增加，导致血压升高，也由于供给心脏本身营养和氧气的冠状动脉口径变窄，供应心肌本身的血液减少，出现心脏本身供血不足，而导致冠状动脉硬化性心脏病的发生。由于静脉血管弹性降低，静脉壁变软，静脉回流困难，因而容易出现下肢肿胀和痔疮等，另外，毛细血管变脆，皮肤受到轻微碰撞就会形成皮下出血，而形成瘀斑。

5. 泌尿系统

泌尿系统是由肾、输尿管、膀胱及尿道四部分组成（见图2-11、图 2-12）。它的主要功能是排出机体中的代谢产物。泌尿器官是人体代谢产物最重要的排泄途径。特别是肾脏，不仅是排泄器官，也是调节体液、维持电解质平衡的器官。

肾是成对的实质性器官，位于腹腔上部，左右各一，一般

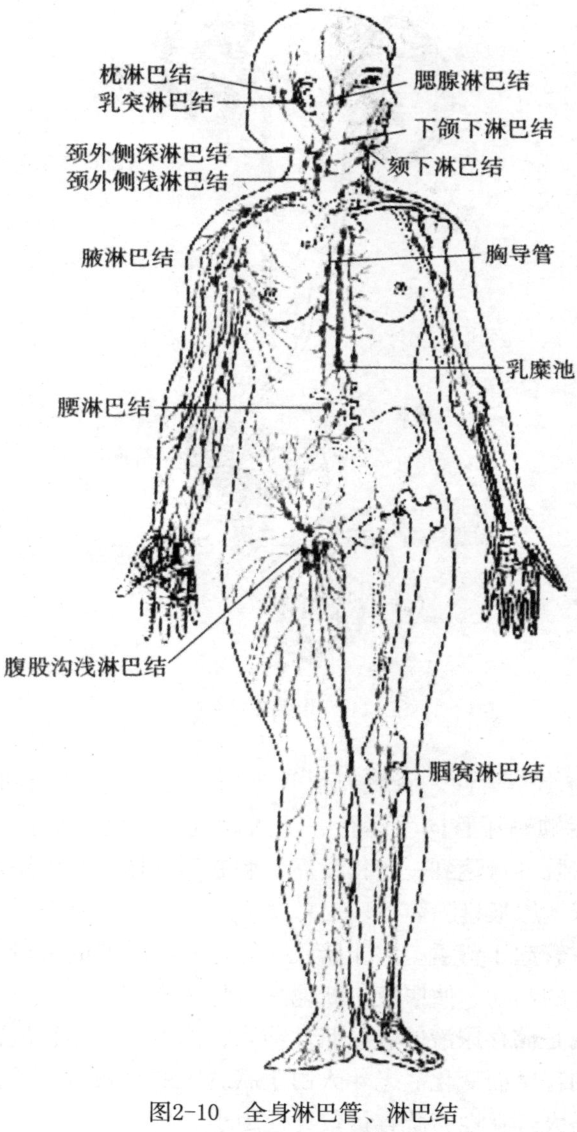

图2-10　全身淋巴管、淋巴结

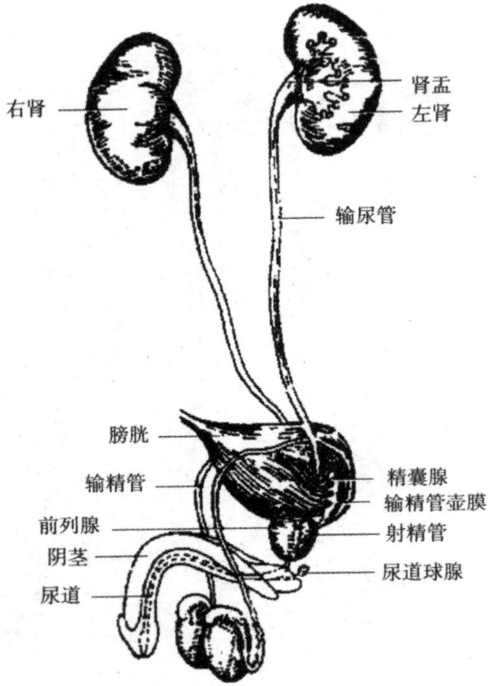

图2-11 男性泌尿系统

女性肾略小于男性。肾脏有血管进出，血液流经肾脏时形成尿，尔后顺输尿管向下运行，流入膀胱。在膀胱储存一定时间，当膀胱容量达到一定程度后，刺激感受器，产生尿意，尿道口扩张，尿液排除体外。

输尿管起于肾盂，终于膀胱。输尿管有较厚的平滑肌，可作节律性的蠕动，使尿液不断地流入膀胱。

膀胱是储存尿液的囊状肌性器官，形状、大小和位置随尿液充盈的程度而变化。老年人由于膀胱肌的紧张力降低，则容量相对增大。女性膀胱容量较男性为小。

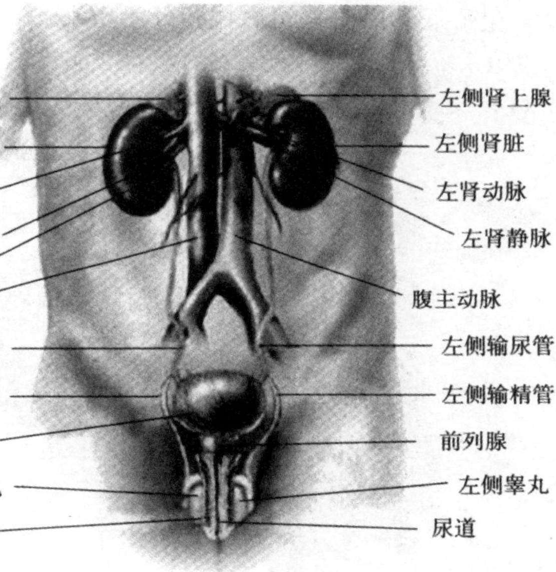

图2-12　泌尿系统（正面）

女性尿道比男性尿道短、宽，且较直，仅有排尿功能。男性尿道兼有排尿和排精功能。

老年人泌尿系统的主要变化特点：

肾单位随着年龄增加而减少，逐渐萎缩退化。输尿管肌层变薄，张力减弱，使尿液流入膀胱的速度减慢。膀胱肌肉萎缩，纤维组织增生，使膀胱括约肌收缩无力，容量减少，既不能充满，又不能排空，易出现尿外溢，残余尿增多，尿频、夜尿量增多等。男性老人因前列腺肥大有时感到排尿困难，发生尿潴留。女性老人因盆底肌肉松弛，经常发生尿失禁，遇有咳嗽、打喷嚏时还会造成遗尿。同时，因尿道腺体分泌减少，抗菌能力减弱，女性老人易发生泌尿系统感染。

6. 生殖系统

生殖系统包括男性生殖系统和女性生殖系统（见图 2-13、图 2-14），之主要功能是繁殖后代和分泌激素。

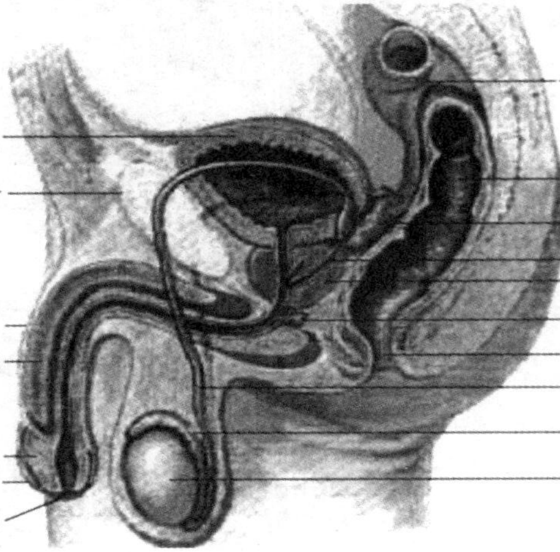

图2-13 男性生殖系统

男性生殖器分内生殖器和外生殖器两部。内生殖器包括睾丸、输精管道和附属腺等。老年人睾丸随着性机能的衰退而萎缩变小。外生殖器包括阴囊和阴茎。

女性生殖器分内生殖器和外生殖器两部。女内生殖器位于盆腔内，包括卵巢、输卵管、子宫和阴道。外生殖器包括阴阜、大阴唇、小阴唇、会阴、阴蒂、阴道前庭。

老年人生殖系统的主要变化特点：

男性老人随着年龄的增加，生殖器官逐渐萎缩，前列腺分泌减退，出现前列腺肥大、增生、性功能降低、丧失等。女性老人阴道黏膜萎缩，阴道壁变薄，分泌物减少，雌激素水平的下降，容易引起外阴瘙痒、干涩，抵御细菌的能力减弱，所以要注意外阴清洁，每日要清洗、更换内裤。

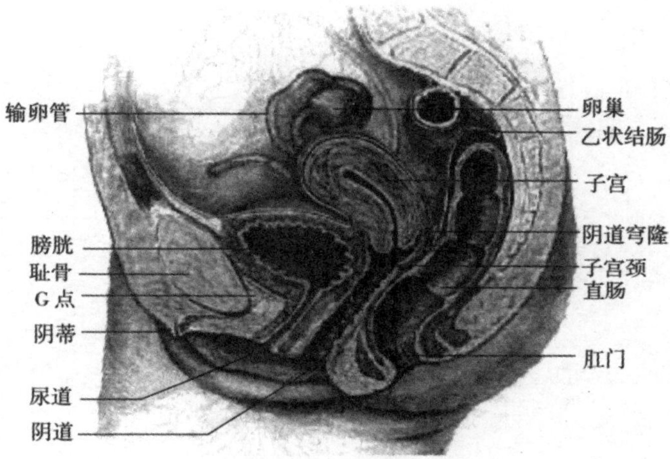

图2-14　女性生殖系统

7. 神经系统

神经系统是由脑、脊髓及与其相连的遍布全身各处的周围神经组成（见图 2-15），同时把人体中不同细胞、组织和器官的活动统一协调起来的一整套调节机构。正是靠这种协调，人体才能适应或驾驭不断变化着的内环境和外环境，维持自身和种系的生存和发展。

中枢神经系统包括脑和脊髓，脑主导人的思维、情感、意识等心理活动和语言以及运动等几乎所有的行为。

周围神经系统指中枢神经系统以外的神经成分：与脊髓相连的 31 对脊神经，主要分布于躯干和四肢；与脑相连的 12 对脑神经，主要分布于头面部。这些神经还分布在内脏、心血管和腺体上，调节内脏、心血管的运动以及腺体的分泌。

老年人神经系统主要的变化特点：

神经细胞数目随正常老化而减少，致使大脑皮质萎缩，脑的体积缩小，重量减轻。

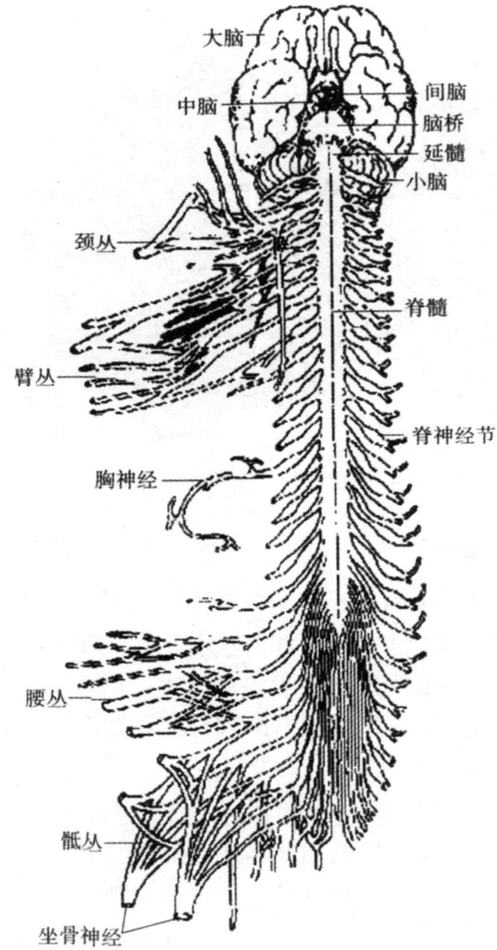

图2-15　神经系统的区分

由于老年人脑合成多种神经递质的能力有所下降、递质间出现不平衡，引起神经系统的衰老，导致出现睡眠不佳、精神淡漠、记忆力减退，尤其表现为近期遗忘、动作缓慢与运动震颤麻痹等。神经系统的退行性改变使老人对外界事物反应能力下降，对冷、热、痛反应不敏感。在护理老人时要特别留心观察和详细询问，以免发生意外。

8. 感受器

感受器是机体接受内、外界环境各种刺激的结构。感受器按照所在的部位和所接受刺激的来源，可分为三类：外感受器、内感受器、本体感受器。

老年人感受器的主要变化特点：

（1）视觉改变：眼肌调节降低而出现老视（老花眼），造成视物模糊；容易出现白内障、角膜白翳、视野变小、瞳孔对光反应减弱；泪腺的分泌减少，使得结膜干涩，失去光泽，易导致眼睛干燥不适。

（2）味觉改变：味觉功能减退。主要是由于味蕾数目减少及唾液腺分泌减少而引起。

（3）听觉改变：听神经的萎缩，导致听力下降。听力范围逐渐变窄，并且辨别不同声音的能力下降。出现听不清、听不到、错听等，因此，老年人生活环境宜安静，避免嘈杂喧闹，对老人讲话时语速要慢，吐字清晰，声音要稍大一些。如果老人听力完全丧失，心灵会更加孤独，护理员要设法与他们进行沟通与交流。

（4）嗅觉改变：嗅神经细胞萎缩，嗅觉能力下降，对异味的分辨能力下降。另外，嗅觉丧失也会对一些危险环境（如有毒气体、烟味）的敏感度降低，使老年人辨别危险环境的能力下降。

9. 内分泌系统

内分泌系统是神经系统以外的另一个重要的调节系统，是由身体不同部位和不同构造的内分泌腺和内分泌组织构成的，其主要功能是对机体的新陈代谢、生长发育和生殖活动等进行体液调节。

人体的主要内分泌腺由甲状腺、甲状旁腺、肾上腺、垂体、松果体、胸腺、胰腺和男女性腺所组成。

老年人内分泌系统主要的变化特点：

随着人体的老化，内分泌系统也发生了一系列功能和形态学的改变，使分泌的激素呈现不同程度的质与量的变化，从而加重衰老并会引起相关疾病的发生，如糖尿病、甲状腺功能亢进或减退、血脂异常等。

2. 老年人的心理特点

良好的社会适应能力是衡量健康水平的重要标志。老年人的适应能力相对减弱，但可以随着社会变化作适当的调适以适应环境。

（1）心理健康老年人应具备：

①良好的个性人格，情绪稳定，性格温和，意志坚强，感情丰富，胸怀坦荡，豁达乐观。能较好地耐受外来事物的刺激，如对突然地亲人亡故、意外事故等，能保持理智，较快地医治心理创伤。对家庭内部的不和睦之事可以淡然面对。

②良好的处世能力，观察问题客观现实，具有较好的自控能力，能适应复杂的社会环境。对周边发生的事，能淡然应付，冷静对待出现的困难和遇到的麻烦，而不是手足无措。

③良好的人际关系，助人为乐，与人为善，对人际关系充满热情。

（2）老年人心理变化主要有：

①健忘：老年人记忆力的减退与生理因素有密切关系，随着年龄的增长，记忆力逐渐下降，会给工作、学习、生活造成许多困难。

②反应迟钝：由于老年人感知觉功能衰退，所以经常出现反应迟钝，动作缓慢，情绪反应不如年轻人猛烈，对宏观事

物多有正确评价，思想淡薄，心境比较平和，很少有激情发作等。

③抑郁：抑郁随着衰老、精神情感变化日益明显，表现为内心空虚，易出现抑郁的情绪反应，常伴有自责。往往有杞人忧天之感，时有大难临头的紧张感，或是抑郁苦闷，遇到问题时缺少进取态度。表现为意志消沉、烦恼等，并对往事回忆多有自责感。

④情绪多变：当脑组织老化或伴有某些脑部疾病时，常有明显的情绪变化，往往失去自我控制，容易勃然大怒，难以平静下来，其情绪激动程度和所遭遇不顺心事情的程度并不相对应。有时为周围环境及影视中有关人物的命运而悲伤或不平，迅速出现情绪高涨、低落、激动等不同程度的情绪变化，呈现时而天真单纯，时而激动万分等情绪多变的特征。

⑤疑病：有半数的老年人可出现疑病症状，这是由于老年人的心理特点已从对外界事物的关心转向自己的躯体所致，这些关心可因某些主观感觉而加强，并因顽固、执拗的个性，更易出现疑病症状，如头部不适、耳鸣、胃肠道功能异常以及失眠等。即使稍有不适，也要向周围人诉说。有时会过分注意报刊书籍上的一些医学常识而对照自己的不适感，常为此而心神不定，惶惶不安，甚至多次求医就诊。

⑥猜疑和嫉妒：人进入老年期后，对周围人不信任感和自尊心增强，易计较别人的言谈举止，严重者认为别人居心叵测，并为之猜疑重重。由于生理功能减退，性欲下降，易怀疑自己配偶行为，常因之而争吵。并且由于判断力和理解力减退，使这些想法变得更为顽固，甚至发展成为妄想。每当目睹年轻人活泼好动等性格时，常因之而嫉妒和自责。

（3）影响老年人心理变化的因素主要有：

①离退休：离退休后，由于角色定位的改变，原来主要以

社会角色为主，转而以家庭角色为主。原来的同事朋友不再像在工作岗位上时相处时间多，因而感到失落、孤独、寂寞、不适应，这是常见的情况。尤其从原来居于领导岗位退下来后，这种失落感要比一般干部和工人更加明显。如果没有进行心理调适，容易出现一系列不良的心理现象，如失望、冷漠、沮丧、多疑、怨恨、焦虑、烦恼、急躁、精神不振，严重的还有精神异常症状。

②丧偶：配偶死亡对老年人的生活影响最大，所带来的心理问题也最严重。夫妻同甘苦、共患难几十年，彼此相依为命，所形成的互相关爱、互相支持的平衡状态突然被打破，无疑这种打击对于活着的一方来说是非常沉重的。精神上造成严重的伤害，使老人心理处于一种高度应激状态，老年人常感到生活无望、乏味。如果老人不能进行较好的自我心理调适，又得不到家庭和周围人群的心理支持，可大大加速老人的心理老化，出现严重的失眠、孤寂，甚至积郁成疾，产生轻生、厌世情绪。

③家庭矛盾：老人离退休后，与家人相处的时间较过去多，如家庭关系不能妥善处理，家庭中各种矛盾就会突现出来，甚至发生争吵、打骂。如住房、吃穿、婆媳关系等都是最不好处理的困扰老人的问题。

④经济问题：退休后，经济来源相对减少。

⑤天灾人祸：老人经历多，战争或动乱的经历使老人变得谨小慎微，害怕天灾人祸和社会动乱，祈求安定、和平。但目前社会上还有很多不尽人意之处，如就业难、车辆事故频发，这些都会使老人整天提心吊胆，一旦发生意外，对老人的打击就很大。加之青年人信仰多样化，导致与老人观念上的差异，都会使老人在一定程度上承受着心理压力。

⑥名誉问题：老人把自己的名誉看得比生命还重要。但如

果得不到晚辈的尊重，就会产生心理失落感，甚至认为会被社会遗弃。

在日常的护理工作中，养老护理员要了解老人的心理情况，仔细地观察和了解老人反映出来的不同心理问题，以便在工作中有针对性地去做一些心理的安慰与支持。这会使老人减少因心理压力带来的生理变化。

在老人心理方面还有一些变化是老人所特有的，如长期以来形成的同有心理态势和现实的矛盾，这在护理工作中也是不可忽视的。

3. 老年人的矛盾心理

（1）既感到自信又自卑：老人的年龄、资历、地位、成就、经验、知识、技术、能力等都是老人自信的资本。但是随着年龄的增长，生理功能的逐渐退化，社会工作和交流的减少，知识的老化及经济收入的相对减少，又造成老人的自卑心理。不少老人在与社会、家庭的人际关系中，发生的冲突都源于这种矛盾心理。养老护理员要依据老人的经历、文化、社会背景等，适时地多加鼓励，增强老人的自信，在面对多变的情况时适当加以调适，以减少这种矛盾心理的干扰，愉快地面对一切。

（2）既想独立又想依赖：进入初老年期（60～65 岁），不少老人尚能保持独立自主性。但遇到生病或意外时，这种独立性就很快变成依赖别人，这多数是出于无奈。但随年龄的增长特别是 70 岁以后，若再加上疾病缠身，这种依赖性就会逐渐上升，因此在护理时应给予关注。

（3）既感温馨又觉孤独：家庭关系的和睦，使不少老人感到心理安慰。但子女成家与老人分居后或子女外出工作，使老人心理上感到孤独和寂寞。

（4）既想再婚又怕难以驾驭：老年人不愿再婚有其不同的

客观条件制约及主观顾虑。其顾虑有来自家庭和社会方面的，也有来自健康和经济方面的。老年人的再婚问题应引起社会的电视，为他们创造较宽松的环境。

（5）既感叹衰老又不服老：老年人经常感到自己已经衰老，但又不甘心衰老，以至于对自己发出不切实际的强硬性指令，其消极方面便是可能出现更强烈的自卑心理和嫉妒心理，这种心理现象会更加速心理老化。

（6）既求彻底解脱又惧怕死亡来临：经过半个多世纪的竞争拼搏，部分老人会感到“累极了”。如若生活上再要求老人必须为支持家庭、资助子女、照看孙辈而操劳，毫无苦尽甘来的感受，再加上家庭其他成员间的种种碰撞和烦忧，老人会祈求独居、静处，甚至逐渐萌发彻底解脱的消极念头。这种逃避心理，并不能从根本上消除压力和困惑，一旦独处，又会感到寂寞。针对体力下降、病痛、孤独等引起恐惧心理，产生期待解脱又惧怕死亡的并存心理。

上述种种矛盾心理，在老年人中常常见到，但情况也因人而异。如果有正确的心理保健知识，遇事能顺其自然、战胜自我、控制不良情绪，便能解决矛盾，达到心理平衡。养老护理员了解老年人心理变化的特点，是为了使老年人的心理活动保持在一个健康的状态下，使老年人愉快、有所作为地度过晚年，继续在社会中发挥积极的作用。

2.1.2 老年人的护理特点

养老护理工作是养老护理员运用自己的知识和技能，观察、了解、判断所护理老人的身心健康状态，通过自己的工作，帮助老年人解决身体、心理和日常生活的健康问题，减轻病痛、促进老年人的健康，提高生活自理能力及生存质量，使老年人健康长寿。

1. 老人护理原则

养老护理工作的服务对象是老人，遵循长期照护理念，为老人提供以生活照料为主要内容的专业性服务。

（1）服务与照顾的原则：是贯穿整个护理工作的永恒内容，养老护理员通过人性化的服务与照料，满足老年人各方面的需求。人的需求是多层次的，表现在：

①基本生存的需求：包括空气、水、食物、排泄、睡眠和性等的需求。一般情况下，生理需求是最重要的，只有生理需求得到满足后，人才能考虑其他更高层次的需求。

②安全的需求：生理需求得到满足后，安全需求便越发强烈。

③爱与归属的需求：是爱别人与被人爱，希望与人建立良好的人际关系的需求。

④自尊与尊重的需求：得到他人认同与尊重他人的需求。

⑤自我实现的需求：是最高层次的需求，是个人潜能得到发挥，在工作及生活中得到满足。当自我实现的需求被满足后，可达到最佳的健康状态。

（2）人道主义原则：人道主义是始终贯彻在长期照护中的一条主线，以仁爱和人道的精神，尊重每一位老人，从他们的个性化要求出发，满足他们提出的各种需求。在服务中，无论每位老人的文化程度、职务地位、年事高低、贵贱贫富、疾病轻重都要一视同仁，以人道精神为宗旨，做好各项服务与照顾工作。

2. 老年人护理的特点

（1）日间照料：为满足高龄、患病和生活不能自理老人的生理需求和日常生活，需要养老护理员精心的照料。

①做好每日的晨、晚间护理，每周为老人洗头、洗澡 1～2 次，以保持皮肤的清洁卫生。老人衣服需要宽松、舒适，最

好是棉织品。内衣、内裤需每天更换，鞋、袜要舒适。

②每周更换床单位一次，特殊情况随时更换，长期卧床老人翻身时间应视老人皮肤受压程度而定，床单位应保持平整、干燥、清洁。

③注意保持口腔卫生，早、晚饭后要刷牙、漱口。有义齿的老人饭后将其取下用牙膏清洗刷净后，帮助老人戴好。睡前将义齿取下（用冷水冲洗刷净，放入冷开水中浸泡）防止睡眠中义齿脱落，堵塞呼吸道，发生窒息。

④保持室内空气流通，注意室内温度、湿度适宜。

（2）营养及饮食需求：

①老人饮食应以质量好、易消化、清淡为宜，保证每日充足蛋白质摄入（每天的摄入量为1.2克/千克）。

②血脂高的老人，需进食低脂肪的食物。多吃植物油，少食动物脂肪。适当补充钙类如奶、豆制品等，多吃水果和蔬菜。

③老年人由于胰岛功能减退，应适当控制甜食的摄入。

④每日盐的摄入量不超过6克，患高血压病的老人每天食盐不得超过5克。

⑤三餐饮食要有规律，定时定量，食物应熟、热、烂、可口。进餐中应细嚼慢咽，需喂饭老人要掌握好进食每口饭的量及速度以防发生咳呛或意外。

（3）排泄功能异常：

①便秘：老年人因消化功能减弱，加之进食、饮水少，食物中粗纤维含量少，活动量小或肠蠕动缓慢所造成。

②腹泻：因饮食不洁或食物过凉所造成。

③便失禁：因支配肛门括约肌的神经作用失常所造成。

上述发生的异常情况需养老护理员细心观察，熟练地掌握照顾及护理的专业技巧。

（4）睡眠：一般情况下，老年人每天睡 5～7 小时即可，也有些长寿老人，每天睡 8～10 小时。可见，老年人每天需睡多长时间，不可一概而论，应因人、因具体情况不同而有所差异。睡眠的时间主要安排在中午和夜间，老人有足够的睡眠时间和良好的睡眠质量，才能消除疲劳，增强机体的抗病能力，达到预防疾病和延年益寿的作用。养老护理员需仔细观察，及时发现导致睡眠障碍的原因，以便在工作中采取相应的措施保证睡眠。

（5）安全保护：安全保护在老年人的生活中尤为重要，因为他们易发生跌倒、坠床等意外，老年人跌倒的发生率随着年龄的增高而增加。

①对健康状况良好的老人可以让他们自己动手料理生活，但养老护理员要陪伴在老人的身旁，避免发生意外。

②对健康状况较差的老年人要帮助他们，排除思想顾虑，解决生活中的困难。

③户外活动应选择良好天气外出，每次时间不宜过长，注意安全。

④室内设备及环境要突出安全意识，物品摆放要有规律，用后物归原处。

⑤室内电器应有相应的防护措施，以防发生意外。

（6）心理问题：

①老人因独居、疾病等变得孤僻，与社会交往减少，为此养老护理员应多与老人交流、互通信息，扩大老年人社交范围，调动他们参与社会活动的积极性，提高他们的生活热情。

②老年人往往不愿向外人述说家庭内部矛盾，总是放在心里，日久成疾，甚至家庭问题严重者，会影响老年人的日常生活，造成老年人诸多的心理疾患，这就使老年人变得更加内向和孤独。所以需要养老护理员给予老年人更多的关怀和理解。

（7）抵抗力、免疫力低下：老年人随着年龄的增长，抵抗力、免疫力逐渐下降，易发生感染，尤其是长期卧床的老人，特别要注意防止呼吸系统和泌尿系统的感染。

2.1.3 老年人的患病特点

老年疾病是指随着年龄的增长，老年人各系统器官发生生理性衰退、病理性变化、抵抗力降低，而导致某些疾病发生率的增加，这些疾病被称之为老年病。

这些疾病的发生与老年人在少年、青年、中年的很多生活习惯、生活方式有关，也与遗传因素有关，所以预防老年性疾病应从少年、青年、中年开始。但由于老年疾病的发生、发展与转归与年轻人不同，老人机体抵抗力低，免疫功能差，对病原微生物的防御能力减弱，耐受力强，神经系统反应迟钝，疾病发生的症状不典型，故在诊断、治疗和护理上与年轻人患病都存在着很大的差异，有其自身的特点，所以要引起养老护理员的高度重视。

（1）老年人由于各器官的反应和敏感性降低，临床表现不明显、不典型，自觉症状少，所以容易掩盖症状，给诊断带来困难。

（2）老年人患病常常是一人多病，临床症状表现错综复杂，病情较重，由于多种疾病混杂，在治疗上有时容易相互矛盾，造成顾此失彼，而影响治疗效果。

（3）老年人患病，起病急、进展快、病情重，因多种疾病发生在一个人身上，容易造成多脏器衰竭，所以老人自述有症状时，一定要高度警惕，或立即请医生进行诊断。

（4）老年人神经系统功能随着年龄的增长而减弱，脑动脉供血不足，患病时易产生意识障碍。

2.1.4　老年人的营养

进入老年期后由于牙齿脱落，咀嚼功能降低，对食物的消化和营养成分的吸收能力减退，消化液分泌减少，运动量减少，所耗能量也相对减少，所以老年人容易发生营养不良。人的营养主要来自食物，如粮食、肉、蛋、菜、油等，这些食物中含有不同的营养成分，产生热量的多少也不尽相同，以此维持人体自身的基础代谢和脑力、体力的消耗。

1. 蛋白质

蛋白质是构成人体组织细胞、酶、激素、抗体等许多重要物质不可缺少的成分，也是机体的能源物质之一，参与供给生命活动所需的热能。

（1）蛋白质的主要功能：

①构成和修补人体组织；

②构成酶和激素的成分；

③构成抗体；

④调节渗透压；

⑤供给热能。

（2）蛋白质的主要来源：

①动物性食品，如牛奶、肉类、蛋类；

②植物性食品，如大豆、玉米等。

一般动物性食品比植物性食品含量高。

（3）老年人蛋白质的需求特点：老年人体内代谢以分解代谢为主，蛋白质的吸收利用率又低，体内蛋白质储备量减少，故老年人需摄入较为丰富和优质的蛋白质。每日膳食中约需蛋白质 70 克，对于肝、肾功能不全的老年人，豆类蛋白质的摄入量应控制在蛋白质摄入总量的 1/3 以下。

2. 脂肪

脂肪是热能的主要来源，在人体内的含量较蛋白质略少，同样有十分重要的生理功能。它主要分布于皮下、腹腔、肌肉间隙和脏器周围。

（1）脂肪的主要功能：

①储存和提供热量；

②促进小肠对脂溶性维生素的吸收；

③提供必需脂肪酸；

④是某些维生素的载体；

⑤维持人体体温；

⑥固定体内脏器，缓冲外界冲撞。

（2）脂肪的主要来源：

①部分来自食物；

②大部分由食入的糖类转化而来。

（3）老年人脂肪的需求特点：老年人每日脂肪摄入量所供应热能占总热能的20%，老年人对脂肪的消化能力下降，所以脂肪的摄入量不宜过多。

3. 糖类

糖类又称碳水化合物，是体内热能的主要来源。

（1）糖的主要功能：

①提供人体活动的能量；

②转化为脂肪储存；

③糖与蛋白合成糖蛋白，是具有重要生理功能的抗体；

④存在于许多葡萄糖分子聚合而成的物质是肝糖原，具有解毒功能。

（2）糖的主要来源：

①粮食，如面粉、大米、玉米、小米、高粱米、马铃薯等；

②水果、蔬菜中含有人类可利用的糖类，如果糖等。

（3）老年人糖类的需求特点：老年人每天糖类供给量占总热能55%～70%，其中单糖不应超过10%。果糖较为适宜，容易吸收，能迅速地转化氨基酸。在老年人的饮食中，适当多添加一些含果糖的食物，如蜂蜜、水果等，但对患有糖尿病、肥胖和冠心病的老年人应限制糖的摄入。

4. 水

水是一切生命所必需的物质，是饮食中的基本成分，人体的各种生理功能都要在水的参与下才能完成和实现。水可维持人体的血容量，在血液中可达到80%，大量失水可使血容量降低而导致低血压。水主要是通过消化道（粪便）、呼吸道、皮肤（汗液）和泌尿系（尿液）排出体外。

（1）水的主要功能：

①作为人体构造的主要成分，水占成人体重的60%～70%，老年人体内水占体重的比例相对正常值略小；

②水作为营养物质的载体，参与食物的消化和吸收；

③水作为代谢产物的溶剂，直接参与体内物质代谢及代谢产物的排泄，促进各种生理活动和生化反应；

④润滑关节：人体的关节如果没有润滑液，骨与骨之间发生摩擦就会活动不灵活，水就是关节润滑液的来源；

⑤调节体温，保持人的体温恒定；

⑥维持细胞新陈代谢；

⑦运送养分，促进血液循环。

（2）水的来源：

①饮水；

②进食；

③体内代谢生成。

（3）老年人水的需求特点：

水的摄入和排出基本上是平衡的，人每日需要2000～2500

毫升的水，每日排出的水量也是 2000～2500 毫升。老年人细胞内液量减少，同时饮水欲望减退，加重体内水分的不足，故老年人应养成饮水习惯，从膳食安排上适当增加一些汤、羹类食物。正确的饮水方法应是少量多次，清晨饮适量温开水，有利于刺激食欲、刺激肠蠕动、促进血液循环。

（4）食物含水量（见表 2-1）：

表 2-1　常见食物含水量

食物	质量	含水量（毫升）
大米饭	100 克	195
稀饭	100 克	450
面条	100 克	230
牛奶	100 毫升	85
豆浆	100 毫升	95
鸡汤	100 毫升	100
藕粉	15 克	180
馒头	100 克	60
饼干	100 克	20
荤素菜	一份	100
素菜汤	一份	195
苹果	100 克	35
鸭梨	100 克	90
西瓜	100 克	100
香蕉	100 克	70～80
桃	100 克	80～90
柑橘	100 克	85
葡萄	100 克	70～80

5. 维生素

维生素是人体生长和代谢所必需的微量有机物。分为脂溶性维生素和水溶性维生素两类。前者包括维生素 A、维生素 D、维生素 E、维生素 K 等，后者有 B 族维生素和维生素 C。人缺乏维生素时不能正常生长，并发生特异性病变，即所谓维生素缺乏症。

（1）维生素的主要功能：

①维护人体健康，促进生长发育；

②调节生理功能；

③参与新陈代谢，延缓衰老；

④增强人体的免疫力；

⑤维持毛细血管的完整性与连续性；

⑥促进铁的吸收。

（2）维生素的主要来源：

①粮食及蛋白质，如粗粮、豆类、蛋类、瘦肉；

②绿色蔬菜，如菠菜、胡萝卜、南瓜等；

③水果，如番茄、山楂、草莓等。

（3）老年人维生素缺乏的特点：

①维生素 A 缺乏，可使老人夜间视力障碍和黏膜干燥，如出现夜盲症、干眼症、萎缩性鼻炎、老年性阴道炎等。

② B 族维生素含有维生素 B1、维生素 B2、维生素 B6、维生素 B12 等，缺乏时会使精神和情绪产生异常，如急躁、爱发脾气、情绪低落、容易疲劳等情况，还容易出现皮肤干燥、皲裂等症状。

③维生素 C 缺乏，容易造成便秘、抵抗力下降，免疫功能减退等。

④维生素 D 缺乏，可以造成老年人骨质疏松、骨折、关节变形等。

6. 矿物质

矿物质又称无机盐，矿物质是人体内无机物的总称。是地壳中自然存在的化合物或天然元素。矿物质和维生素一样，是人体必需的元素，矿物质是无法自身产生、合成的，每天矿物质的摄入量也是基本确定的，但随年龄、性别、身体状况、环境、工作状况等因素有所不同。人体必需的矿物质有钙、磷、钾、钠、氯等需要量较多的宏量元素，铁、锌、铜、锰、钴、钼、硒、碘、铬等需要量少的微量元素。无论哪种元素，和人体所需蛋白质相比，都是非常少量的，但是都有其特殊的功能，缺乏时可导致严重的疾病。

（1）矿物质的主要功能：

①参与人体内氧气及二氧化碳的运输；

②增强人体免疫力；

③增加钙质的摄入量，降低和防止骨质疏松的发生；

④增强消化功能；

⑤协助胰岛素发挥作用，防止动脉硬化。

（2）矿物质的主要来源：

①动物内脏，如肝、肾等；

②禽、蛋、瘦肉等；

③豆类食品；

④蔬菜，如香菜、菠菜等。

（3）老年人矿物质缺乏的特点：

①铁缺乏，引起缺铁性贫血和营养性贫血；

②碘缺乏，可造成甲状腺肿大；

③锌缺乏，味觉、味觉异常，对食物的味道不敏感，食欲差；造成免疫力下降，容易患感冒；

④铜缺乏，骨质疏松易骨折，血管组织张力降低，易发生动脉瘤和血管破裂，皮肤也发生相应的变化。

7. 膳食纤维

膳食纤维是一种不易被人体消化的碳水化合物，存在于植物细胞壁中，包含纤维素、半纤维素、树脂、果胶及木质素等，是老年人的健康元素，对老年人有特殊的重要作用。

（1）膳食纤维的主要功能：

①促进肠道蠕动，软化宿便，预防便秘、结肠癌及直肠癌；

②降低血液中的胆固醇、甘油三酯，预防肥胖；

③清除体内毒素，预防色斑形成；

④减少糖类在肠道内的吸收，降低餐后血糖；

⑤促进肠道增殖益菌，提高消化吸收能力。

（2）膳食纤维的主要来源：

①粮食中含膳食纤维最多的是糙米和胚芽精米，以及玉米、小米、大麦、小麦皮（米糠）和麦粉（黑面包的材料）等杂粮；

②根菜类和海藻类中食物纤维较多，如牛蒡、胡萝卜、四季豆、红豆、豌豆、薯类和裙带菜等；

③水果，如草莓、香蕉、鲜枣、苹果、葡萄。

（3）老年人膳食纤维的需求特点：膳食纤维对老年人的健康很重要，但也不是吃得越多越好，摄入量一定要适宜。

2.1.5　老年人的合理膳食原则

1. 膳食原则

老年人的膳食特点是既要营养全面，又要合理，还要注意膳食质量和习惯。具体有以下特点：

（1）膳食全面：种类多样化，不要偏食。否则会因营养不良而导致身体消瘦，抵抗力减弱，不利身体健康。

（2）饮食宜清淡少盐：清淡不等于吃素。老年人味觉减退，喜欢吃味浓、油腻的食物，但这类食物不易消化，应该节制。以“清淡饮食”为主。以谷为养，果菜为充，肉类益之，既可满足各种营养素的供应，又可保持大便通畅。

（3）饮食有节：老年人胃肠道适应能力较差，应避免暴饮暴食。

（4）饭菜宜软烂：老年人因牙齿磨损、松动或脱落，咀嚼能力降低，因此应该把食物切碎煮烂，肉可以做成肉糜，蔬菜宜用嫩叶。烹调多采用焖、炖、蒸、氽等方法，少用煎炸油腻食品及刺激性调味品。同时还要注意荤素搭配，干稀相宜，色香味俱好，以增进食欲，促进消化。

（5）少食多餐：老年人肝脏合成糖元的能力降低，糖元储备较少，对低血糖耐受力较差，容易感到饥饿和头晕。因此，在睡前、起床后或两餐间适当吃少许食物作为点心。一般每日可安排五餐，每餐的量不宜太多，餐间不吃零食，特别是甜食，以免影响食欲，导致消化功能紊乱。

（6）温度适宜：不宜进食过热或过冷的食物。

（7）清洁无变质：不宜食用腐败、变质食物和隔夜的剩饭菜等，以免引起食物中毒或诱发癌症。

（8）多吃蔬果：进食新鲜蔬菜和水果，以保证维生素和矿物质的供给。预防便秘及心脑血管疾病。

（9）补充适量水分。

2. 常见的健康食品

（1）燕麦：降低胆固醇和甘油三酯，促进肠蠕动，预防便秘。

（2）黑木耳：降低血液黏稠度，预防血栓的形成。

（3）花生：经常食用花生，可增强记忆力，延缓脑功能的衰退，因为花生中所含的茶素，具有很强的抗衰老功效。

（4）蜂王浆：能刺激大脑皮层和脑下垂体及肾上腺，促进这些组织的氧化还原作用，增加细胞的活力。

（5）芝麻：含有丰富的维生素 E，能防止过氧化物对人体的危害，抵消或中和细胞内抗衰老物质“自由基”的积聚，起到抗衰老作用。

（6）绿茶：绿茶中有一种抗氧自由基，具有抗衰老作用。

（7）枸杞子：是一种中药，也可以当补品用，它有抑制脂肪在肝细胞内的沉积，促进肝细胞新生的作用。

（8）花粉食品：花粉中含有维生素、氨基酸、天然酵素酶等，特别是含有黄酮类物质，是产生药效、抗衰老的根本因子。

（9）甲鱼：是抵抗血管衰老的重要物质。

2.2　相关法律、法规知识

2.2.1　老年人权益保障法

尊敬老年人，赡养老人是我国劳动人民的传统美德，也是我国法律对公民规定的义务。为了保护老人的合法权益，保障他们安度晚年，《中华人民共和国民法典》规定，子女对父母有赡养扶助的义务，子女不履行赡养义务时，无劳动能力或生活困难的父母，有要求子女付给赡养费的权利。如有违反，要给予严肃的批评教育，对于有虐待、遗弃、打骂、残害老人的行为，情节严重构成犯罪的，要依法追究刑事责任。

1. 老年人的权益受法律保护

老年人是指 60 岁以上的公民。老人有从国家和社会获得物质帮助的权利，有享受社会发展成果的权利，禁止歧视、侮辱、虐待老人。保障老人合法权益是全社会的共同责任，国家机关、社会团体、企业事业单位组织应当按照各自的职责做好老人权益保障工作。居民委员会、村民委员会和依法设立的老人组织，应当反映老人的要求，维护老年人合法的权益并为老人服务。老人应当遵纪守法，履行法律规定的义务。全社会应当广泛开展敬老、养老宣传教育活动，树立尊重、关心、帮助老人的社会风尚。

2. 老年人的赡养

老年人养老主要依靠家庭，家庭成员应当关心和照顾老人。赡养人应当履行对老人经济上的供养、生活上的照料和精神上的慰藉义务，照料老人的特殊需要。赡养人是指老人的子女以及其他依法负有赡养义务的人。赡养人的配偶应当协助赡养人履行赡养义务。

赡养人对患病的老人应当提供医疗费用和护理。赡养人应当妥善安排老人的住房，不得强迫老人迁居条件差的房屋。老人自有或者承租的住房，子女或者其他家属不得侵占，不得擅自改变产权关系或者租赁关系。老人自有的住房，赡养人有维修的义务，赡养人不履行赡养义务的，老人有要求赡养人付给赡养费的权利。

3. 老年人的婚姻

老年人的婚姻自由受法律保护。子女或者其他亲属不得干涉老人的离婚、再婚及婚后的生活。赡养人的赡养义务不因老人婚姻关系的变化而消除。老人有权依法处理个人的财产，子女或者其他亲属不得干涉，不得强行索取老人的财产。老人有依法继承父母、配偶、子女或者其他亲属财产的权利，有接受赠与的权利。老人与配偶有相互扶养的义务。赡养人之间可以就履行赡养义务签订协议，并征得老人同意。居民委员会、村民委员会或者赡养人所在组织监督协议的履行。

4. 老年人的养老金

老年人依法享有的养老金和其他待遇应当得到保障。有关组织必须按时足额支付养老金，不得无故拖欠，不得挪用。国家根据经济发展、人民生活水平提高和职工工资增长的情况增加养老金。城市的老人，无劳动能力、先生活来源、无赡养人和抚养人的，或者其赡养人和抚养人确实无赡养能力和抚养能力的，由当地人民政府给予救济；农村的老人则由集体经济组织负担保吃、保穿、保住、保医、保葬的五保供养，乡、民族乡、镇人民政府负责组织实施。

5. 老年人的医疗权利

老年人依法享有的医疗待遇必须得到保障。老人患病，本人和赡养人确实无力支付医疗费用的，当地人民政府根据情况可以给予适当帮助，并可以提倡社会救助。医疗机构应当为老人就医提供方便，对 70 岁以上的老人就医，予以优先。有条件的地方，可以为老年病人设立家庭病床，开展巡回医疗等服务。提倡为老人义诊。国家可采取措施，加强老年医学的研究和人才培养，提高老年病的预防、治疗及科研水平。开展各种形式的健康教育，普及老年保健知识，增强老人的自我保健意识。

6. 老年人的住房

老年人所在组织分配、调整或者出售住房，应当根据实际情况和有关标准照顾老人的需要。新建或者改造城镇公共设施、有居民区和住宅，应当考虑老人的特殊需要，建设适合老人生活或活动的配套设施。

7. 老年人的教育与福利

老年人有继续受教育的权利。国家和社会采取措施，开展适合老人的群众性文化、体育、娱乐活动，丰富老人的精神文化生活。国家鼓励、扶助社会组织或者个人兴办老年福利院、敬老院、老年公寓、老年医疗康复中心和老年文化体育活动场所等设施。地方各级人民政府应当根据当地经济发展水平，逐步增加对老年福利事业的投入，兴办老年福利设施。各级人民政府应当引导企业开发、生产、经营老年生活用品，以适应老人的需要。鼓励和支持社会志愿者为老人服务。地方各级人民政府应根据当地的条件，在参观、游览及乘坐公共交通工具等方面，对老人给予优待和照顾。广播、电视、电视、报刊等应当反映老人的生活，开展维护老人合法权益的宣传，为老人服务。老人因其合法权益受侵害提起诉讼时，若交纳诉讼费确有困难的，可以缓交、减交或者免交。需要获得律师帮助，但无力支付律师费用的，可以获得法律援助。

8. 老年人权益受侵害的处理

老年人合法权益受到侵害的，被侵害人或者其代理人有权要求有关部门处理，或者依法向人民法院提起诉讼。老人与家庭成员因赡养、扶养或者住房、财产发生纠纷时，可以要求家庭成员所在组织或者居委会、村民委员会调节，也可以直接向人民法院提起诉讼。

2.2.2 劳动法中的相关知识

1. 劳动就业

（1）定义：是指具有劳动能力的公民在法定年龄内从事某种能获得一定劳动报酬或经营收入的社会职业。

（2）特点：

①劳动者是具有劳动权利能力和劳动行为能力的公民，包括法定劳动年龄内能够参加劳动的盲、聋、哑和其他有残疾的公民。

②劳动者必须从事法律允许的有益于国家和社会的某种社会职业。

③劳动者所从事的社会职业必须是有一定的劳动报酬和经营收入，能够用以维持劳动者本人及赡养一定的家庭人口的基本生活需要。

（3）劳动就业方针：是指党和国家制定的指导劳动就业工作的总原则。它是党和国家根据不同时期的社会劳动力供求情况以及社会经济、政治状况，充分利用劳动力资源和实现劳动力供求基本平衡，所确定的指导劳动就业工作的总原则。不同时期，劳动就业的方针不同。

（4）原则：是指《中华人民共和国劳动法》规定的、劳动就业工作所必须遵循的基本原则：

①国家促进就业的原则：是指国家采取各种措施创造就业条件和扩大就业机会。

②平等就业原则：是指劳动者享有平等的就业权利和就业机会。

③劳动者与用人单位相互选择原则：是指劳动者自由选择用人单位，用人单位择优录用劳动者。

④劳动者竞争就业原则：是指劳动者通过用人单位考试或考核竞争取胜而获得就业岗位。

⑤照顾特殊群体人员就业原则：特殊群体人员是谋求职业有困难或处境不利人员的统称（包括妇女、残疾人、少数民族人员及退役军人等）。用人单位录用职工时，除国家规定和不适合妇女从事的工种或者岗位外，不得以性别为由拒绝录用妇女或者提高对妇女的录用标准。

⑥禁止未成年人就业原则：未成年人是指未满 18 周岁的公民。未成年人正处在长身体长知识时期，为了保障未成年人的健康成长，限制未成年人的就业年龄是非常重要的。因此，国家规定禁止用人单位招用未满 16 周岁的未成年人。具体规定：

第一，禁止国家机关，企事业单位和个体工商户、城镇居民等使用童工；

第二，禁止各种职业介绍机构及其他单位和个人为未满 16 周岁的少年儿童介绍职业；

第三，禁止各级工商行政管理部门为未满 16 周岁的少年发个体营业执照；

第四，父母或其他监护人不得允许未满 16 周岁的子女或被监护人做童工。

（5）途径：

①发展生产，节制生育。

②广开就业门路，拓宽就业渠道。

③发展职业培训事业，提高后备劳动力就业素质。

④大力发展乡村企业，吸纳更多的农村剩余劳动力。

劳动就业服务机构包括劳动行政部门就业服务机构和职业介绍机构。

2. 劳动合同

（1）定义：是指劳动者与用人单位之间为确定劳动关系，依法协商达成双方权利和义务的协议。劳动合同是确立劳动关系的法律形式。

（2）分类：

①有固定期限的劳动合同：指双方当事人规定合同有效期起止日期的合同。期限一般为1年、3年、5年等。劳动合同期限届满，劳动合同即告终止。

②无劳动期限的劳动合同：指双方当事人不规定合同终止日期的劳动合同。一般在劳动合同书上指写明合同生效的起始日期，没有规定合同终止日期。

③以完成一项工作为期限的劳动合同：指双方当事人将完成某项工作或工程作为合同终止日期的劳动合同。当该项工作或工程完成后，劳动合同自行终止。

（3）终止：是指终止劳动合同的法律效力。劳动合同订立后，双方当事人不得随意终止劳动合同。只有法律规定或者当事人约定的情况出现后，当事人才能终止劳动合同。但是遇到下列情形之一的，劳动合同即行终止。

①劳动合同届满。

②劳动者被除名、开除、劳动教养或判刑。

③劳动者完全丧失劳动能力或死亡。

④法律规定的其他情况。

（4）内容：是指当事人双方达成的劳动权利和义务的具体

规定，具体表现为合同条款。《中华人民共和国劳动法》规定劳动合同应当以书面形式订立，并具备以下条款：

①劳动合同期限。

②工作内容。

③劳动保护和劳动条件。

④劳动报酬。

⑤劳动纪律。

⑥劳动合同终止日期，违反劳动合同的责任。

劳动合同除前款规定的必要条款外，当事人可以协商约定其他内容。

（5）签证：是指行政部门依法审查、证明劳动合同真实性和合法性的一项行政监督、服务措施。劳动部门是劳动合同的签证机关。

（6）履行：是指当事人双方按照劳动合同规定的条件，履行自己所应承担义务的行为。履行合同应遵守以下原则：

①亲自履行的原则。

②权利义务统一原则。

③全面履行原则。

④协作履行原则。

（7）变更：是指当事人双方对依法成立、尚未履行的劳动合同条款所做的修改或增减。

（8）解除：是指当事人双方提前终止劳动合同法律效力，解除双方的权利义务关系。常见于双方协商解除劳动合同、用人单位解除劳动合同、劳动者解除劳动合同三种解除劳动合同的方法。

3. 工资

（1）定义：指基于劳动关系，用人单位根据劳动者提供的劳动数量和质量约定支付的货币报酬。

（2）最低工资：指用人单位对单位时间的劳动至少必须按法定最低标准支付的工资。

（3）我国现行的工资形式：计件工资和计时工资，辅助形式是奖金和津贴。

（4）工资支付办法：

①工资应以法定货币支付，不得以实物及有价证券代替货币支付。

②支付工资时，用人单位必须书面记录支付劳动者工资的数额、时间，领取者的姓名并签字，此外还要保存 2 年以上备查。

③支付工资时，应向劳动者提供一份其个人的工资清单。

④工资必须在用人单位与劳动者约定的日期前支付（如遇节假日或休息日，则应提前在最近的工作日支付）。

⑤工资至少每月支付一次，实行周、日、小时工资制的可按周、日、小时支付工资。对完成一次性、临时性劳动或某项具体工作的劳动者，用人单位应按有关协议或合同规定在其完成劳动任务后即支付工资。

4. 劳动纪律

劳动纪律指在劳动过程中必须遵守的劳动规则和秩序。它是保证劳动者按照规定的时间、质量、程序和方法，完成自己承担的工作任务的行为准则。

2.2.3　相关法律、法规

1. 社会福利机构管理暂行办法

（1）总则

①为了加强对社会福利机构的管理，促进社会福利事业的健康发展，根据有关法律、法规，制定本办法。

②本办法所称社会福利机构是指国家、企事业单位、社会

组织和个人举办的为老人、残疾人、孤儿和弃婴提供养护、康复、托管、日间照料等服务机构。

③社会福利机构应当遵守国家法律、法规、规章和政策，坚持社会福利和非营利性质，保障服务对象的合法权益。

④社会福利机构享受国家有关优惠政策，扶持社会福利机构的发展。

⑤鼓励社会力量以捐资、捐助等多种形式支持社会福利机构的发展。

⑥国家民政部门负责指导全国社会福利机构的管理工作，县级以上地方人民政府民政部门主管本区域内社会福利机构的监督管理工作，对社会福利机构进行监督和检查审批工作。县以上地方人民政府民政部门应当根据本行政区域内社会福利事业发展需要，制定社会福利机构设置规划。

（2）设立

①社会福利机构的设置应当符合社会福利机构的设置规划和社会福利机构设置的基本标准。

②依法成立的组织或具有完全民事行为能力的个人（以下称申办人）凡具备相应的条件，可以依照本办法的规定，向社会福利机构所在县级以上人民政府民政部门提出开办社会福利机构的筹办申请。

③申办人申请筹办社会福利机构时，应当提交下列材料：

申请书、可行性研究报告、申办人的资格证明文件、资金来源的证明文件、固定场所的证明文件。

申办人应当持以上材料，向社会福利机构所在地的县级以上人民政府民政部门提出申请，由受理申请的民政部门进行审查。

④民政部门应当自受理申请之日起 30 日内，对所报文件进行审查，并根据社会福利机构设置的基本标准进行实地验

收。合格的发给《社会福利机构设置批准证书》，不合格的将审查结果以书面形式通知申办人。申办人取得《社会福利机构设置批准书》后，应当到登记机关办理登记手续。

（3）管理

社会福利机构应当发挥自身优势，积极参与居家养老服务和社区养老服务。

①社会福利机构应当与服务对象或者其家属（监护人）签订服务协议书，明确双方的责任、权利和义务。

②社会福利机构应当建立健全各项规章制度和服务标准。各项规章制度和服务标准应当张榜公布，并报民政部门备案。

③社会福利机构应当在每年 3 月 31 日前，提交本年度的工作报告和下一年度的工作计划。

④社会福利机构中不具备上岗资格的护理人员、特教人员应当接受岗前培训，经考核合格后持证上岗。

⑤社会福利机构应当加强财务管理，其收益应当按照国家的有关政策规定分配使用，自觉接受财政、审计等部门的监督。

⑥社会福利机构的资产受国家法律保护，任何组织和个人不得侵占。社会福利机构将其所属的固定资产租赁或者转让时，需经民政部门和登记机关同意后，办理有关手续。

⑦社会福利机构应当严格按照《公益事业捐赠法》开展捐赠活动。不得接受任何带有政治等附加条件的捐赠。

⑧社会福利机构在对外交往中应当遵守国家的有关法律法规，保守国家秘密，维护国家形象，严格履行报批手续。

⑨社会福利机构变更章程、名称、服务项目、住所和主要负责人时，应当报民政部门备案。

⑩社会福利机构分立、合并或者解散，应当提前 3 个月

向民政部门提出申请，报送有关部门确认的清算报告及相关材料，并由民政部门报请当地政府并对资产进行评估和处置后，办理有关手续。社会福利机构分立、合并或者解散的，应当妥善安置在院的服务对象。

⑪ 县级以上人民政府民政部门应当定期会同有关部门对社会福利机构的工作进行年度检查。社会福利机构银行应当自觉接受和配合有关部门的监督检查。

（4）法律责任

①民政部门对社会福利机构的审批和年检工作实行政务公开，有违反国家有关法律、法规和本办法规定的，视情节轻重，对直接责任人给予批评教育、行政处分、罚款，构成犯罪的依法追究刑事责任。

②社会福利机构有下列情形之一的，由民政部门根据情况给予警告、罚款，直至建议登记管理机关取缔或者撤销登记，并按管理权限对直接责任人给予批评教育、行政处分，构成犯罪的依法追究刑事责任。

A. 违反国家关于老年人、残疾人和孤儿权益保护的法律法规和标准规范，侵害服务对象合法权益的。

B. 未取得《社会福利机构设置批准证书》或者未经登记擅自执业的。

G. 逾期不申请办理年检手续并继续执业，或者年检不合格，限期整改后仍不合格的。

D. 进行非法集资的。

E. 涂改、出卖、转让、出租、出借《社会福利机构设置批准证书》的。

F. 拒绝、阻碍年检或者相关部门监督检查的。

G. 未办理变更手续，其活动超出许可范围的。

H. 未经设立审查部门批准擅自解散的。

I. 其他违法行为。

2. 老年人社会福利机构基本规范

为加强老年人社会福利机构规范化管理，维护老人权益，促进老年社会福利事业健康发展，特制定本规范。

（1）范围：本规范适用于各类、各种所有制形式的为老人提供养护康复、托管等服务的社会福利机构。

（2）宗旨：社会福利机构的宗旨是以科学的知识和技能维护老人基本权益，帮助老人适应社会，促进老人自身发展。

（3）本规范所列各种条款均为最低要求。老年人社会福利机构除应符合本规范外，还应符合国家现行相关强制性标准的规定。

（4）基本要求：

①人员要求：服务人员应身体健康，定期检查，着装整齐，举止得当；主要服务人员应经过专业技术或职业技能培训合格；服务对象为完全不能自理老人的，养老护理员和老人配比不应低于1：3，其他不应低于1：9。

②管理要求：

A. 建立老人健康状况评估制度，对入院老人进行健康状况评估，并根据评估结果制定服务方案，对院内老人应进行健康状况监视。

B. 制定合同管理文件，明确合同内容应包括：提供服务的项目、费用及支付、违约责任。

C. 建立信息管理制度，掌握老人姓名、性别、民族、血型、文化程度、健康状况、委托保管财物、相关第二方等基本信息。

D. 制定设施、设备及用品的购置、使用、维护、报废等管理文件。

E. 制定服务人员的聘用、培训和管理文件，建立服务人员身体健康水平的评估制度、职业健康保护制度、绩效考核制度。

（5）服务内容：

①关于膳食：

A. 要有由主管部门颁发双生许可证的专门为老人服务的食堂，配备厨师和炊事员，厨师和炊事员持证上岗，严格执行食品卫生法规，严防食物中毒。

B. 提供膳食服务应根据营养学、卫生学的要求，按照老人生活、地域特点，民族、宗教习惯制定菜谱，注意营养、合理配餐，每周有食谱，根据老人的需要或按照医嘱制作普食、软食、流质及其他特殊饮食，为老人提供丰富、全面、合理的均衡饮食。

C. 为有需要的自理老人、半自理老人和所有老人提供送饭到居室服务，根据需要喂水喂饭。

D. 送餐要及时，注意保温。要清洗、消毒餐具。

E. 每月召开一次膳食管理委员会，征求智力正常的老人及其家属的意见，满意率要达到 80% 以上。

②关于护理：

A. 对能自理老人的护理：

ⓐ每天清扫房间一次。

ⓑ室内应无蝇、无蚊、无鼠、无蟑螂、无臭虫。

ⓒ提供干净、得体的服装并定期换洗，冬、春、秋季每周 1 次，夏季要经常换洗。

ⓓ协助老人整理床单位。每周换洗 1 次被罩、床单、枕巾（必要时随时换洗）。

ⓔ夏季每周洗澡 2 次，其他季节每周 1 次。

ⓕ督促老人洗头、理发、修剪指（趾）甲。

ⓖ服务人员 24 小时值班，实行程序化个案护理。视情况

调整护理方案。

B. 对半自理老人的护理：

ⓐ每天清扫房间 1 次，室内应无蝇、无蚊、无鼠、无蟑螂、无臭虫。

ⓑ保持室内空气新鲜，无异味，提供干净、得体的服装并定期换洗，冬、春、秋季每周 1 次，夏季要经常换洗，协助老人整理床铺。

ⓒ每周换洗 1 次被罩、床单、枕巾（必要时随时换洗）。

ⓓ夏季每周洗澡 2 次，其他季节每周 1 次。

ⓔ协助老人洗头、修剪指（趾）甲，定期上门理发，保持老人仪表端庄。

ⓕ毛巾、洗脸盆应经常清洗，便器每周消毒 1 次，搀扶老人上厕所排便。

ⓖ使 Ⅰ° 褥疮发生率低于 5%，Ⅱ° 褥疮发生率为 0，入院前已发生严重低蛋白血症、全身高度浮肿、癌症晚期、恶液质等患者除外。对因病情不能翻身而患褥疮的情况应有详细的记录，并尽可能提供防护措施。

ⓗ服务人员 24 小时值班，实行程序化个案护理。视情况调整护理方案。

C. 对卧床老人的护理：

ⓐ每天清扫房间 1 次。

ⓑ室内应无蚊蝇、无蚊、无鼠、无蟑螂、无臭虫。

ⓒ保持室内空气新鲜，无异味。

ⓓ提供干净、得体的服装并定期更换洗。冬、春、秋季每周 1 次，夏季要经常换洗、整理床铺。

ⓔ每周换洗 1 次被罩、床单、枕巾（必要时随时换洗）；帮助老人起床穿衣、睡前脱衣。

ⓕ每周洗澡 2 次，定期修剪指（趾）甲、洗头。

ⓖ口腔护理清洁、无异味，定期上门理发，保持老人仪表端庄。

ⓗ毛巾、洗脸盆应经常清洗，便器每周消毒 1 次。

ⓘ送饭到居室，喂水喂饭。

ⓙ帮助老人排便。

ⓚ为行走不便的老人配备临时使用的拐杖、轮椅车和其它辅助器具。

ⓛ使Ⅰ°褥疮发生率低于 5%，Ⅱ°褥疮发生率为 0，入院前已发生严重低蛋白血症、全身高度浮肿、癌症晚期、恶液质等患者除外，对因病情不能翻身而患褥疮的情况应有详细记录，并尽可能提供防护措施。

ⓜ早晨起床后，帮助老人洗漱，晚上帮助老人洗脚。

ⓝ视天气情况，带老人到户外活动 1 小时。

ⓞ服务人员 24 小时值班，实行程序化个案护理，视情节调整护理方案。

ⓟ帮助老人办理异地的车船票。

ⓠ特别保护女性智残和患有精神病老人的人身权益不受侵犯。

ⓡ对患有传染病的老人要及时采取特殊护理措施，并对其进行隔离治疗，以不影响他人又尊重患病老人为原则。

D. 关于康复

ⓐ卫生保健人员定期查房巡视，每天 1 次。

ⓑ为老人定期检查身体，每年 1 次。

ⓒ组织智力健全和部分健全的老人每月进行 1 次健康教育和自我保健、自我护理知识的学习，常见病、多发病的自我防治以及老年营养学的学习。

ⓓ医护人员确保各项治疗措施的落实，确保每周开展 2 种以上康复活动。

ⓔ定期或不定期地做好休养区和院内公共场所的消毒灭菌工作。

ⓕ制订年康复计划，每周组织老年人开展3次康复活动。

E. 关于心理护理

ⓐ为有劳动能力的老人自愿参加公益活动提供中介服务或给予劳动的机会，组织健康老人每季度参加1次公益活动。

ⓑ每周根据老人身体健康情况、兴趣爱好、文化程度，开展1次有益于身心健康的各种文娱、体育活动，丰富老人的文化生活。

ⓒ每天与老人交谈15分钟以上，并做好谈话周记。

ⓓ及时掌握每个老人的情绪变化，对普遍性问题和极端的个人问题集体研究解决，保持老人的自信状态。

ⓔ经常组织老人进行必要的情感交流和社会交往。

ⓕ不定期开展为老人送温暖、送欢乐活动，消除老人的心理障碍。

ⓖ尽量满足老人情感交流和社会交往的需要。

ⓗ根据老人的特氏、身体健康状况及社会参与意愿，不定时地组织老人参与社会活动，为社会发展贡献余热。

ⓘ制订有针对性的“入住适应计划”，帮助新入院的老人顺利度过入住初期。

2.3 本章复习题

1. 人体分为哪些系统?
2. 从人体外观划分人体由几部分组成?
3. 老年人各系统的主要生理功能和主要变化有哪些?
4. 老年人心理健康的表现有哪些?
5. 影响老年人心理变化的因素有哪些?

6. 老年人的护理原则有哪些?

7. 老年人的患病特点有哪些?

8. 水对老年人有什么意义? 老年人每日摄入量和排出量是多少?

9.《中华人民共和国老年人权益保护法》的主要内容是什么?

10.《中华人民共和国劳动法》中有关劳动合同的原则和主要内容是什么?

11.《社会福利机构管理暂行办法》的内容及违反的现象有哪些?

12.《老年人社会福利机构基本规范》中对护理方面的要求有哪些?

13. 如何预防发生护理责任事故?

第三章　生活照料

【综论】

生活照料是养老护理工作的重要内容，是为体弱多病、行动不便、生活不能自理的老人提供生活上的护理和照料，以尊重老年人的个人愿望和生活习惯为前提，确立个案护理目标和护理措施，并以此为依据贯彻实施。做好生活照料不仅要满足老年人日常生活和生理的基本需求，更要体现在工作中，不断提升老年人的个人生活能力，帮助他们树立生活信心，调动其主观能动性，实现自我价值，确保老年人的晚年生活质量，使他们充分感受生活的意义和美好。

本章主要介绍老年人的清洁卫生、睡眠照料、饮食照料、排泄照料及安全保护用具的使用。

3.1　清洁卫生

3.1.1　晨、晚间照料

1. 相关知识

（1）晨、晚间照料的目的：

①使老人清洁、舒适，预防压疮及肺炎等并发症。

②观察和了解老人一般状况，满足其身心需要。

③保持房间清洁整齐，空气流通，使老人易于入睡。

（2）口腔卫生常识：口腔是病原微生物侵入人体的主要途径之一。口腔中存在大量细菌，有致病菌和非致病菌。老年人由于机体抵抗力低下，或因长期卧床、饮水、进食减少，细菌在口腔内迅速繁殖，使口腔中的致病菌增多。养老护理员应鼓励老人养成早晚刷牙、饭后漱口的卫生习惯，对于生活不能自理的老人应按时帮助他们做好口腔清洁。减少口臭和各种口腔疾患，促进食欲及消化功能。

（3）衣着卫生常识：

①老年人皮肤汗腺萎缩，体温调节功能下降，冬怕冷，夏惧热。因此，老年人衣着服饰选择应以暖和、轻软、合体、简单为原则。夏季选择吸汗能力强、透气性好的棉布、丝织品为宜。冬季选择保暖性能好的衣服。衣服应选择简单、纽扣较少，对襟式样服装。

②老年人由于末梢血管循环差，双足易冷，因此应给老人准备不同的鞋袜。冬季要穿保暖透气、防滑棉鞋和线袜。其他季节，宜穿轻便布鞋。皮鞋应选择圆头、稍肥大一些，防止脚趾挤压受伤造成嵌甲。另外老人应选穿脱方便，鞋带、鞋扣不宜太多的鞋子，要合脚，走路稳当。

2. 操作流程

晨、晚间护理主要包括协助老人穿、脱衣裤（更衣）、二便处理、漱洗（刷牙、漱口、口腔清洁、洗脸、洗手、梳头、洗脚、会阴部清洁）、整理床单位等。

（1）协助老人穿衣（见表 3-1）。

表 3-1

步　骤	要求与说明
备物	清洁干燥、大小适中、厚薄适宜的干净棉质衣、裤一套
解释	向老人解释，征得老人的理解和同意，以取得配合
室温	根据季节关门窗，调节室温，以 22℃～26℃为宜
操作	能自理的老人尽量让其自己穿、脱衣服。当老人自己穿衣服确有困难时再去帮助

①帮助老人穿开襟衣服。

方法一：

A. 卧床老人（见表 3-2）。

表 3-2

体　位	老人取侧卧位
操作	养老护理员从袖口握住老人一侧上肢的手穿好，余下的衣服和另一只袖子塞于老人背部身下，再翻身平卧，从身下拉出另一只衣袖，协助老人穿上（见图 3-1、图 3-2、图 3-3）

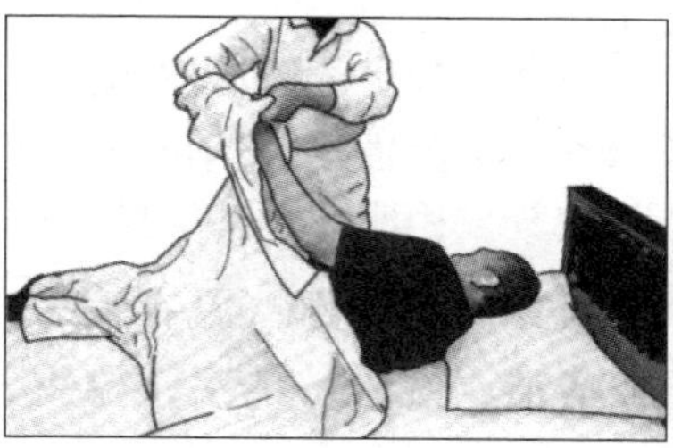

图3-1

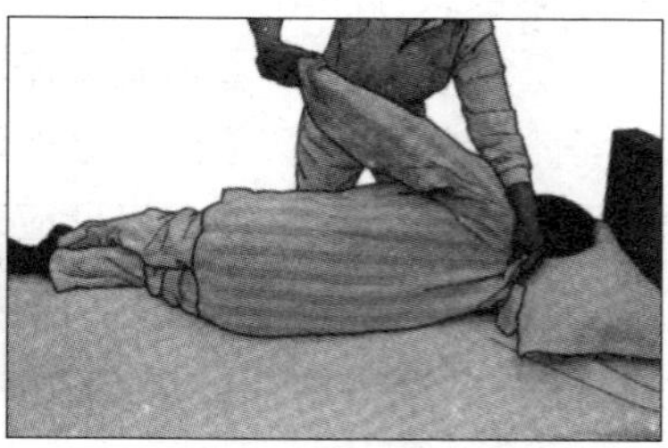

图3-2

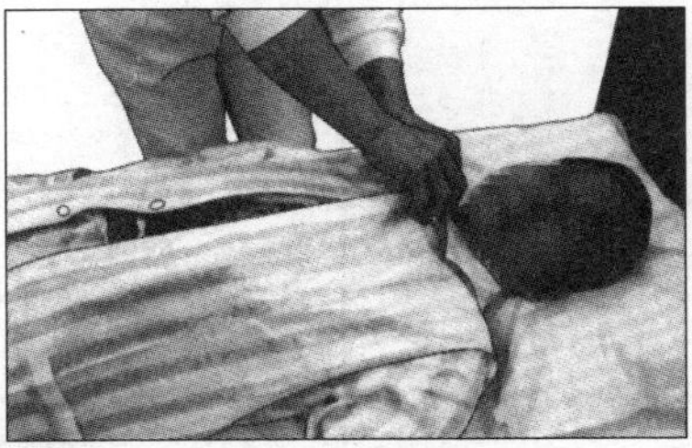

图3-3

B. 偏瘫老人（见表 3-3）。

表 3-3

体　位	老人取坐位
操作	穿上衣时注意老人上身要保持稳定、对称的姿势。养老护理员先帮老人穿患侧衣袖，健侧的衣袖尽量让老人自己穿，当老人穿好衣服后，协助老人自己系扣，帮助老人平整衣服。整个过程需养老护理员给予老人协助和指导

有肢体偏瘫和疼痛的老人，从健侧脱衣，从患侧穿衣（见图 3-4、图 3-5）。

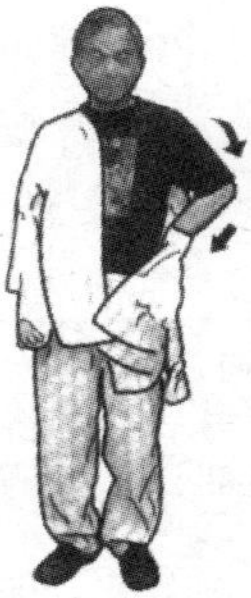

图3-4　脱衣

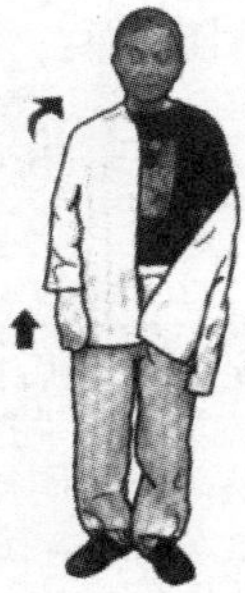

图3-5　穿衣

方法二：

C. 卧床老人。

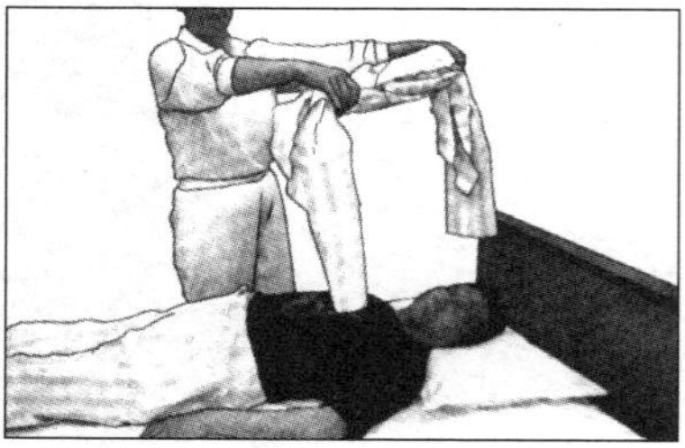

图3-6

养老护理员双手分别将两侧衣领及相对应的衣摆捏和在一起，呈一字形（见图 3-6），一手托起老人腰部，另一手将衣服塞人老人腰骶部。稍展开两侧袖筒（见图 3-7），协助老人的上肢插入袖筒内，先患肢、后健肢（见图 3-8）养老护理员一手抬起老人颈肩部，另一手将衣领向上拉至颈部，拉平衣服后扣上纽扣、袖扣（见图 3-3）。

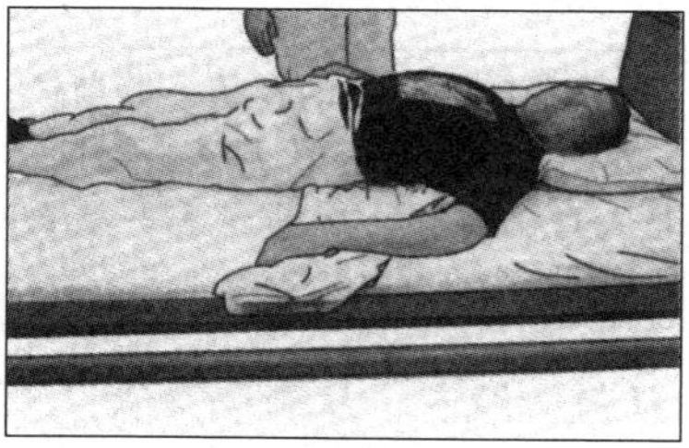

图3-7

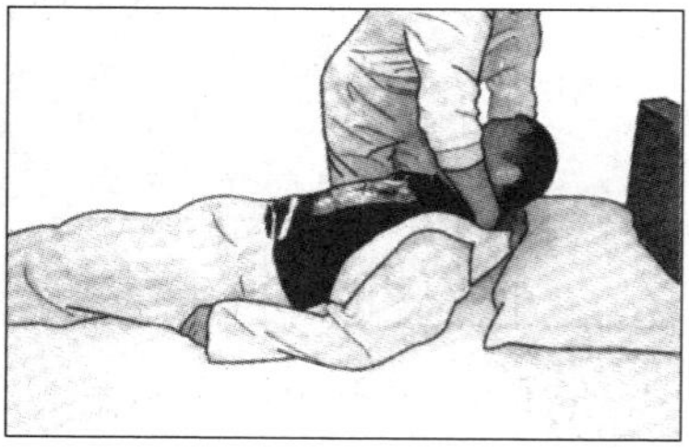

图3-8

②帮助老人穿套头衣服（见表 3-4）。

表 3-4

坐位	先要认清前后面，再将一侧衣袖从袖口套入自己的手腕处，并用此手握住老人的手腕，另一只手将衣袖拉至老人的上臂，以同样方法穿另一只衣袖，先患侧、后健侧，最后套入衣领、拉平衣服 对于偏瘫老人，采用下列方法，即患侧上肢用枕头支撑，避免肩部受伤，鼓励老人用健侧上肢将上衣从患侧上肢往上拉，在套头时患侧上肢要随之一起移动，然后再用健侧上肢自己穿衣袖，最后用健侧上肢将领口套入脖子上，拉平衣服

（续表）

卧位	卧床的老人，养老护理员用上述方法先帮老人穿衣袖，然后用一只手抬起老人的头部，另一只手协助老人将衣服套在脖子上，再协助老人平整衣服，检查背部衣服是否有皱褶
注意事项	如果老人可以自行完成整个穿衣过程，就尽量让老人自己来做，但养老护理员必须在老人身边给予协助，不可离开老人

③穿裤子。

将裤子平铺在床上（见图 3-9），养老护理员用自己的左手，将近侧裤腿套在手上（见图 3-10），再把远侧的裤腿同样套在左手上（见图 3-11），套好后，用其左手，拉住老人远侧的脚，把裤子给老人穿上（见图 3-12），再穿近侧肢体的裤子（见图 3-13），此时再拉住裤腰提至近臀部，稍抬高臀部拉至腰际，系好腰扣（见图 3-14、图 3-15）。

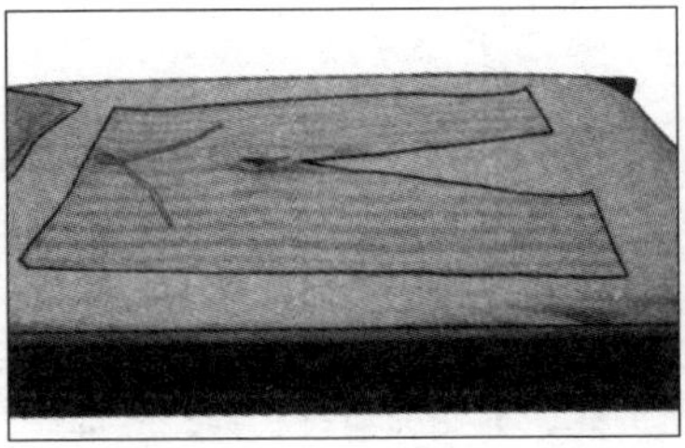

图3-9

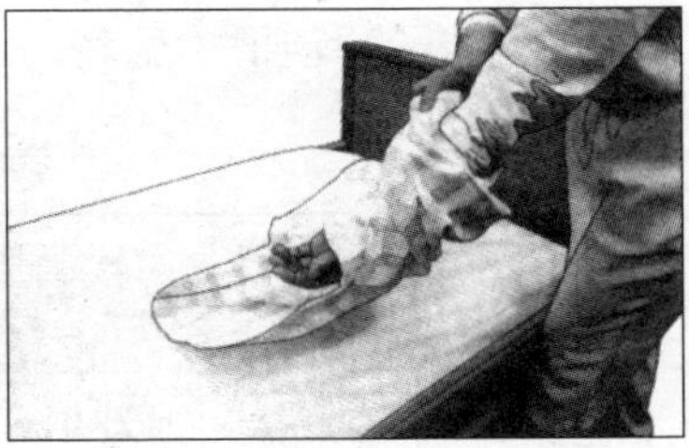

图3-10

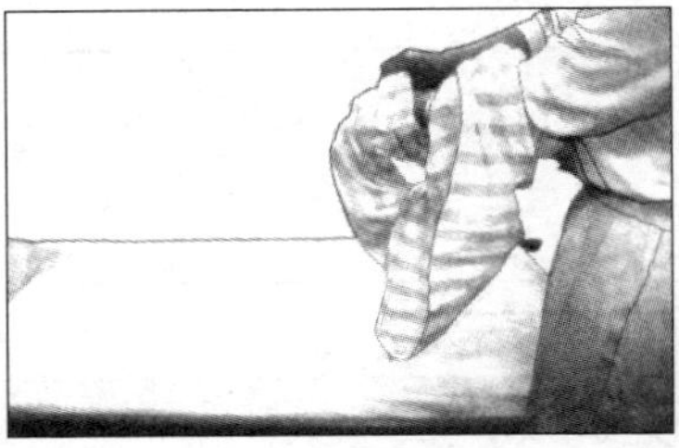

图3-11

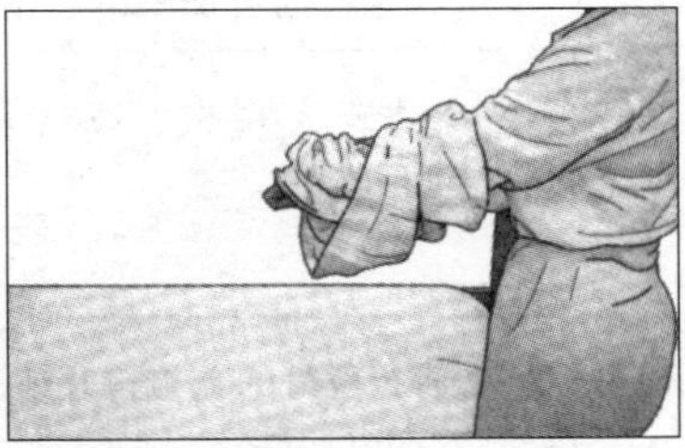

图3-12

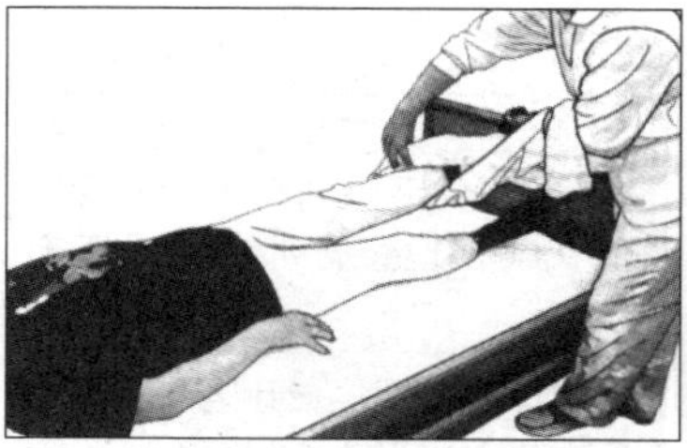

图3-13

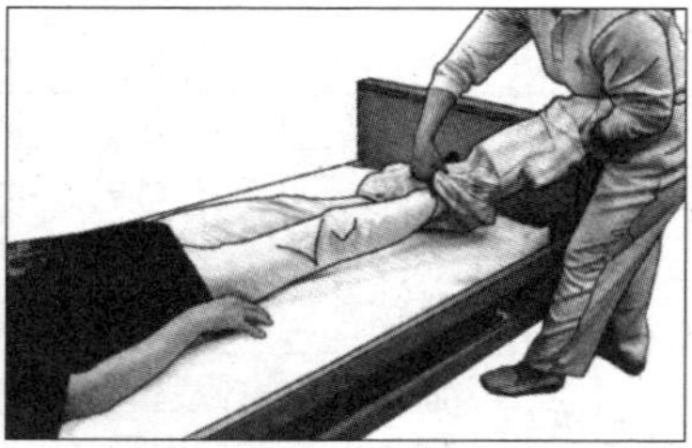

图3-14

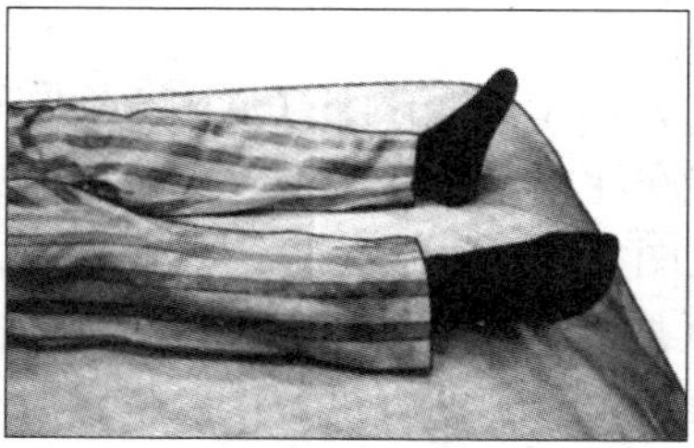

图3-15

④穿袜子和鞋子（见表 3-5）。

表 3-5

袜子	袜子一定要选择柔软、透气性好、吸汗的棉质袜子，袜口不要过紧，袜子要勤洗，经常晾晒、消毒
鞋子	鞋子应选择软皮面或棉布圆头鞋。不要选塑料底鞋，应选择柔软防滑的胶底鞋
天气	天气寒冷时可加围巾、帽子、手套等

（2）协助老人脱衣、裤（见表 3-6）。

表 3-6

床铺准备	将折叠好的盖被拉开铺好，掀开一角
老人准备	先协助老人坐于床边，脱去鞋袜，袜子放入鞋内

①协助脱衣（见表 3-7）。

表 3-7

开襟衣服	脱开襟衣服时，将纽扣解开，先将健侧上肢脱离衣袖，再脱出患侧上肢
套头衣服	脱套头衣服时，将下摆尽量向上拉至颈部，先脱健侧上肢，再脱患侧上肢，最后将领口脱出颈部

②协助脱裤。

将折叠好的盖被拉开铺好，掀起一角。协助老人坐于床边，脱去鞋袜，袜子放于鞋内，协助老人躺下，松开裤带，双手分别拉住老人裤腰两侧，将裤子往下脱至臀部，脱离臀部后可从裤脚处向下拉至完全脱出，盖好腰以下部位。协助老人取舒适的卧位，盖好被子。将脱下的衣裤叠好放于床旁椅子上，衣服也可置于枕边。

（3）口腔护理。

①刷牙：适用于牙齿较完整，能够坐起的老人（见表 3-8）。

表 3-8

步骤	要求与说明
备物	护理车内置牙刷、牙膏、漱口杯、温开水、接水杯或盆、毛巾、防水布、围巾
解释	将备齐的用物置于护理车上，推至老人床旁，向老人解释，以取得配合。移开床旁桌、椅
体位	协助老人取半坐卧位，将防水布铺于老人胸前被子上
操作	将围巾系于老人胸前，先让老人含一口温开水湿润口腔后吐入接水杯或盆内，将适量牙膏挤至牙刷中央，嘱老人张开嘴，刷上牙时，刷毛由上至下刷动，刷下牙时刷毛由下向上刷动，刷咬合面时由内而外呈螺旋形刷动。操作后用温开水漱口时，反复多次，直至口腔内无牙膏沫为止，用毛巾为老人擦干嘴角

（续表）

步骤	要求与说明
整理	协助老人取舒适卧位，整理床单位，移回床旁桌、椅。将所有用物放入护理车内，推至处置室清理用物，放回原处备用

②漱口：适用于牙齿稀少或无牙的老人（见表 3-9）。

表 3-9

步骤	要求与说明
备物	护理车内置漱口杯、温开水、毛巾、围巾、接水杯或盆
解释	将备齐的用物置于护理车上，推至老人床旁，向老人做“漱口水要吐出来”的解释工作，以取得老人配合，移开床旁桌、椅
漱口	嘱老人含一口温开水鼓漱后吐入接水杯或盆，反复多次直至口腔清洁，用毛巾为老人擦干嘴角
体位	漱口完毕，协助老人取舒适卧位，整理床单位，移回床旁桌、椅
整理	将所有用物放入护理车内，推至处置室清理用物，放回原处备用

③口腔清洁：适用于长期卧床老人（见表 3-10）。

表 3-10

步骤	要求与说明
备物	养老护理员洗手、戴口罩，备治疗盘、盘内置口护包（治疗碗、棉球、弯止血钳、镊子、压舌板、治疗巾、弯盘）、漱口液、水杯（内盛温开水）、吸水管、手电筒、棉签、护唇油

（续表）

步骤	要求与说明
解释	将备齐的用物置于护理车上推至床旁，移开床旁桌、椅。向老人解释，以取得配合
体位	协助老人取侧卧或仰卧头偏向一侧，面向养老护理员，便于操作，防止误吸。铺治疗巾于颌下及枕上，保护枕头、床单及衣服不被浸湿，将弯盘凹面置于老人口角处（见图3-16）
漱口	用棉签蘸温开水湿润口唇、口角，防止张口时干裂、出血、疼痛。能漱口者助其用吸管吸一口温开水，漱后吐于弯盘内
检查	嘱老人张口，养老护理员一手用手电筒，一手持压舌板轻轻撑开颊部，观察口腔。注意口腔有无出血、溃疡和特殊口腔气味，有假牙应先取下，取下后先用冷水冲洗刷净，再放人冷开水中浸泡备用
操作	1. 协助老人吸漱口液漱口（昏迷老人忌用） 2. 按先左后右的顺序纵向擦洗牙齿外侧面。嘱老人咬合上下齿，用压舌板轻轻撑开一侧颊部，用弯止血钳夹含有漱口液或盐水的棉球（拧至不滴水），由臼齿纵向擦至门齿，同法擦洗对侧 3. 擦洗牙齿内侧面、咬合面、颊部：嘱老人张口，依次擦洗一侧牙齿上内侧面、上咬合面、下内侧面、下咬合面，弧形擦洗颊部，同法擦洗对侧 4. 擦洗腭与舌面：弧形擦洗硬腭部，由内至外擦洗舌面及舌下。勿触及咽部，以免引起恶心
涂药	协助老人漱口，擦净口唇周围水渍，再次观察口腔，根据口腔情况，酌情涂药，口唇干裂的老人涂护唇油。擦洗完毕，撤去口角处的弯盘和治疗巾
体位	协助老人取舒适卧位，整理床单位，移回床旁桌、椅
整理	将所有用物放入护理车内，推护理车进处置室清理用物，放回原处备用，做好记录

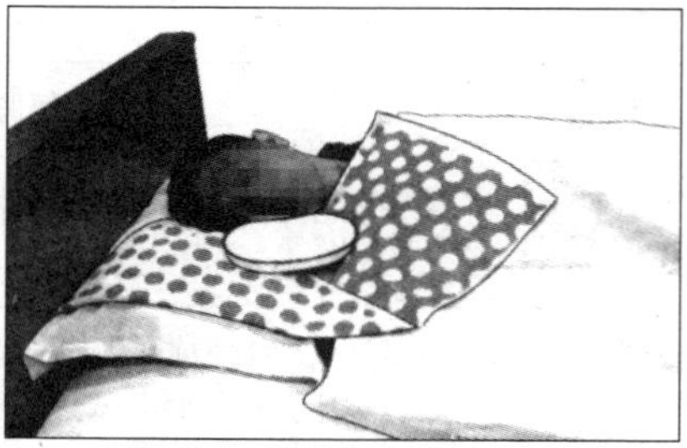
图3-16

④义齿的清洁与护理：义齿也会积有食物残渣和碎屑，故同样需要清洁护理，其刷牙方法同真牙。使用活动义齿的老人白天应佩戴，以增加咀嚼功能，并保证有良好的口腔外观。晚上将义齿取下使牙床得到保养。一般先取上面的义齿，后取下面的义齿，用冷开水冲洗刷净（见图 3-17、图 3-18）后浸于有标记的冷水杯中备用（见图 3-19），以防丢失和损坏，每日换水一次。义齿不可浸于热水和乙醇中，以免变色、变形和老化。每次取下义齿后，应清洁口腔各处，并按摩牙龈部。

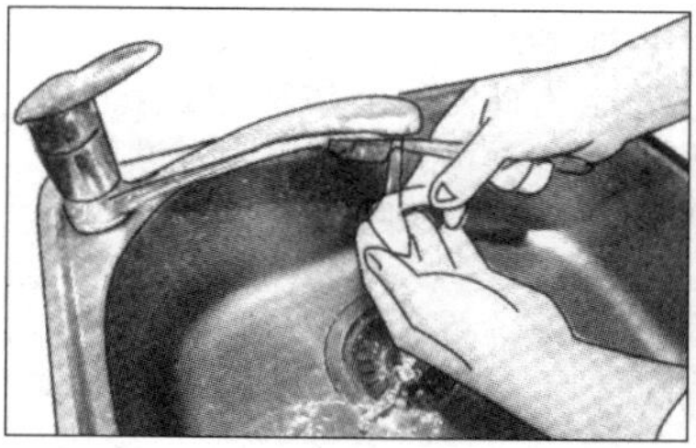
图3-17

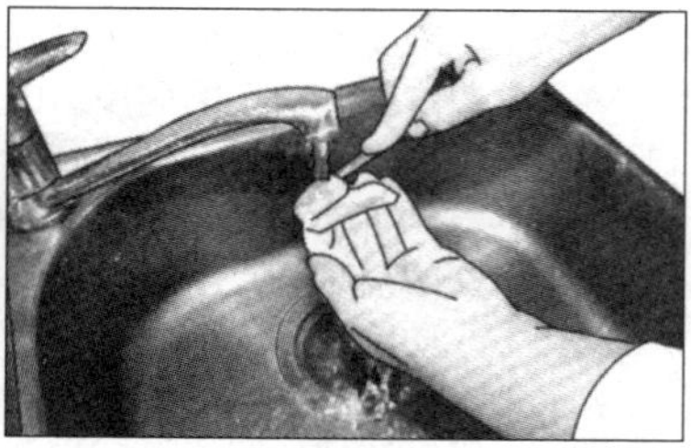
图3-18

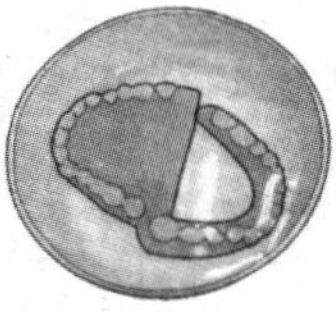
图3-19

（4）洗脸（见表 3-11）。

表 3-11

步骤	要求与说明
备物	脸盆、毛巾 2 条、温水、香皂、面霜
解释	将用物放置护理车内，推车至床前，向老人解释，以取得老人配合，移开床旁桌、椅
操作	将毛巾铺在枕头上和胸前。把折好的小毛巾放进装有水的脸盆里（注：以前臂内侧皮肤不烫为宜），毛巾浸湿后绞干（以不滴水为宜），按洗脸顺序用湿毛巾由眼内眦→眼外眦→额部→鼻→两颊→耳后→下颌→颈部，依次擦洗并擦干（重复擦洗 2 次，注意洗净耳部、耳后及颈部皮肤皱褶部位）洗脸后涂少许面霜
整理	撤下毛巾及脸盆，放回护理车内，取舒适卧位，整理床单位，移回床旁桌、椅，推车至处置室，清理用物，放回原处备用

（5）洗手（见表 3-12）。

表 3-12

步骤	要求与说明
备物	椅子，脸盆、油布、毛巾 2 条、洗手液或香皂、护手霜、指甲刀、浴巾等放入护理车内
解释	推车至床前，向老人解释，以取得配合
卧位	老人取侧卧位
操作	在床上铺油布、毛巾，老人身上盖浴巾，将椅子靠近床边，脸盆可放床边或床上，先把老人的一只手放进脸盆里，用沾水的毛巾往手上擦香皂或洗手液轻搓，然后用清水冲洗手上的香皂，再用干毛巾擦干手（见图 3-20、图 3-21）换另一只手，用同样的方法清洗

（续表）

步骤	要求与说明
剪甲	如指甲长的话，趁指甲泡软时剪掉，洗手后涂护手霜
整理	将所有用物撤出，放入护理车内，整理床单位，移回床旁桌、椅。推车至处置室清理用物，放回原处备用

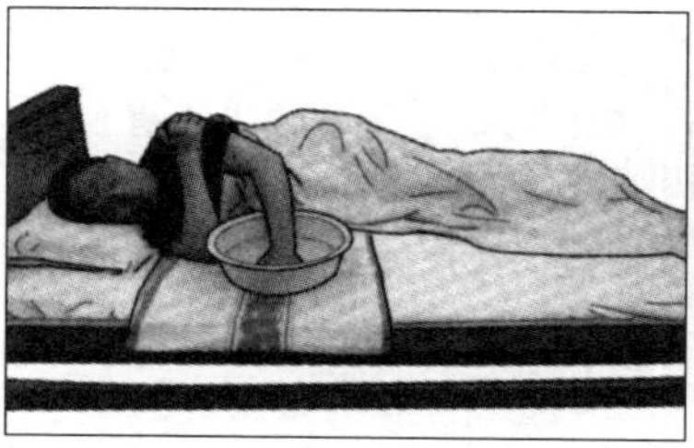

图3-20

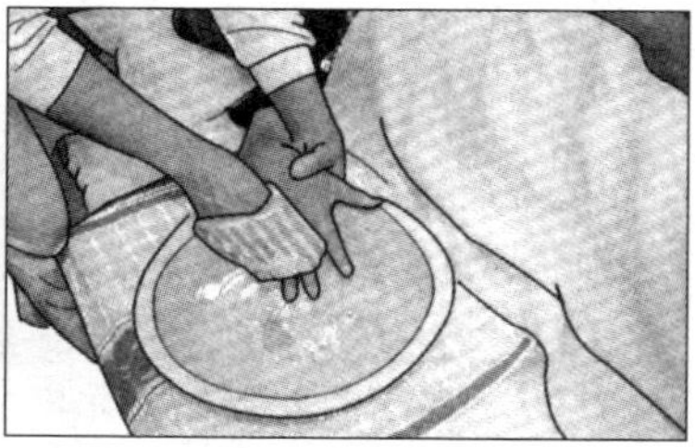

图3-21

（6）梳头（见表 3-13）。

表 3-13

步骤	要求与说明
备物	护理车内置护理盘（盘内有毛巾、梳子、纸袋、30% 乙醇）。
解释	将护理盘置于护理车上推至老人床旁，向老人解释，以取得老人配合，移开床旁桌、椅
体位	根据老人情况，可坐起的老人，协助其坐起或半卧位，铺毛巾于肩上；卧床老人，将毛巾铺于枕上，协助老人将头转向一侧
操作	将头发从中间梳向两边，一手握住一股头发，一手持梳，从上至下，由发根梳至发梢。若长发或头发打结，可将头发缠绕于指上，由发梢起逐渐向上梳至发根。或用 30% 乙醇湿润打结处，再小心梳顺，避免强行梳拉，造成老人疼痛（见图 3-22）。同法梳另一侧

（续表）

步骤	要求与说明
整理	将脱落的头发置于纸袋中，撤下毛巾，将所有用物放入护理车内。协助老人取舒适卧位，整理床单位，移回床旁桌、椅，推护理车至处置室，清理用物，放回原处备用

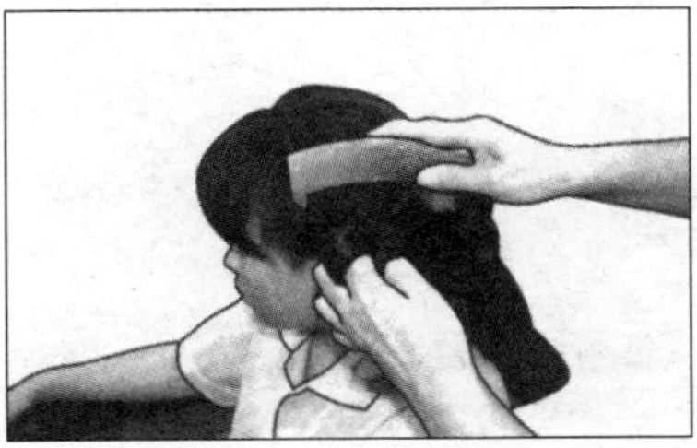

图3-22

（7）洗脚（见表 3-14）。

表 3-14

步骤	要求与说明
备物	护理车内置盆具、毛巾、温水、防水布、大浴巾。将温水（40℃～45℃）倒入盆内，放入毛巾
解释	将备齐的用物置于护理车上推至老人床旁。向老人解释，以取得配合。移开床旁桌、椅
体位	协助老人取屈膝仰卧位，足下放防水布、浴巾，将裤腿向上拉至膝部
操作	养老护理员一手托起老人小腿，另一手将脚盆放于防水布上，老人的双足浸于温水中，养老护理员用双手轻搓足底、足跟及趾缝，洗净污垢，绞干毛巾，擦干双足。（见图 3-23）

（续表）

步骤	要求与说明
整理	撤去盆具和防水布、浴巾放入护理车内，协助老人取舒适卧位，整理好床单位，移回床旁桌、椅。将所有用物放入护理车内，推护理车至处置室清理用物，放回原处备用

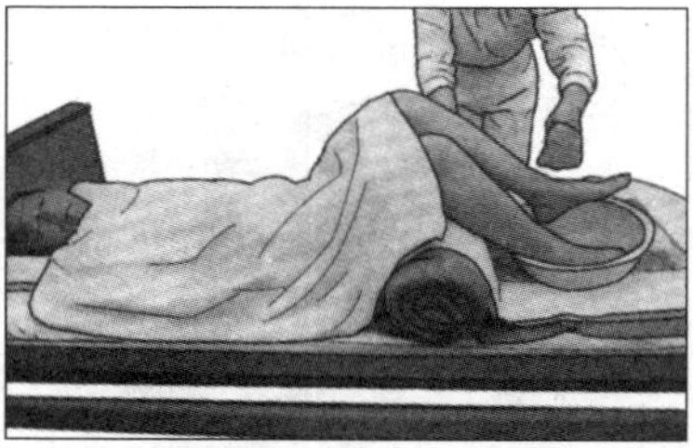

图2-23

（8）会阴部冲洗（见表 3-15）。

表 3-15

步骤	要求与说明
备物	治疗盘、治疗碗（内置棉球、镊子）、大量杯、弯盘、防水布、浴巾、毛巾、水壶（内盛 40℃～45℃温水）、便盆、屏风
解释	养老护理员洗手，将备齐的用物置于护理车上推至老人床旁，向老人解释，以取得配合。关好门窗，围好屏风，移开床旁桌、椅
体位	协助老人取仰卧屈膝卧位，两腿略外展，暴露会阴
操作	铺防水布、浴巾，放便盆于臀下，弯盆置于两腿之间，用浴巾遮挡、保暖。养老护理员一手持装有温水的大量杯，一手持镊子夹取棉球，边冲水边擦洗，从会阴部冲洗至肛门（从前向后），冲洗后擦干会阴部

（续表）

步骤	要求与说明
整理	帮老人整理衣服（必要时更换），取舒适卧位，移回床旁桌椅，撤出所有用物，放回护理车内，推至处置室清理用物，放回原处备用

（9）床铺整理（见表 3-16）。

表 3-16

步骤	要求与说明
备物	护理车内置床刷（加套），必要时备清洁床单、中单、被套。将用物置于护理车上，推至老人床旁，移开床旁桌、椅。用物放于椅子上置于床尾
体位	养老护理员站立于老人右侧，松开床尾盖被，协助老人侧卧于床的对侧
操作	松开近侧床单，用床刷扫净中单和橡胶单，搭在老人身上（见图 3-24），然后从床头至床尾扫净床单（注意枕下及老人身下渣屑应彻底扫净）（见图 3-25）将床单、橡胶单、中单逐层拉平铺好。将老人翻身侧卧于扫净的一侧，养老护理员转至对侧，整理方法同上。捏住头端将棉胎与被套对齐、拉平，再拉平盖被两侧，向内侧折成被筒。两侧与床沿齐，尾端与床尾齐一手托起老人头颈部，另一手迅速将枕头取出，拍松枕芯，以同样方法放回老人头下
整理	协助老人取舒适卧位，移回床旁桌椅。将所有用物放入护理车内，推至处置室清理用物，放回原处备用

3. 注意事项

（1）解释配合：在各项操作前均应向老人说明操作内容，以取得配合。同时一次备齐用物，以保证操作的连贯性。

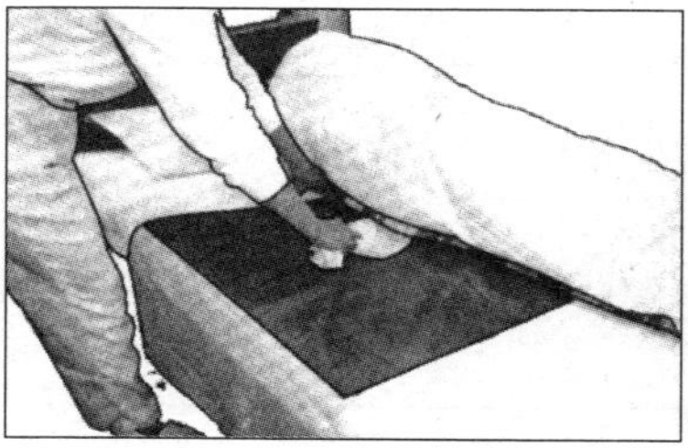

图3-24

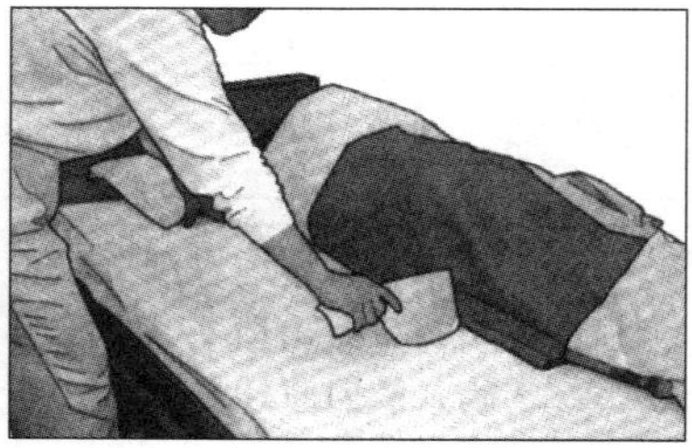

图3-25

（2）调节室温：根据季节关门窗，调节好室温，以22℃～26℃为宜，以防老人着凉。

（3）操作轻柔：在操作过程中动作要敏捷、轻柔，尽量减少身体的裸露部位和时间以便减轻老人的羞耻感。

（4）穿衣顺序：应尽量为老人选择开襟上衣和装松紧带的裤子，按先穿在上、后穿在下的顺序摆放，便于操作。

（5）牙齿处理：老人的牙齿对冷热刺激敏感，故刷牙、漱口时尽量用温开水，以减少不适，另外对于思维功能障碍的老人若意外喝下也无妨。

（6）义齿处理：义齿清洗后，不可泡在酒精、热水中存放，以免变色、变性和老化。对昏迷或有口腔疾患暂不戴义齿的老人，浸泡的冷开水应每日更换一次。

（7）翻身：协助老人翻身时应将身体稍抬起再行翻转，避免拖、拉、推的动作。变换体位后须用垫枕垫好背部、膝部等，以维持舒适的体位。二人协助时应注意动作协调。如老人身上带有留置导尿管、输液管等应先同定妥当，翻身后再检查是否通畅。

（8）指趾处理：为老人洗手、洗脚时，对于指趾关节僵硬、变性的老人尤其要注意洗净指趾缝内的污垢，再用毛巾彻底擦干。可涂少许爽身粉，以保持干燥，减少微生物的繁殖。

3.1.2　洗浴及头发、指（趾）甲的清洁整理

1. 相关知识

（1）沐浴的目的：及时清除体表的污垢及皮肤的排泄物、分泌物，保持皮肤清洁完整；促进身体血液循环，增强皮肤排泄功能，预防皮肤感染和压疮等并发症。容易出汗的老人，应常沐浴并保持皮肤干燥，以防皮肤受潮而破损；对于皮肤干燥的老人，可酌情减少沐浴次数。观察了解老人身体状况，活动肢体，为老人的护理评估提供依据，同时满足老人的身心需要。

（2）皮肤的生理功能：皮肤是人体最大的器官，它覆盖全身，保护着体内的组织、器官。皮肤是由表皮、真皮和皮下组织构成。它的特殊结构和特有功能，成为抵御外界各种伤害、维护身体健康的重要因素。其主要功能如下：

①保护作用。由于表皮层的坚韧性，真皮层的弹性，皮下脂肪层的松软性，使皮肤具有软垫样作用，可以缓冲外来的机械性伤害。

②调节体温作用。皮肤在调节体温方面主要靠其散温和保温作用。气温高时，皮肤血管扩张，血流加快，汗腺分泌，通过辐射、传导、对流、蒸发等散温方式，以保持体温的恒定。气温低时，皮肤血管收缩，血流减少，同时立毛肌收缩，压迫皮脂腺排除皮脂阻滞散热。另外，衣着可减少对流，减少热的发散，使机体保持一定温度。

③分泌与排泄作用。主要通过汗腺和皮脂腺来完成。小汗腺通过分泌汗液参与调节体温。排汗除可以散热外，也能协助肾脏排除体内部分水分和代谢产物。汗液使皮肤具有弱酸性，可抑制一些细菌生长。皮脂腺分泌和排泄皮脂，以滋润毛发和皮肤，与汗液混合可形成脂膜保护皮肤。

④渗透与吸收作用。外界的药物或有害物质可以通过角质层细胞及其间隙、毛囊、皮脂腺和汗腺导管透入皮肤而被吸收。

⑤感觉作用。皮肤是人体的感觉器官之一，能及时传达和反映外界环境的变化，将外界刺激转变为神经冲动，通过感觉神经末梢及感受器传入中枢神经系统（大脑后中央回）而产生触觉、冷觉、温热觉、痛觉、压觉及痒觉，再由传出神经产生各种反应，以防御外来的不良刺激，维护机体的健康。

⑥代谢作用。皮肤参与水、电解质、蛋内质、脂肪和糖类等物质的代谢。

⑦免疫作用。皮肤具有防御功能、自稳功能和免疫监视功能。

（3）老年人皮肤的特点：人到老年，皮肤逐渐老化，出现皱纹、松弛、色素斑、脱发、白发、秃发、皮肤干燥、多屑和粗糙等征象，皮脂腺组织萎缩，皮肤的触、痛、温觉，浅感觉功能减弱，皮肤表面的反应性减低，对不良刺激的防御能力削弱，免疫系统的功能损害也伴随着老化而来，生理功能和皮肤抵抗力降低，皮肤疾病逐渐增加，如出现老年斑、老年性湿疹、皮肤瘙痒症等。皮肤老化和皮肤疾病给老人的日常生活带来干扰。因此，做好皮肤护理和保持清洁，增加老人皮肤抵抗力是日常生活护理中重要且必不可少的内容之一。养老护理员要定期为老人做好洗发、洗澡等清洁工作。

（4）指（趾）甲的结构与功能：指（趾）甲是皮肤的附属器官之一，是从皮肤的角质衍化出来的特殊结构，是扁平有弹性的角质组织，盖于指（趾）末端的背面，主要作用是保护指（趾）甲下面的组织，并协助手指拣起物件。指甲下曲的组织称为甲床，正常的甲床呈粉红色，有光泽，凸圆形。指甲与上皮细胞的界限称为甲沟，甲沟是微生物最易躲藏的地方，细菌感染时易患甲沟炎，所以清洁时要注意甲沟的卫生。老人指（趾）甲因毛细血管硬化，供血不足而使甲床变薄变脆，失去光泽，呈黄色或浑浊状，容易脱落且易患灰指（趾）甲，又称甲癣（真菌性疾病）。

2. 操作步骤

协助老人身体清洁是养老护理员工作的重要内容之一，它通常包括洗发、理发、剃须、沐浴、修剪指（趾）甲等内容。

（1）洗发。

①坐位洗发（见表 3-17）。

表 3-17

步骤	要求与说明
备物	毛巾 2 条、脸盆、洗发液、梳子、纸袋、面霜、水壶（内盛 40℃～45℃温水）坐椅等
室温	根据季节关门窗，室温调至 22℃～26℃
解释	将备齐用物放入护理车内，推车至老人床前，向老人解释，以取得配合，将水盆放在坐椅子上，搀扶老人坐在水盆前，为了不弄湿衣裤，可将大塑料布折成围裙用夹子固定放在腰间。将干毛巾围在老人的衣领处，用棉球塞入耳内，并嘱其手扶盆缘，身体前倾，闭眼低头（见图 3-26）
操作	松开头发并梳顺，试水温，老人确定水温合适后，用温水充分湿润头发，倒洗发液于手掌中，均匀涂抹在老人的头发上，反复揉搓头发，用指腹轻轻按摩头皮，梳去脱落的头发，置纸袋中。用温水冲洗头发，至洗净为止。用毛巾包裹头发，扶老人坐好，轻柔擦干头发或用电吹风吹干头发，梳理整齐
整理	协助老人取舒适坐位，将所有用物放回护理车内，推车至处置室，清理用物放回原处备用

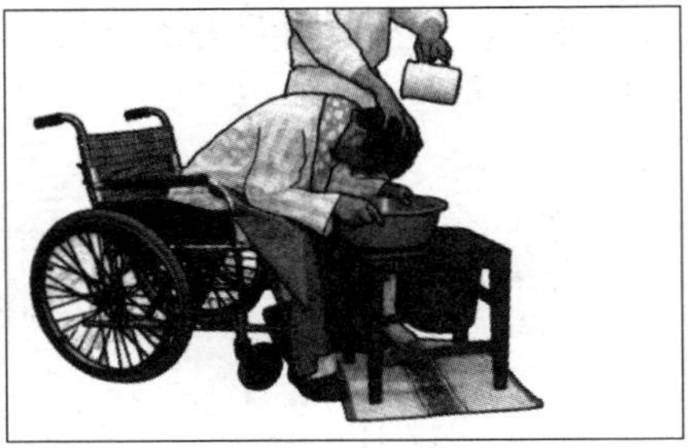

图3-26

②床上洗发。

A. 扣杯法洗发（见表 3-18）。

表 3-18

步骤	要求与说明
备物	护理车内置洗发液、弯盘、眼罩或纱布、棉球、大毛巾 1 条、中毛巾 4 条（扣杯底部垫四折毛巾 1 条、围颈部、洗头盆边缘、胸前各 1 条）、吹风机、橡胶单 1 块、别针、量杯、扣杯洗头盆（见图 3-27、图 3-28）、便盆、梳子、面霜、水桶、橡胶管、纸袋、水壶（内盛 40℃～45℃温水）
解释	将备齐的用物置于护理车上推至老人床旁，向老人解释，以取得配合
环境	根据季节关好门、窗，调节室温至 22℃～26℃，必要时使用屏风，按需给予便盆，移开床旁桌椅
操作	1. 轻抬老人颈肩部，将橡胶单及大毛巾垫于老人枕上（见图 3-29、图 3-30），解开衣服纽扣，松开衣领向内反折。1 条毛巾围于颈部，用别针固定（见图 3-31），另 1 条毛巾围于老人胸前（见图 3-32），将枕头、橡胶单、大毛巾一并向下拉至肩、腰部之间，将扣杯洗头盆的边缘铺 1 条毛巾。置于老人头下

（续表）

步骤	要求与说明
操作	2. 用棉球塞两耳道，眼罩或纱布遮盖双眼，洗头盆外有一塑料管（见图 3-33），直接将盆内污水引入下面的污水桶内。 3. 松开头发并梳顺，试水温至适宜，用温水充分湿润头发。倒洗发液于手掌中涂抹在老人的头发上。由发际向头顶部，再从两侧到枕部，反复揉搓头发，用指腹轻轻按摩头皮（见图 3-34）。梳去脱落的头发，置纸袋中。用温热水冲洗头发，至洗净为止。取下纱布或眼罩、棉球 4. 用胸前毛巾擦干面部，并涂以面霜。解下颈部毛巾擦干头发。再用胸前毛巾包裹头发，一只手托住老人头部，另一只手撤出洗头盆，放入护理车内。再将枕头、橡胶单、大毛巾拉回床头 5. 用包头的毛巾揉搓头发，再用大毛巾擦干或吹干头发（见图 3-35），翻好衣领。撤出枕上的大毛巾和橡胶单，放回护理车内
整理	协助老人取舒适卧位，整理床单位，移回床旁桌椅，将所有用物放入护理车内，推至处置室清理用物，放回原处备用

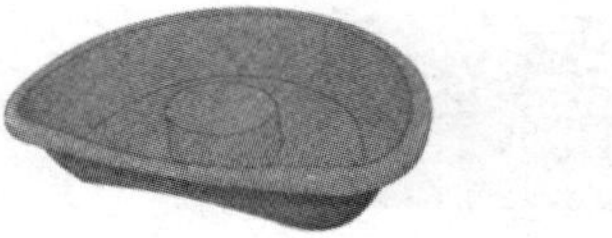

图3-27

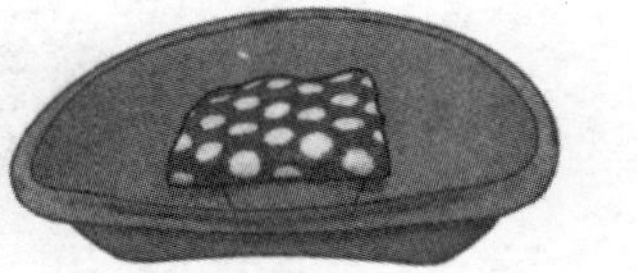

图3-28

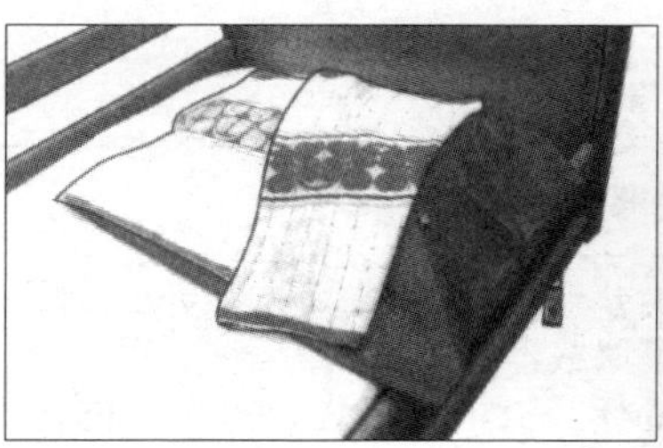

图3-29

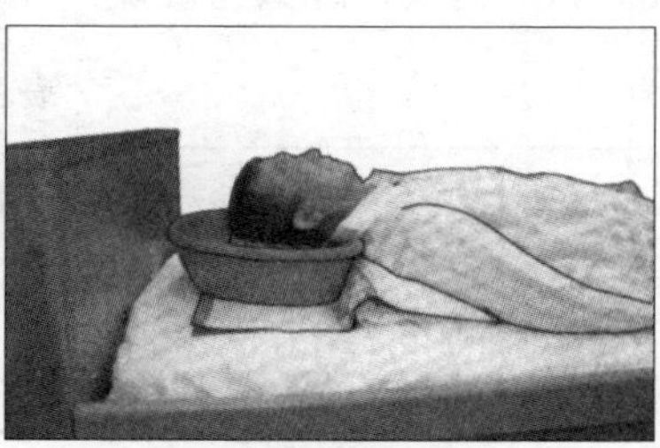

图3-30

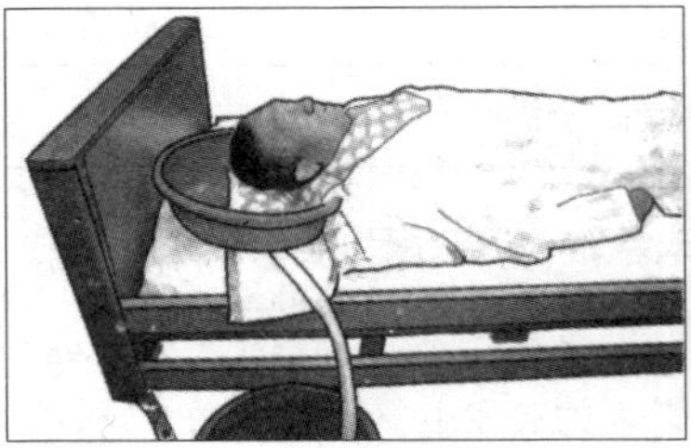

图3-31

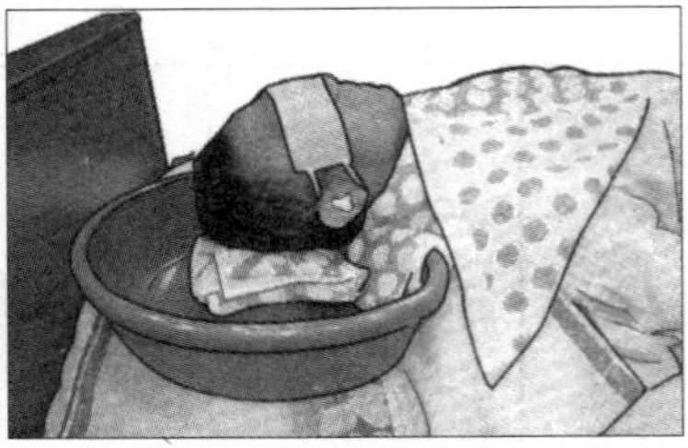

图3-32

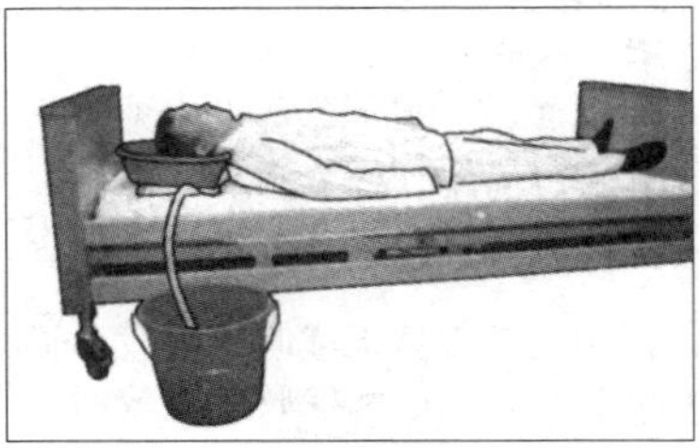

图3-33

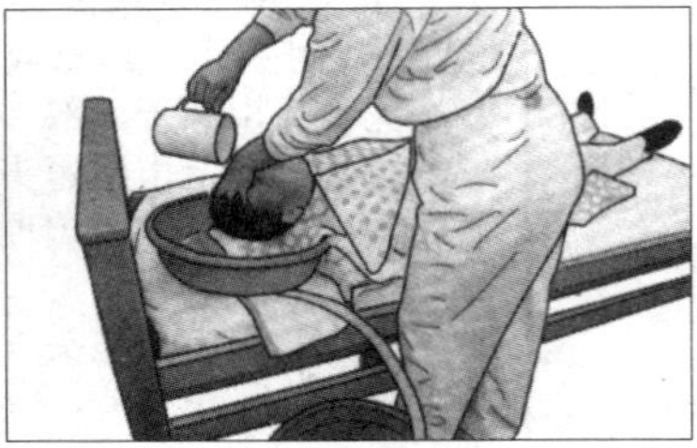

图3-34

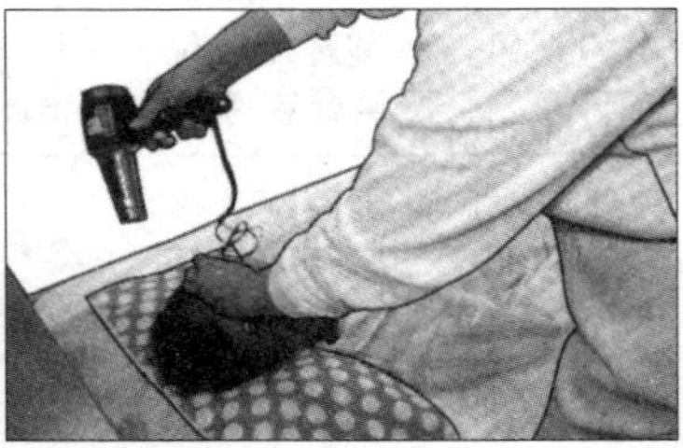

图3-35

B. 充气式洗头盆洗发（见表 3-19）。

表 3-19

步骤	要求与说明
备物	护理车内放置充气式洗头盆（见图 3-36）、洗发液、弯盘、毛巾 2 条、别针、眼罩或纱布、棉球、橡胶单、大毛巾 1 条、水桶 2 个、量杯、梳子、纸袋、水壶（内盛 40℃～45℃温水）吹风机、面霜、便盆

（续表）

步骤	要求与说明
解释	推护理车至老人床旁，向老人解释，以取得配合
环境	根据季节关好门、窗，调节室温至22℃～26℃，必要时使用屏风，按需给予便盆，移开床旁桌、椅
操作	1. 养老护理员轻抬老人颈肩部，移至床近侧，解开纽扣，松开衣领，向内反折。1条毛巾围于颈部，用别针间定，另1条围于老人胸前（见图3-37），抬起老人颈肩部，撤去枕头，垫于两膝下，然后把橡胶单及大毛巾铺于老人头下，再将洗头盆放置颈下 2. 用棉球塞两耳道，用眼罩或纱布遮盖双眼 3. 松开头发梳顺，试水温至适宜，用温水充分湿润头发。倒洗发液于手掌中涂抹在老人的头发上。从发际向头顶部（见图3-38），再从两侧到枕部，反复揉搓头发，用指腹轻轻按摩头皮，梳去脱落的头发、置纸袋中，用温热水冲洗头发，至洗净为止，取下眼罩或纱布、棉球 4. 用胸前毛巾擦净面部水迹，并涂以面霜。解下颈部毛巾擦干头发，再用胸前毛巾包住头发，一只手托住老人头部，另一只手撤出洗头盆，放入护理车内 5. 将枕头重新放在老人头部下面，橡胶单、大毛巾铺在枕头上，身体移回床正中，取仰卧位，用包头的毛巾揉搓头发后，再用枕上的毛巾擦干或吹干头发（同扣杯法），梳理整齐，翻好衣领，撤出毛巾和橡胶单，放回护理车
整理	协助老人取舒适卧位，整理床单位，移回床旁桌椅。将所有用物放入护理车内，推至处置室清理用物，放回原处备用

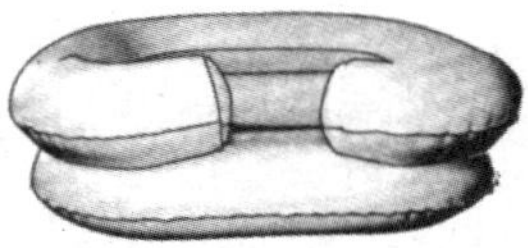

图3-36

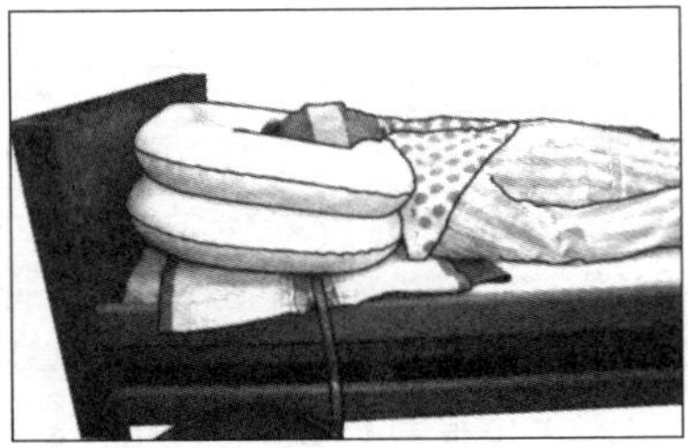

图3-37

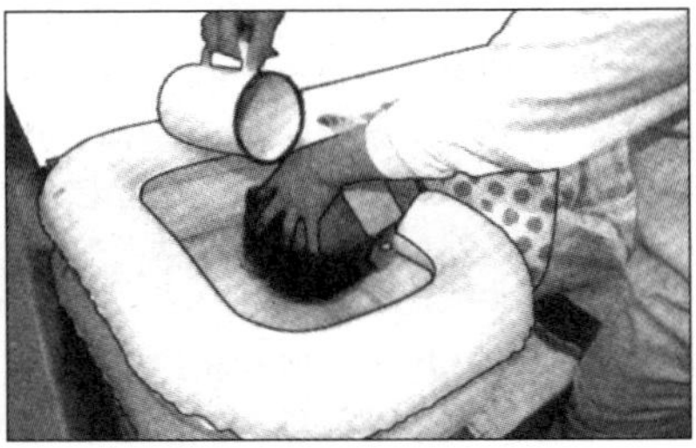

图3-38

C. 橡胶马蹄形垫法洗发（见表 3-20）。

表 3-20

步骤	要求与说明
备物	护理车内放置水桶、弯盘、眼罩或纱布、棉球、别针、小橡胶单、大毛巾、支撑垫、洗发液、梳子、面霜、中毛巾、吹风机、纸袋、水壶（内盛 40℃～45℃温水）、橡胶马蹄形垫、便盆
解释	将备齐的用物置于护理年上推至床旁，向老人解释，以取得配合
环境	根据季节关好门、窗，调节室温至 22℃～26℃，必要时使用屏风，按需给予便盆，移开床旁桌椅

（续表）

步骤	要求与说明
操作	1. 养老护理员抬起老人颈肩部，将橡胶单、大毛巾铺在枕上，解开衣领，向内反折，一条毛巾围于老人颈部，用别针固定，另一条毛巾围于胸前 2. 将老人头部和肩部移至床边，仰卧、屈膝，支撑垫垫于两膝下。枕头垫在肩下，将马蹄形垫置于老人颈下，头部置于水槽中（见图 3–39）马蹄形垫开口处下方接污水桶 3. 用棉球塞两耳道，用眼罩或纱布遮盖双眼 4. 松开头发并梳顺，试水温至适宜，用温水充分湿润头发，倒洗发液于手掌中涂抹在老人的头发上，从发际向头顶部，再从两侧到枕部，反复揉搓头发，用指腹轻轻按摩头皮，梳去脱落的头发，置纸袋中。用温热水冲洗头发，至洗净为止。取下眼罩或纱布、棉球 5. 用胸前毛巾擦干面部并涂以面霜。解下颈部毛巾擦干头发，再用胸前毛巾包裹头发，一手托住老人头部，另一手撤出马蹄形垫，放于护理车内 6. 将老人肩下枕头移到床头，并将橡胶单及大毛巾放回护理车内。同时将老人身体移至床正中仰卧。用包头的毛巾擦干或吹干头发（同前图 3–35），梳理头发，翻好衣领
整理	协助老人取舒适卧位，整理床单位，移回床旁桌椅，将所有物放入护理车内，推至处置室清理用物，放回原处备用

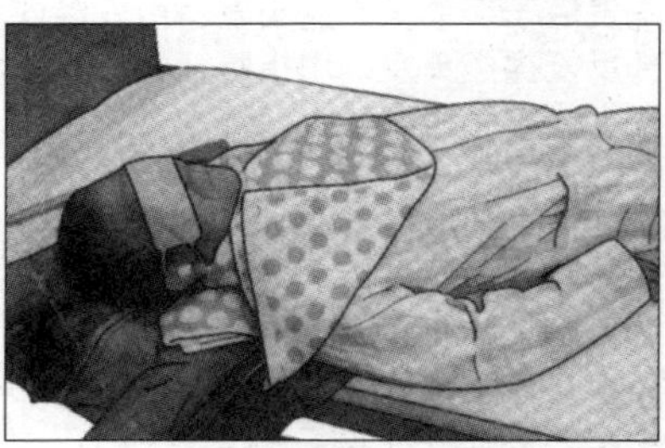

图3–39

D. 洗头车洗发（见表 3-21）。

表 3-21

步骤	要求与说明
备物	洗头车（车内接水至洗发车水位所规定的位置，连接喷淋管）、洗发液、毛巾 2 块、梳子、橡胶单、浴巾、纱布或眼罩、棉球、别针、面霜、纸袋、便盆
解释	将备齐的用物置于洗头车上推至老人床旁，向老人解释，以取得配合
环境	根据季节关好门、窗，调节室温至 22℃～26℃，必要时使用屏风，按需给予便盆，移开床旁桌、椅
接通电源	洗头车接通电源，按温度控制钮（+ 是升温，- 是降温）将水温调节至所需温度（40℃～45℃）
操作	1. 温度指示灯变绿后，抬起老人颈肩部，移去枕头，铺橡胶单和浴巾于老人头下，解开衣领，向内反折，将 1 条毛巾围于颈部，用别针固定，另 1 条毛巾围于胸前，老人斜角仰卧，双腿屈膝，头部枕于洗头车的头托上，或将接水盘置于老人头下 2. 用棉球塞两耳道，用眼罩或纱布遮盖双眼 3. 松开头发并梳顺。试水温至适宜，用喷头充分淋湿老人头发，倒洗发液于手掌，涂遍头发，由发际向头顶部，再从两侧到枕部反复揉搓头发，用指腹轻轻按摩头皮，梳去脱落的头发，置纸袋中。用温热水冲洗头发，至洗净为止，取下眼罩或纱布、棉球 4. 用胸前毛巾擦干面部并涂以面霜，解开颈下毛巾擦干头发，再用胸前毛巾包裹头发，一只手托住老人头部，另一只手移去洗头车 5. 将老人颈、肩部的橡胶单及浴巾一并撤出，放回洗头车内，协助老人移至床中间，用包头的毛巾揉搓头发，吹干，梳理整齐，翻好衣领

（续表）

步骤	要求与说明
整理	协助老人取舒适卧位，整理床单位。移回床旁桌、椅，将所有用物放置洗发车内，推至处置室排放污水。清理用物，放回原处备用

（2）理发（见表 3-22）。

表 3-22

步骤	要求与说明
备物	护理车内放置剪刀、剃刀、推刀、毛巾、围布、喷水筒、爽身粉、小毛刷、梳子、安全带等
解释	将备齐的用物置于护理车上推至老人床旁，向老人解释目的，以取得配合
环境	根据季节关好门、窗，调节室温至 22℃～26℃，移开床桌旁、椅
操作	1. 协助老人坐起，系好安全带加以保护。解开衣领纽扣，将毛巾围在颈部，连同衣领内翻。外罩围布 2. 用喷水筒喷洒水使头发湿润（见图 3-40）。女性老人用剪刀剪发，若头发较厚，可先打薄再剪；男性老人用推刀自下而上进行推理（见图 3-41）。颈后部扑爽身粉，用小毛刷扫去碎发 3. 推剪完毕，脱下围布，取下颈部毛巾，放入护理车内，解下安全带，翻衣领，扣纽扣，协助老人躺下，取舒适卧位，清理剪下的碎发，必要时按照坐位或床上洗发法为老人洗发
整理	整理床单位，移回床旁桌椅，将所有用物放入护理车内，推至处置室清理用物，放回原处备用

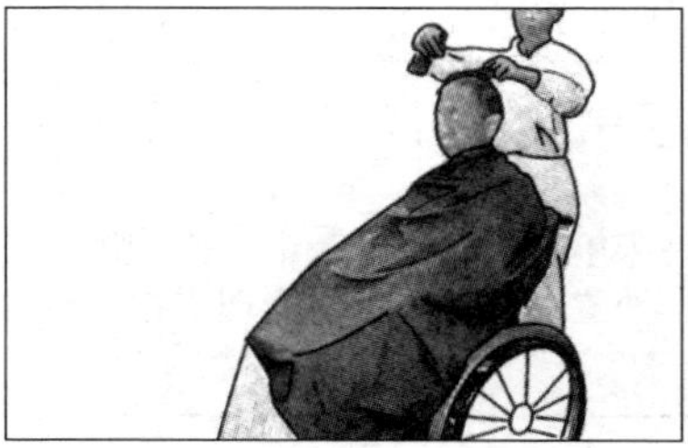

图3-40

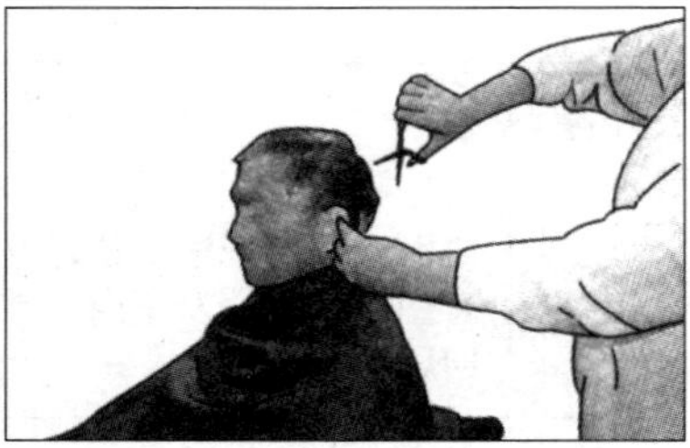

图3-41

（3）剃须（见表 3-23）。

表 3-23

步骤	要求与说明
备物	护理车内置盆具、毛巾、小围布、肥皂液、小毛刷、剃须刀、75% 酒精棉球（剃须前用 75% 酒精棉球擦拭剃须刀）、水壶（内盛 47℃～50℃温水）护肤霜等
解释	将备齐的用物置于护理车上，推至老人床旁，向老人解释目的，以取得配合，移开床旁桌、椅
操作	1. 协助老人取合适体位，将小围布围在老人颈下，盆内倒入 47℃～50℃温水，将毛巾浸湿后稍拧干，捂在胡须处 1～2 分钟，重复 2～3 次 2. 用小毛刷蘸取肥皂液，涂抹在老人胡须上，养老护理员一只手绷紧老人皮肤，另一只手持剃须刀先从一侧鬓角处，自上而下剃刮，另一侧用同一方法剃刮，再沿上嘴唇到下巴逐步剃刮干净（见图 3-42） 3. 将毛巾浸湿后再拧干，擦净面部，涂护肤霜。取下小围布，放回护理车内
整理	整理床单位，协助老人取舒适卧位。移回床旁桌椅。将所有用物放入护理车内，推至处置室清理用物，放回原处备用

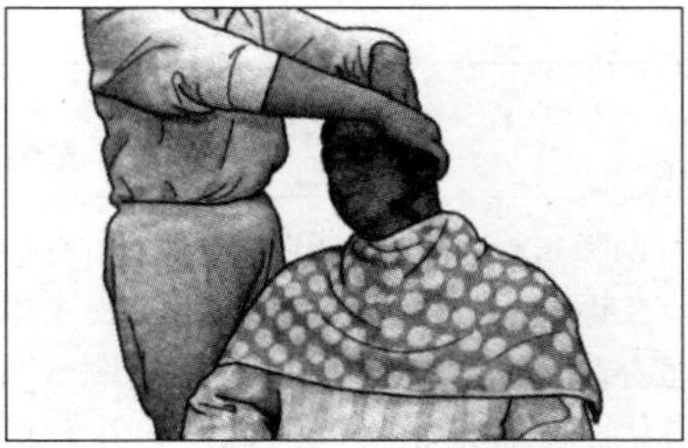

图3-42

（4）床上擦浴（见表 3-24）。

表 3-24

步骤	要求与说明
备物	护理车内放置清洁衣、裤和被服、毛巾被、浴巾、浴皂、梳子、指甲钳或小剪刀、50% 乙醇溶液、护肤品（爽身粉、润肤霜）、毛巾 3 条、脸盆 3 只、水桶 2 只（一桶盛 50℃～52℃温热水及水杯，可视老人年龄、季节和生活习惯增减水温，另一桶接污水用）、屏风，必要时备便盆、便盆布
解释	将备齐的用物置于护理车上，推至老人床旁，向老人解释，以取得配合，移开床旁桌、椅
环境	根据季节关好门窗，调节室温至 22℃～26℃，围好屏风，保护老人隐私。根据老人情况，放平床尾及床尾支架，松开床尾盖被，将老人身体移向床缘，毛巾被铺于盖被下面，再把盖被折叠于床尾。按需给予便盆
操作	1. 面部：置脸盆于床旁椅上，倒入热水至 2/3 满，测水温。浴巾垫在老人颈部，将微湿毛巾包在手上成手套状（见图 3-43、图 3-44）一只手扶住老人头顶部，一只手擦洗脸及颈部。先擦洗眼部（由内眦向外眦），再擦洗一侧额部→颊部→鼻翼→耳后→下颌→直至颈部，注意耳后及颈部皮肤皱褶部位。同法擦洗另一侧。用较干毛巾依次再擦洗一遍

（续表）

步骤	要求与说明
操作	2. 上肢：先脱近侧衣袖，后脱远侧，如有伤口先脱健肢，后脱患肢。在擦洗部位下面垫浴巾，按顺序擦洗，先用较湿的毛巾从远心端向近心端分段擦洗（见图 3-45），再用涂浴皂的湿毛巾从手腕开始由下向上擦洗，注意擦净肘部、腋窝皮肤皱褶处。清洗拧干，用较湿毛巾擦净皮肤上的皂液，最后用浴巾边按摩边擦干。用同法擦洗对侧下肢 3. 双手：老人侧卧，面向养老护理员，浴巾垫在老人手臂下，盖好毛巾被，将其双手浸入水中，用浴皂搓洗双手，洗净指甲及指缝内污垢，再用清水冲洗，最后用干毛巾擦干双手。移出脸盆。如指甲长的话，趁指甲泡软时剪掉。换水 4. 胸腹部：平卧，毛巾被盖在胸腹部。先从肩部至乳头，再从乳头至上腹部，分两段纵向擦洗胸部（乳房部呈“∞”擦洗）。然后，从上到下擦洗腹部（同法擦洗 3 遍），用浴巾擦干 5. 背部：老人侧卧，背向养老护理员，将浴巾一半垫在身下，一半覆盖背部，从颈部至肩部至臀部（同法擦洗 3 遍），用浴巾擦干，擦洗中注意观察皮肤的变化，同时做背部按摩，按摩的主要部位有：两侧肩胛部、脊柱体隆突处、髋部、骶尾部，两手掌蘸少许 50% 乙醇溶液，按摩时应用手掌大小鱼际肌紧贴皮肤，做压力均匀的环形按摩，由轻到重，再由重到轻，每次 3～5 分钟。最后用浴巾擦去皮肤上的乙醇，按季节扑爽身粉，取出浴巾放置床尾，协助老人平卧，更换清洁上衣，拉平背部衣服，扣衣扣、翻衣领。换盆、换水、换毛巾 6. 会阴：协助老人脱裤，女性老人按会阴部冲洗法；男性老人在养老护理员的协助下擦洗。换盆、换水、换毛巾 7. 下肢：掀开毛巾被，把浴巾铺在老人的右下肢下，再盖好。由踝关节向上擦洗（同法擦洗 3 遍）擦洗过程中注意擦净腘窝及腹股沟处皮肤的皱褶处（见图 3-46）。最后用浴巾擦干，包裹好老人右下肢，收卷好浴巾，盖好毛巾被，养老护理员转至左侧，用同法擦洗左下肢

（续表）

步骤	要求与说明
操作	8. 洗脚：将浴巾垫于双足下，盆具置浴巾上，协助老人屈膝，将双足浸入水中，清洗浸泡脚背、脚心及脚趾缝至干净，用浴巾擦干双足及趾缝，移去盆具，放入护理车内。协助老人更换干净裤子，按需为老人修剪趾甲，面部、手部、脚部等处按需涂护肤霜，必要时梳头 9. 擦浴完毕，撤出浴巾、毛巾被，更换床单位，协助老人取舒适卧位，按需饮水
整理	开窗，移去屏风或围帘。移回床旁桌椅，将所有用物放入护理车内，推至处置室清理用物，放回原处

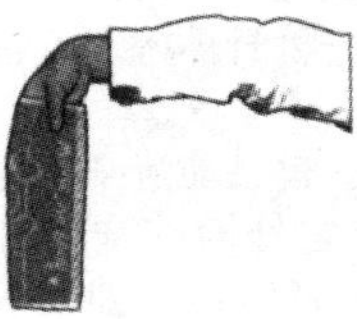

图3-43

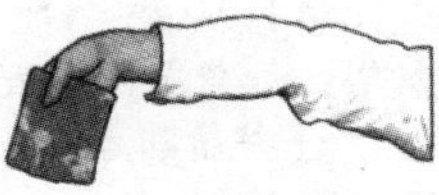

图3-44

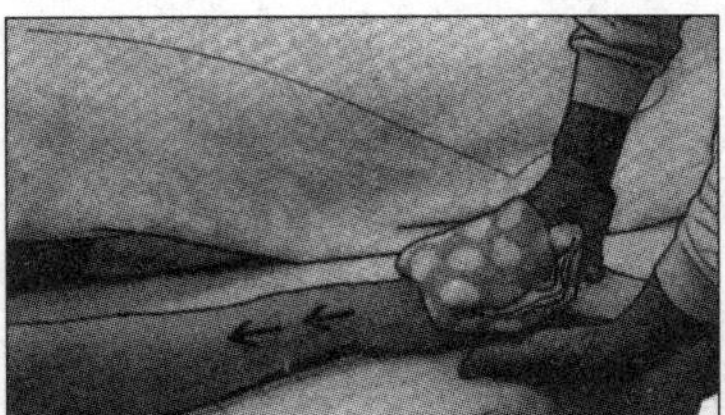

图3-45

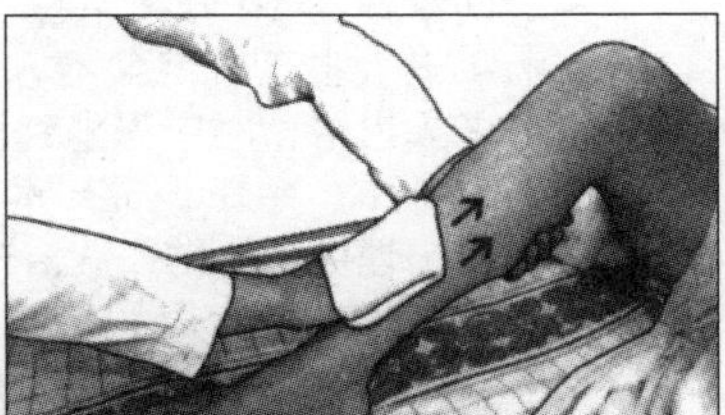

图3-46

（5）淋浴和盆浴（见表 3-25）。

表 3-25

步骤	要求与说明
备物	清洁衣、裤、浴巾、毛巾 2 条、浴室坐椅（见图 3-47）（高度最好与浴盆保持一致）、脸盆、香皂、浴液、洗发膏、防滑垫、拖鞋等。将所备用物放入护理车内，向老人解释，以取得配合。老人按需排便后，携老人推车进浴室
准备	淋浴或盆浴（见图 3-48）前，养老护理员要先测量老人体温、脉搏、呼吸、血压等情况，并调好室温、水温、室温 22℃～26℃为宜，水温 40℃～45℃为宜（视老人年龄、季节、生活习惯适当调节），后协助老人进浴室
操作	1. 淋浴：养老护理员边调水温，边用热水冲洗椅子，让老人坐在椅子上，协助老人从脚部起往身上淋水，用香皂或浴液擦洗身体后，要用热水反复冲洗身体，淋浴过程时间不宜过长，以防发生意外。洗完后迅速将身体擦干，注意保暖，协助老人穿上干净的衣服 2. 盆浴：若老人身体状况允许，自己能进浴盆就让其自己进浴盆。进浴盆前老人应坐在浴盆外面的洗浴台或浴室坐椅上，稍息片刻（注意保暖），再进浴盆。如半身瘫痪的老人可用健侧的手抓住浴盆周围的扶手，先把健侧的腿放进浴盆里，然后用健侧的手抬起患侧的腿放进浴盆里，泡浴盆的时间掌握在 10 分钟左右，如浸泡过久，易导致老人疲倦。如果老人自己进浴盆不方便，养老护理员应协助。浸泡完毕，老人出浴盆时应先坐到洗浴台或浴室椅上，后用浴巾迅速擦干身体，穿好清洁衣裤。如老人不能自己从浴盆里出来，养老护理员应协助，洗浴过程同淋浴 3. 老人穿好衣服后将其扶回房间稍作休息。及时补充水分，再次测量体温、脉搏、呼吸、血压，取舒适卧位，密切观察身体状况。洗浴过程中，要做好安全保护。如发生头晕、恶心、呼吸困难等症状，要立即结束洗浴，但不要让身体骤然受冷，先用浴巾裹住身体，休息一会儿，等平静下来后，把老人送回房间，测量体温、脉搏、呼吸、血压等。如老人晕倒在浴盆里时，不要慌张，也不要随意搬动，先拔掉排水栓将浴盆里的水排出，同时向医护人员或其他护理员求助

（续表）

步骤	要求与说明
整理	将所有用物放入护理车内，推至处置室清理用物，放回原处备用

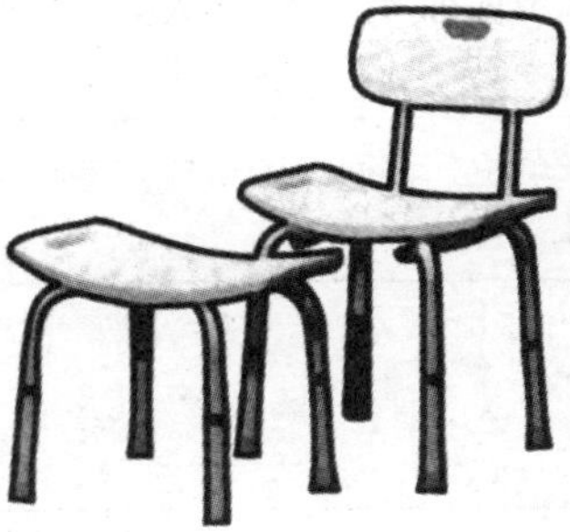

图3-47

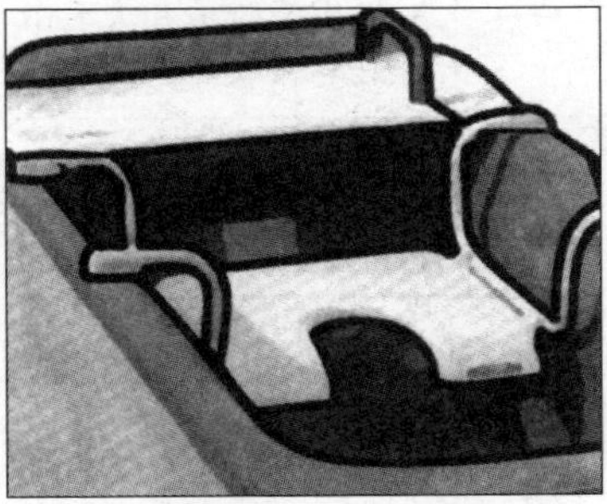

图3-48

（6）足浴（见表 3-26）。

表 3-26

步骤	要求与说明
备物	橡胶单、大毛巾、小毛巾、足盆内盛 40℃～45℃热水、搓脚石、指甲刀，必要时备 50% 乙醇溶液、肥皂等
解释	将所有用物放入护理车内，推车至床前，向老人解释，以取得配合
准备	移开床旁桌椅，松开被尾。将橡胶单、大毛巾垫于足下，足盆放置上面
体位	取仰卧位，将老人裤腿卷起至踝部，屈膝，将双脚放入足盆中
操作	1. 将双脚浸泡在足盆中 10～15 分钟，先洗一只脚，用双手轻搓足底、足跟及脚趾。同法洗另一只脚，必要时使用肥皂

（续表）

步骤	要求与说明
操作	2. 浸洗完毕后，撤去足盆，双脚放于大毛巾上擦干足部及趾缝，根据情况，修剪脚趾甲，观察双足骨突出处受压情况，酌情用 50% 乙醇溶液按摩，预防压疮发生 3. 撤出橡胶单和大毛巾，放到护理车内，拉下老人裤腿，整理好老人衣裤
整理	协助老人取舒适卧位，整理床单位，移回床旁桌椅。推车至处置室，清理用物，放回备用

（7）指（趾）甲修剪（见表 3-27）。

表 3-27

步骤	要求与说明
备物	指甲剪或刀、盆具 2 只、水温 40℃～45℃、浴巾、小毛巾 2 条、洗手液或香皂、护手霜
解释	将所有用物放入护理车内，推车至床前，向老人解释，以取得配合。移开床旁桌、椅
体位	卧床老人剪手指甲，取侧卧位，剪脚趾甲，取仰卧位
操作	1. 剪手指甲：将毛巾垫于老人手下，将盛有温水的盆具放在浴巾上，协助老人露出手臂，将双手浸入盆内浸泡，待指甲软化后，移去手盆放回护理车。用小毛巾将双手及指缝擦干。握住老人手指，用指甲剪或刀将老人指甲逐个修剪成弧形，用锉刀轻磨使指甲光滑，将护手霜涂于老人的双手（见图 3-49） 2. 剪脚趾甲：将大毛巾垫在老人足下，将盛有温水的盆具放在浴巾上，协助老人脱去袜子，卷裤腿过踝部以上，屈膝将双足浸入盆内，浸泡 10～15 分钟，待趾甲软化后，移去脚盆放回护理车，用小毛巾将双脚及趾缝擦干。用指甲剪或刀将趾甲逐个修剪成平行，并用锉刀轻磨使之光滑，将护肤霜涂于老人的双足，协助老人取舒适卧位

（续表）

步骤	要求与说明
整理	移回床旁桌椅，将所有用物放入护理车内，推至处置间清理用物，放回原处备用

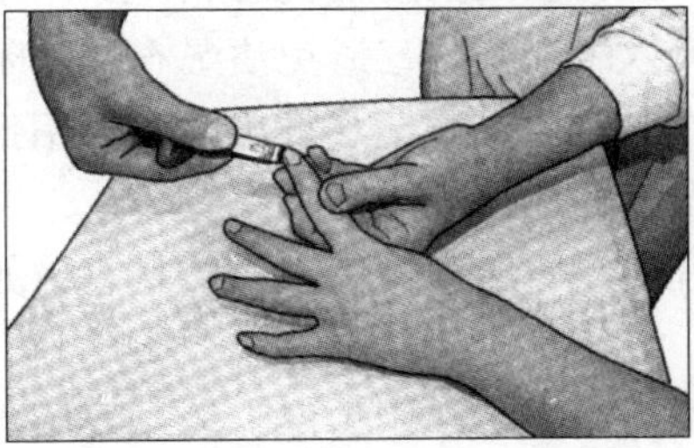

图3-49

（8）灰指（趾）甲的修剪（见表 3-28）。

表 3-28

步骤	要求与说明
备物	指甲剪或刀、盆具、温水、毛巾、护肤霜、一次性手套、30% 冰醋酸或食用醋等
解释	将用物放进护理车内，推车至床前，向老人解释，以取得配合
体位	取坐位或半卧位
操作	将用物搁置合适位置，养老护理员戴手套，将老人手或脚温水浸泡后，用小刀轻刮病甲，注意勿伤及甲床。然后将 30% 冰醋酸或食用醋，涂于老人灰指（趾）甲处 10～20 分钟，注意专人专盆专用。洗净双手或脚，涂抹护肤霜
整理	将所有用物放入护理车内，推至处置室清理用物，放回原处备用

2. 注意事项

（1）洗发：

①注意调节室温和水温，及时擦干头发，防止受凉。

②洗头前先干梳头，除去掉发，梳头动作要轻，不可强行梳拉，要按住发根，从发根至发梢一点一点梳理。

③防止水流入眼和耳内，避免沾湿衣服和床单。

④操作动作应轻柔、敏捷、准确，不要用指甲刮伤老人的头皮，要用指腹轻轻地揉搓、按摩头皮。

⑤洗发过程中应随时观察老人身体状态，如有异常立即停止操作。

⑥洗发后不要用干毛巾用力擦头发，要用毛巾裹住头，轻轻沾干水分。

⑦使用吹风机的时候，最好离头发保持 10 厘米左右的距离，以免损伤头发。

（2）洗澡：

①床上擦浴前调节好室温、水温，防止受凉。

②擦洗时动作应轻稳、敏捷，注意保暖，尽量减少翻动和暴露，以保护老人隐私。

③擦浴过程中随时观察老人身体状况，如出现寒战、面色苍白、脉速等情况，立即停止擦浴，报告医生并配合处理。

④注意省时节力，正确运用人体力学原理，以减少体力消耗。

⑤淋浴时宜在饭后 1 小时后进行，不宜空腹，以免发生低血糖。

⑥洗澡时间不宜过长，浴后应及时为老人补充水分。

（3）指（趾）甲修剪：

①为老人修剪指（趾）甲时，不可过短，以免造成嵌甲。

②为患有糖尿病或末梢循环不良的老人修剪指（趾）甲时

应特别小心，以免造成皮肤损伤。

③修剪灰指（趾）甲时，应一人一具或做好用具的消毒。

3.1.3　更换床单位及衣物整理

1. 相关知识

（1）床是老人饮食、便溺、活动、娱乐、休息的主要场所，因此老人的床要符合耐用、舒适、安全、高矮适宜的原则。床的高度应为 40～50 厘米，由于老人的身高不一，床的高度以达到老人膝盖稍上方为宜，最好选择硬板床，床垫不要太软，以免承受重力较重的部位凹陷。这样不仅使老人躺得舒适，还可使脊柱维持正常的状态。保持床单位平整、清洁和干燥，预防皮肤并发症的发生，使卧室整洁美观。

（2）棉、丝、毛等各种衣料的保养方法（见表 3-29）。

①收藏衣服时要将箱子或衣柜打扫干净，清除虫卵、幼虫。夏季可将衣服放于室外晾晒，但时间不宜过长，晾晒后不要马上收入箱柜内。

②收藏衣服放置顺序：柜内、箱内分开存放。最下层放较耐潮湿的丝织物，中间部位放置毛衣，上层放置绢类。

表 3-29

材质	保存方法
毛类	毛类衣物易生霉，收藏前一定要清洗干净，择阴凉通风处晾干，衣服口袋内放置樟脑球，再放入衣柜或箱内保存
棉麻类	棉、麻类衣物洗净晾干后，要深、浅颜色分开放置，以免互相染色。晾晒时忌长时间暴晒，防止褪色或发黄。存放期间注意通风，避免潮湿，以免发霉
丝类	丝类衣服收藏前应洗净、熨烫、晾干。用布包好叠放。忌暴晒，否则衣服会发黄、褪色。这类衣服不宜放樟脑球，否则白色衣服会泛黄

2. 操作流程

更换床单位和整理衣物是养老护理员生活照料工作的基本内容之一，常见更换床单位的方法有备用床、暂空床和卧床老人更换床单位。衣物整理包括衣服、被服和鞋子。

（1）备用床（见表 3-30）。

表 3-30

步骤		要求与说明
备物		床垫、床褥、枕芯、床单、被套、枕套、棉胎或毛毯
准备		1. 养老护理员洗手、戴口罩，将用物置护理车上推至床旁（有脚轮的床应先固定，调整高度）移开床旁桌，离床约 20 厘米；移床旁椅至床尾正中，距床约 15 厘米，将用物按使用顺序放于椅上 2. 从床尾至床头（或反方向）翻转床垫，避免床垫因局部经常受压而凹陷 3. 将床褥上缘紧靠床头平放于床垫上，拉对折处至床尾，铺平
操作	铺床法	1. 铺大单： ①取大单放于床褥上，中线与床中线对齐，向床头、床尾打开大单 ②包折床角（斜角法），一手托起床垫，一手伸过床中线，将大单包折于床垫之下，在距床头约 30 厘米处向上提起大单边缘，其同床边缘垂直成等边三角形（见图 3-50），以床沿为界，将三角形分为两半（见图 3-51），将下半三角平整塞于床垫下（见图 3-52），再将上半三角翻下塞于床垫下，至床尾，拉紧大单，使中线和床的中线对齐（图 3-53） ③同法铺好床尾角，拉紧大单中部，双手掌心向上，将大单平塞于床垫之下 ④同法铺好对侧大单

（续表）

<table>
<tr><th colspan="2">步骤</th><th>要求与说明</th></tr>
<tr><td rowspan="3">操作</td><td>铺床法</td><td>2. 铺床罩法：
①取床罩放于床褥上，中线与床中线对齐，并打开
②铺床罩按近侧床头、床尾、中间，再对侧相同顺序将床罩套在床褥及床垫上，使床罩角与床褥、床垫角吻合，床罩平紧</td></tr>
<tr><td>铺被套</td><td>1.“S”式：
①被套正面朝上，开口端向床尾，中线与床中线对齐，平铺于床上
②开口端被套上层向上打开约 1/3，将“S”形折好的棉胎 / 毛毯放于被套开口处（见图 3–54），中线对齐，拉棉胎 / 毛越上缘送至被套封口处（见图 3–55），将竖折的棉胎 / 毛毯两边打开，与被套平齐，对好上角，被头与床头平齐；至床尾逐层拉平被套和棉胎 / 毛毯，系带
③将盖被边缘向内折，与床沿平齐，折成被筒，尾端折于床垫下，转至对侧，同法折好
2. 卷筒式：
①被套反面朝外，平铺于床上，开口端向床尾
②棉胎、毛毯铺于被套上，上缘与被套封口边齐，将棉胎 / 毛毯与被套一起从床头卷至床尾（见图 3–56），自开口处外翻至床头（见图 3–57），拉平各层，系带，同“S”式的方法折成被筒</td></tr>
<tr><td>套枕套</td><td>于床尾端将枕套套于枕芯上，四角充实、平整，开口背门，先横放于床尾，再用双手平拖于床头</td></tr>
<tr><td colspan="2">整理</td><td>将床旁桌、椅放回原处。检查床单位，保持整洁美观。推车回处置室</td></tr>
</table>

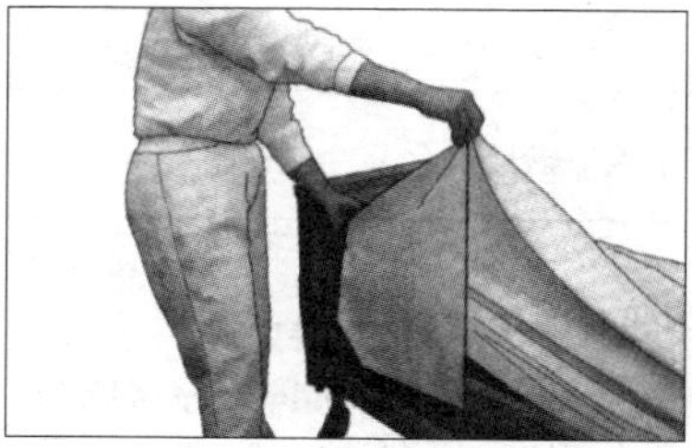

图3-50

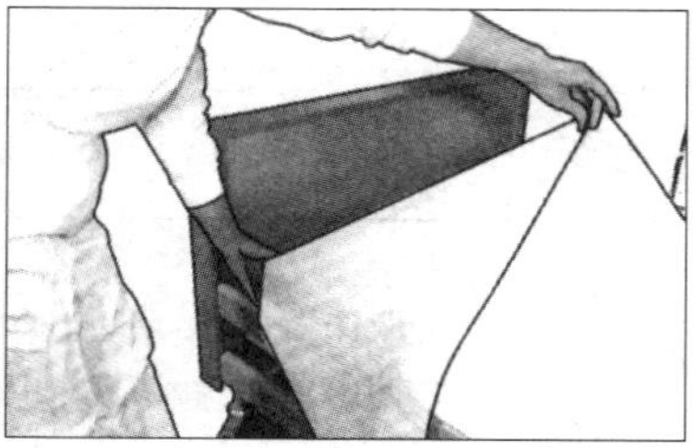

图3-51

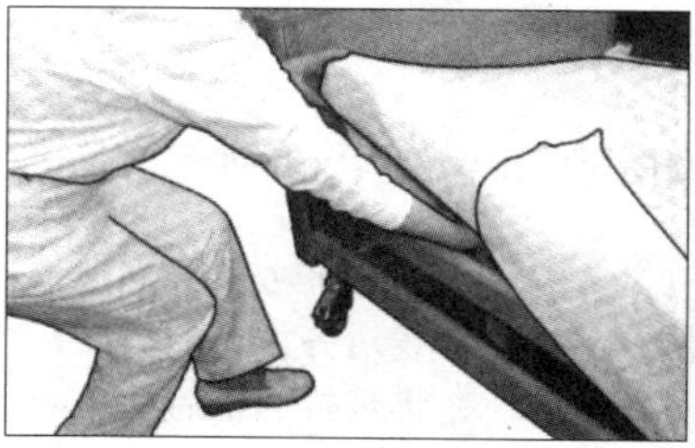

图3-52

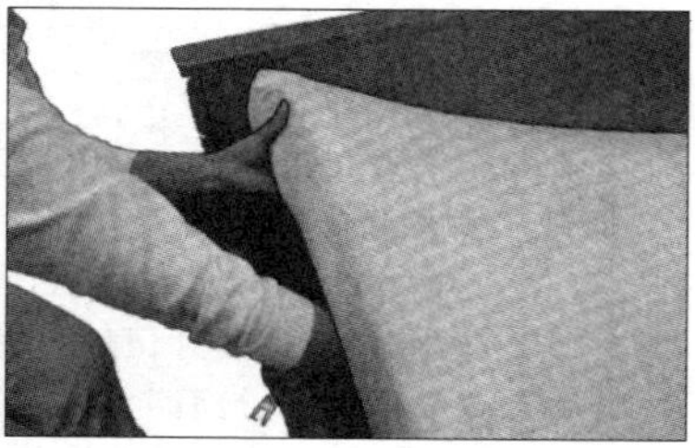

图3-53

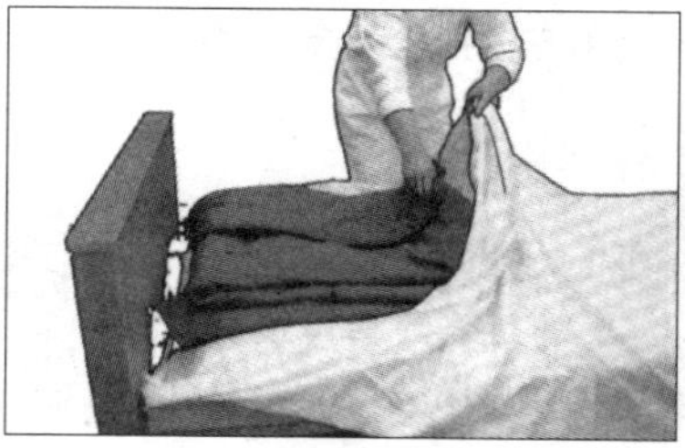

图3-54

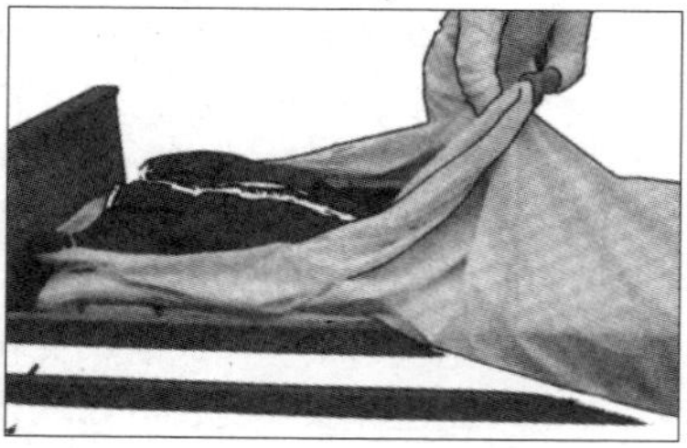

图3-55

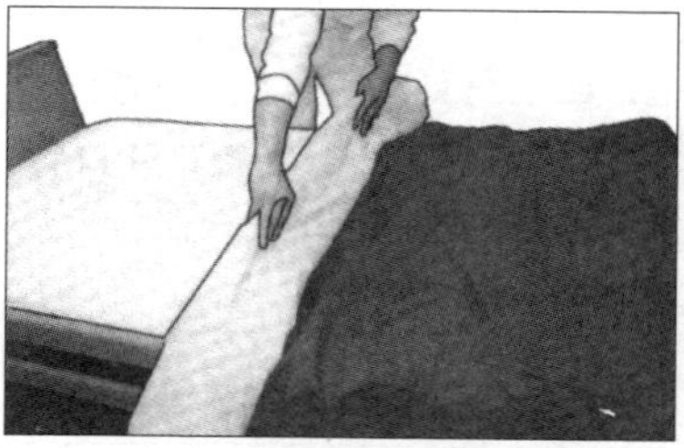

图3-56

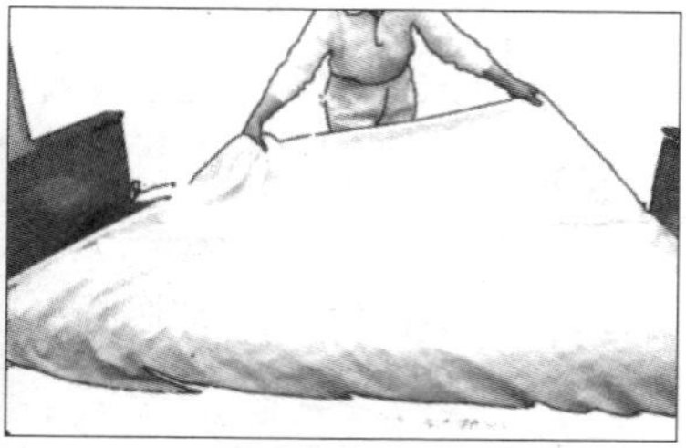

图3-57

（2）暂空床（见表 3-31）。

表 3-31

步骤	要求与说明
备物	大单、被套、棉胎、床褥、枕芯、枕套、必要时备橡胶单、中单
准备	1. 养老护理员洗手、戴口罩，将用物置护理车上推至床旁（有脚轮的床应先固定，调整高度）。移开床旁桌，离床约 20 厘米；移床旁椅至床尾正中，距床约 15 厘米，将用物按使用顺序放于椅上 2. 从床尾至床头（或反方向）翻转床垫，避免床垫因局部经常受压而凹陷 3. 将床褥上缘紧靠床头平放于床垫上，拉对折处至床尾，铺平
操作	1. 铺大单、铺被套均同备用床 2. 然后将盖被上端向内折 1/4，然后三折于床尾，使之平齐以方便老人上下床 3. 根据老人需要，铺橡胶单和中单，上缘距床头 45～50 厘米，中线与床大单中线对齐，两单边缘下垂部分一起平整地塞入床垫下；转至对侧，同法铺好（见图 3-58） 4. 套枕套，方法同备用床
整理	将床旁桌、椅放回原处。检查床单位，保持整洁美观。推车回处置室

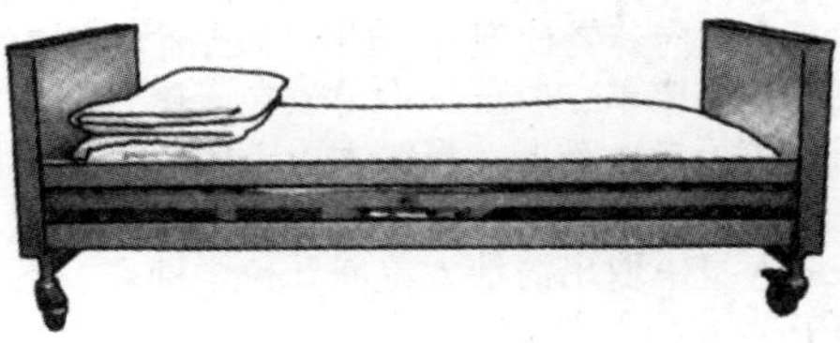

图3-58

（3）卧床老人更换床单位（见表 3-32）。

表 3-32

步骤	要求与说明
备物	清洁大单、中单、被套、枕套、床刷及床刷套、污衣袋，必要时备清洁衣、裤和便器，用物置护理车内
准备	推护理车至老人床旁，向老人解释，以取得配合，根据季节关好门窗，避免着凉，移床头桌，放置距床 20 厘米，移椅至床尾正中 15 厘米，清洁床单按更换顺序放于椅子上，将床头放平，取出膝下支撑物，按需给予便盆
操作	更换床单有两种方法：即侧卧和平卧换单法 1. 侧卧换单法：适用于长期卧床，允许翻身侧卧的老人。 ①松开床尾盖被，协助老人移向一侧，背对养老护理员，枕头移至老人头下 ②从床头至床尾松开近侧各层床单，将污中单向上卷入老人身下，扫净橡胶中单上的渣屑（同图 3-26），搭于老人身上（同图 3-27），将污大单也向上卷入老人身下，从床头至床尾扫净床褥上的渣屑 ③将清洁大单（清洁大单正面向内翻卷，塞于老人身下）的中线和床中线对齐，正面朝上，将靠近侧的一半大单展开，对侧的一半大单塞于老人身下（见图 3-59）按铺床法铺好近侧大单 ④放下橡胶中单，铺清洁中单于橡胶单上，中线对齐，卷对侧中单于老人身下，将近侧的两中单展开拉紧一并塞入床垫下 ⑤协助老人平卧，养老护理员转向对侧，移枕于老人头下，协助老人背向养老护理员，侧卧于已铺好床单的一侧 ⑥松开各层床单，取出污中单放在床尾，扫净橡胶中单上的碎屑，搭于老人身上，将污大单由床头卷向床尾，与污中单一并放入污衣袋内，从床头至床尾扫净床褥 ⑦从老人身下取出清洁大单展开拉紧铺好，然后铺好橡胶中单和中单

（续表）

步骤	要求与说明
操作	⑧协助老人平卧，枕头置于老人头下 ⑨更换被套：铺清洁被套于盖被上打开被尾开口，手持棉胎/毛毯前端，从污被套内形取出，放于清洁被套内，同备用床法套好被套，取出污被套，放于污衣袋中，整理盖被，卷成筒状，保持被头充实，床尾多余盖被塞于床垫之下 ⑩ 取出枕头，在床尾处更换枕套，拍松枕芯，置于老人头下 2. 平卧换单法：适用于病情不允许侧卧翻身的老人 ①一手托起老人头部，另一手迅速将枕头取出，拆下枕套，置于床尾下档，枕心放于椅上 ②松开各层床单，将床头大单、橡胶中单和中单卷至老人肩下将清洁大单卷成筒状后铺在床头，中线和床中线对齐，铺好床头大单 ③抬起老人上半身，将污大单、橡胶中单和中单卷至老人臀下，同时将清洁大单随之拉平至老人臀部 ④放下老人上半身，抬起老人臀部迅速撤去污大单、橡胶中单和中单，同时将清洁大单拉紧至床尾，橡胶中单放于床尾椅背上，将污大单、中单、枕套放入污衣袋内 ⑤拉紧铺好清洁大单，将一侧橡胶中单和中单铺好，另一侧卷至老人身下，转至对侧，将各层床单拉紧铺好 ⑥同侧卧换单的“更换被套法” ⑦在床尾处套好枕套，拍松枕头，置于老人头下
整理	将床旁桌椅移回原位，协助老人取舒适卧位，保持床单位整理整洁、美观、规范，开门窗通风换气，保持室内空气新鲜，将所有用物放入护理车内，推车至处置室清理用物

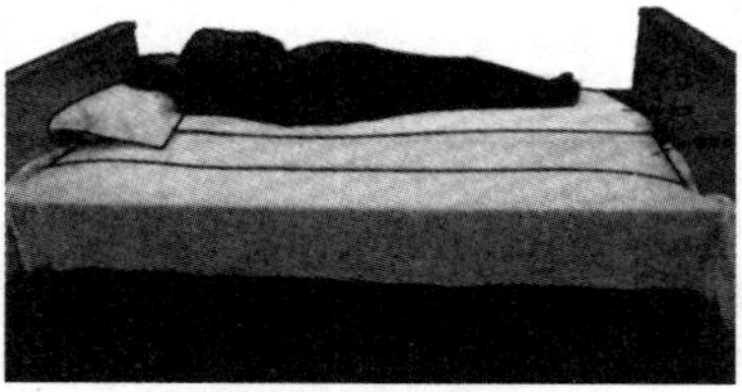

图3-59

（4）衣服的整理（见表 3-33）。

表 3-33

衣物	整理要求
真丝	洗干净后，置于通风阴凉处，晾到七成干取下来放平或熨烫，折叠平整放人衣柜内。衣柜要经常通风，保持干燥，收藏时防虫剂必须用布包好，不要直接接触衣物，此类衣服不要和冬天毛类衣服放在一起
内衣	洗干净后，正面在外，放在日光下晒干后及时收回，折叠平整放入衣柜内
毛料	洗净后，在日光下晒干，熨烫平整或挂或折叠放在衣柜内
羊毛衫	羊毛衫洗涤最好用 30℃以下的温水和专用洗涤剂，将衣物内层外翻，浸泡 5 分钟，慢慢挤压衣物至湿透、轻揉，切勿揉搓，先温水，后冷水洗涤直至漂净为止。洗好后挤干、抖松、摊平，干毛巾盖在上面吸出水分，放在通风阴凉处晾至九成干时，用蒸汽熨烫至全干，将包好的樟脑丸放在毛衫内，折叠收藏

（5）被服的整理（见表 3-34）。

表 3-34　被服的整理

步骤	要求与说明
洗后收藏	按需将拆下的被服用洗衣机清洗后在日光下晒干，晾干后叠好备用
被胎暴晒	被胎须在阳光下照射 6 小时，每 2 小时翻动一次，蒸发掉纤维中的水分，恢复纤维弹性，阳光照射可杀灭细菌

（6）鞋子的整理（见表 3-35）。

表 3-35

步骤	要求与说明
归类	按季节不同归类放置，鞋柜需通风
清洗	春季将布鞋或保暖鞋刷洗干净，晾干后放置阴凉通风处存放，避免霉变。冬季的棉皮鞋，春天存放时，最好密封保藏。首先用湿布将鞋面擦净、阴干，打上鞋油，用刷子打亮，然后将棉皮鞋装入不透气的塑料袋中，将袋子空气挤出，袋口扎紧，放入鞋盒，鞋内最好用填充物撑起，避免变形

3. 注意事项

（1）老人在进行治疗、进餐时暂停铺床。

（2）铺床前要检查床的各部有无损坏，被服有无破损和污渍，以保证清洁、安全。

（3）操作时，养老护理员动作要敏捷，注意节力原则。

（4）更换床单位时应湿式扫床，一床一巾，注意扫净老人身下和枕下的渣屑，床刷巾使用后集中消毒、清洗。

（5）更换被套时棉胎不能直接接触老人身体。

（6）更换床单位时应注意保暖，视季节关门窗，换好床单位后开窗通风换气。

（7）老人真丝衣服洗后不可拧干，不可在日光下晒干。内衣洗后不可反面晒，不可与外衣同洗。

3.1.4 压疮的预防

1. 相关知识

（1）压疮的定义、原因、好发部位。

①定义：机体局部组织长时间受压，血液循环障碍，局部持续缺血、缺氧、营养不良而致的软组织溃烂和坏死。压疮最早称为褥疮，来源于拉丁文“decub”，意为“躺下”，因此容易误解为压疮是“由躺卧引起的溃疡”。实际上，压疮不仅发生于卧床老人，也可发生于长期坐位（如坐轮椅）的老人，故目前将褥疮改称为压疮或压力性溃疡。

②原因：

A. 力学因素：造成压疮的三个主要物理力是垂直压力、摩擦力和剪切力，通常是两三种力联合作用所致。

ⓐ垂直压力：持续性垂直压力作用于局部是引起压疮的最主要原因。当持续性的垂直压力超过毛细血管压［正常为16～32毫米汞柱（2.13～4.27千帕）］，组织会发生缺血、坏死、溃烂。压疮的形成与压力的大小和作用时间的长短有密切关系，压力越大，持续的时间越长，发生压疮的概率就越高。卧床或坐轮椅老人长时间不改变体位，使用石膏绷带、夹板时，衬垫不当、固定过紧、石膏内不平整或有渣屑等，局部组织长时间承受超过正常毛细血管压的压力，均可造成压疮。

ⓑ摩擦力：摩擦力是由两层相互接触的表面发生相对移动时产生的。摩擦力作用于皮肤，可引起皮肤擦伤，也可损伤皮肤表层血管。当老人在床上活动或坐轮椅时，皮肤随时都可受床单或轮椅垫表面的逆行阻力摩擦，移动老人不当时可产生摩擦力，损伤皮肤，皮肤擦伤后，受潮湿、污染而发生压疮。

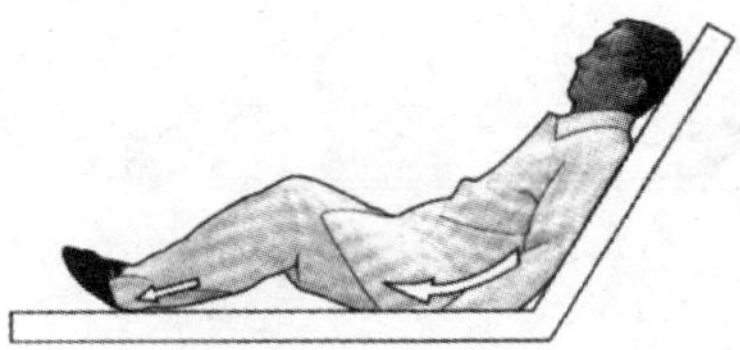

图3-60　剪切力

ⓒ剪切力：剪切力是因两层组织相邻表面间的滑行，产生进行性的相对移位所引起，是摩擦力与压力形成的合力，与体位有密切关系。如老人半卧位身体下滑时，皮肤与床铺出现平行的摩擦力，加之皮肤垂直方向的重力，从而导致剪切力的产生，剪切力使皮肤、皮下组织、肌肉发生错位，小血管扭曲、撕裂，引起局部血液循环障碍而发生压疮（见图 3-60）。

B. 潮湿或排泄物刺激：出汗、排泄失禁、伤口分泌物增多等使皮肤浸渍、潮湿，加之尿液、粪便、引流液的刺激作用，使皮肤表皮角质层的保护能力下降，皮肤组织易发生破损和继发感染。

C. 全身营养不良：营养不良的老人，营养素摄入不足，蛋白质合成减少，出现负氮平衡，肌肉萎缩，皮下脂肪变薄，一旦受压，局部缺乏肌肉和脂肪组织的保护，引起血液循环障碍而发生压疮，过度肥胖的老人卧床时体重对皮肤的压力大，也易发生压疮。

③好发部位：压疮多发生于受压和缺乏脂肪组织保护、无肌肉包裹或肌肉层较薄的骨隆突处，并与卧位有密切的关系。

A. 仰卧位：好发于枕骨粗隆、肩胛骨、肘部、骶尾部及足跟处，尤其好发于骶尾部（见图 3-61）。

B. 侧卧位：好发于耳郭、肩峰、肋骨、髋部、膝关节的内外侧、足内外踝等（见图 3-62）。

C. 俯卧位：好发于面颊、耳郭、肩峰、女性乳房、肋缘突出部、男性生殖器、髂前上棘、膝部和足趾等（见图 3-63）。

D. 坐位：好发于坐骨结节、肩胛骨、足跟等处（见图 3-64）。

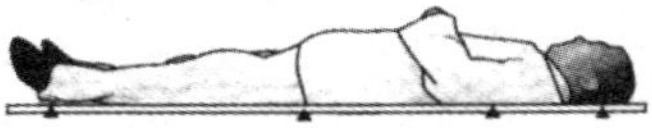

图3-61　仰卧位

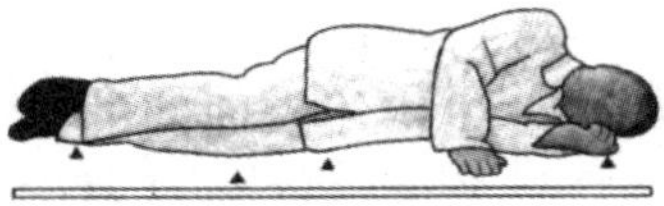

图3-62　侧卧位

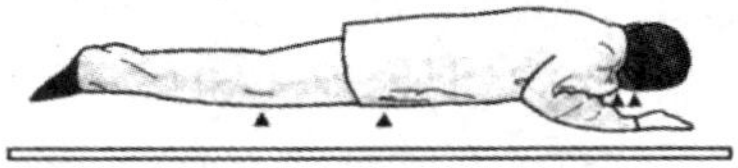

图3-63　俯卧位

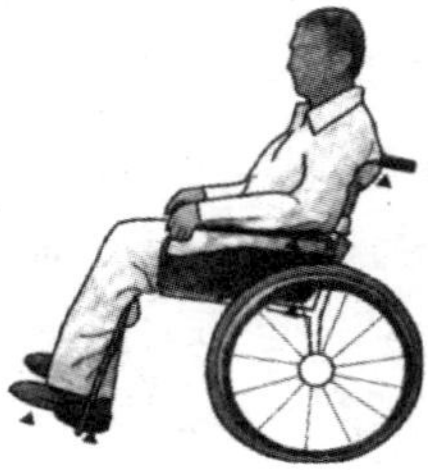

图3-64　坐位

（2）压疮分期与临床表现（见表 3-36）。

表 3-36

分期	临床表现
淤血红润期	压疮初期，局部组织受压后，出现红、肿、热、麻木或有触痛。解除压力 30 分钟后，皮肤颜色不能恢复正常。此期为可逆性改变，及时去除诱因，可阻止其发展
炎性浸润期	如红肿部位继续受压，血液循环得不到改善，局部红肿向外浸润、扩大、变硬，皮肤转呈紫红色，常有水泡形成，老人有疼痛感
浅度溃疡期	表皮水泡扩大、破溃，真皮层疮面有黄色渗出液，感染后表面有脓液覆盖，致使浅层组织坏死，溃疡形成，老人疼痛加剧
坏死溃疡期	坏死组织侵入真皮下层和肌肉层，脓液较多，呈黑色，有臭味，感染可向周围及深部组织扩展，可深达骨骼，严重者可引起败血症，危及老人生命

（3）预防措施：绝大多数压疮是能够预防的，精心科学的护理可将压疮的发生率降到最低。预防压疮的关键在于消除诱发因素。养老护理员在工作中应做到“六勤”：勤观察、勤翻身、勤按摩、勤擦洗、勤整理、勤更换。交接班时，严格细致地交接老人受压局部皮肤情况及护理措施落实情况。

①避免局部组织长期受压：

A. 定时翻身，间歇性解除局部压力，鼓励和协助老人经常更换卧位，翻身的间隔时间视受压情况而定，一般每 2 小时翻身 1 次，必要时 30 分钟翻身 1 次，并建立床头翻身记录卡（见表 3-37）翻身后应记录时间、卧位及皮肤情况。

B. 经常翻身，可使骨隆突部位轮流承受身体的重量，间歇性地解除压力。有条件时，使用电动翻转床或旋转床帮助老人变换多种卧位，以减轻养老护理员的体力消耗。

表 3-37

日期 / 时间	卧位	皮肤情况及备注	执行者

C. 保护骨隆突处和支持身体空隙处：老人在各种卧位时，采用枕头、软垫等架空骨隆突处，以保护骨隆突处皮肤。如在老人小腿下垫一软枕可使足跟离开床面，缓解局部压力。将老人体位安置妥当后，在身体空隙处置软枕、海绵垫等，需要时可使用海绵垫褥、水垫、水床、交替充气式床垫、电动气垫、羊毛垫、串珠垫等，增加身体与床褥接触面积，使支撑体重的面积扩大，从而降低骨隆突部位皮肤所受的压力。另外，老人

卧于水垫褥或交替充气式床垫上可产生浮力而使压力减小，同时水流或气流的波动使床垫呈波形运动，有利于促进血液循环。需注意的是，长期卧床的高龄老人发生压疮后常常使用气垫等辅助器具，但躺在气垫或水床上不仅翻身和起床困难，更加重了卧床的程度。所以尽管使用了这些器具，仍需经常为老人更换体位，已减轻皮肤受压程度。

D. 正确使用石膏、绷带及夹板固定，如老人骨折后使用石膏、绷带及夹板固定时，松紧应适宜，衬垫应平整、柔软，尤其要注意骨隆突部位的衬垫，随时观察局部皮肤和肢端皮肤颜色、温度、感觉等情况，发现异常应立即告知医生。

②避免摩擦力和剪切力的作用：

A. 对长期卧床的老人，床头抬高不超过30°，可减少剪切力的发生，取半卧位时，注意防止身体下滑，可使老人屈髋30°，腘窝下垫软枕。

B. 协助老人翻身、更换床单及衣服或搬运老人时，需将老人身体抬离床面，切忌推、拉、拖。

C. 保持床单位清洁、平整、无碎屑，以避免皮肤与床单皱褶产生摩擦。

D. 使用便盆时，应协助老人抬高臀部，不可硬塞、硬拉，以防擦伤皮肤。最好使用充气式便盆。

③保护皮肤，避免刺激：保护老人皮肤和床单清洁、干燥是预防压疮的重要措施。当老人有排泄失禁、排汗过多或伤口分泌物多时应采取相应的护理措施，及时洗净擦干，及时更换床单和衣服，局部皮肤涂以护肤乳剂，以滋润、保护皮肤，不可让老人直接卧于橡胶单或塑料布上，因其透气性差，易对皮肤产生潮湿的刺激。

④促进局部血液循环：对长期卧床的老人，每日进行主动或被动关节活动范围练习，维持关节的活动性和肌肉张力，促

进肢体血液循环，减少压疮的发生。对易发生压疮的老人，经常实行温水浴、擦背和按摩背部及受压处，以改善局部血液循环。

⑤改善全身营养状况：营养不良既是导致压疮的原因之一，又可影响压疮的愈合。因此，对易发生压疮的老人，在身体状况许可下，应给予高蛋白、高维生素、高热量的饮食。以增强机体抵抗力和组织修复能力，不能进食或消化吸收功能障碍的老人，应由静脉或鼻饲补充营养。

2. 操作流程

（1）按摩（见表 3-38）。

表 3-38

步骤		要求与说明
备物		温热的 50% 乙醇、弯盘、滑石粉、热水、脸盆、毛巾、浴巾、翻身卡等，将用物放入护理车内
解释		推车至老人床前，注意保暖，根据季节调节室温、关好门窗，用屏风或围帘遮挡老人，向老人解释，取得配合
体位		松开盖被，协助侧卧，暴露受压部位，用温湿毛巾擦净局部皮肤
操作	局部按摩	用手掌大、小鱼际沾少许 50% 乙醇溶液，紧贴受压处局部皮肤，压力均匀做向心方向按摩，手法由轻到重，再由重到轻，3～5 分钟 / 次，不主张按摩已压红的软组织
	背部按摩	养老护理员站老人右侧，两手掌沾少许 50% 乙醇，以大、小鱼际肌紧贴皮肤，从老人骶尾部开始，沿脊柱两侧向按摩，至肩部时，用力稍轻，手掌分别滑向外侧，向下做环状按摩至臀部，如此有节奏地按摩数次，至少持续按摩 3 分钟，再用拇指指腹蘸 50% 乙醇由骶尾部开始沿脊柱向上按摩至第 7 颈椎处，按摩力量应足以刺激肌肉组织（见图 3-65）

（续表）

步骤	要求与说明
整理	整理床单位，保持干燥、平整、清洁、无渣屑，必要时更换，将所有用物放入护理车内，推车至处置室清理用物，放回原处备用。记录翻身卡

（2）更换卧位。

①一人扶助翻身侧卧法：

A. 松开床尾盖被，将老人双手放于腹部，并将老人移向养老护理员近侧。

B. 帮助老人双腿屈曲，养老护理员一手扶老人肩部，另一手紧扶老人膝部，轻轻将老人翻向一侧，使老人背靠养老护理员。

C. 老人上腿弯曲，下腿伸直，同时两手臂屈肘，将下侧手臂放于枕上，上侧手臂放于胸前。

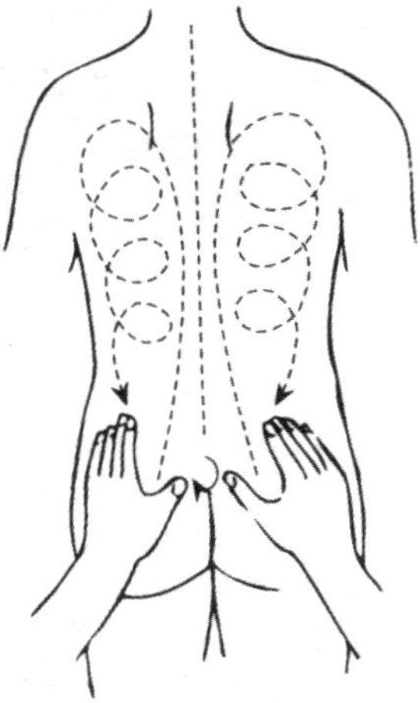

图3-65

D. 老人背、手与胸之间、两腿间垫枕头或海绵圈以保持姿势稳定，避免受压（见图 3-66）。

E. 整理床单位，保持清洁、干燥、整齐。

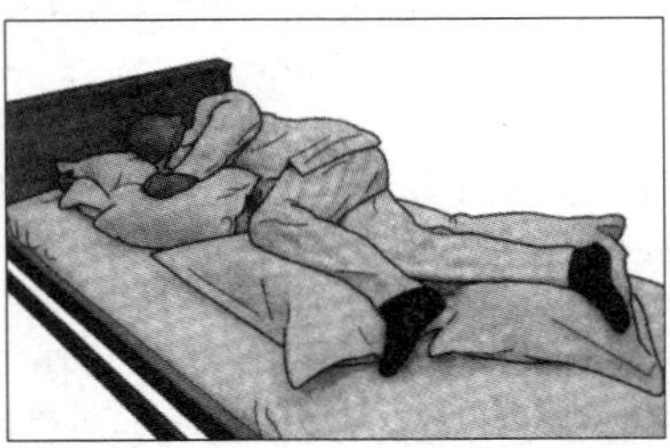

图3-66

②二人扶助翻身侧卧法：

A. 老人仰卧，两手放于腹部，两腿屈曲。

B. 养老护理员两人站在床的同一侧，一人托住老人的肩部和腰部，另一人托住臀部和膝下，两人同时将老人抬起移近养老护理员（见图 3-67），再分别扶托肩、背、腰、膝部位轻推，使老人转向对侧（见图 3-68）。

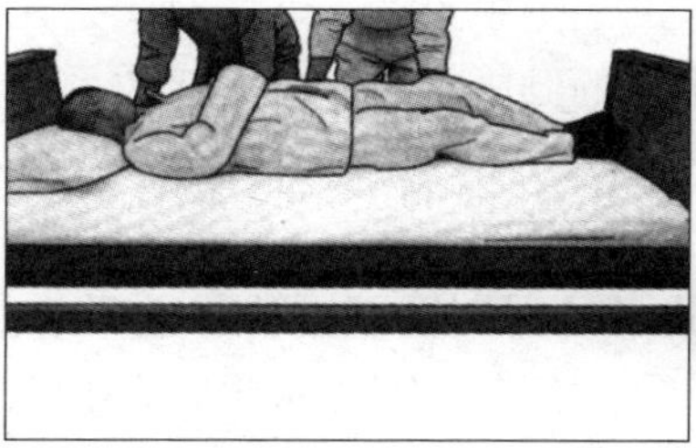

图3-67

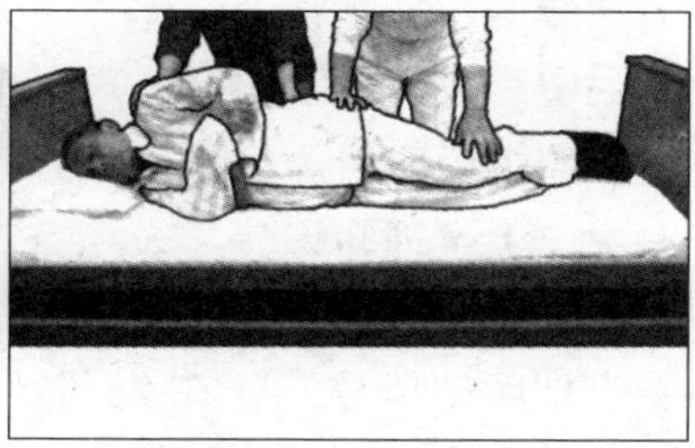

图3-68

C. 其他方法同一人协助翻身法。

D. 整理床单位，保持清洁、干燥、整齐。

③由侧卧转换仰卧：

A. 松开床尾盖被，撤出靠垫，养老护理员一手扶老人肩部，另一手紧扶膝部，轻轻翻向仰卧，并移老人至床中间。

B. 老人两手臂放于身体两侧，两腿伸直或按需屈曲。

C. 整理床单位，保持清洁、干燥、整齐。

3. 注意事项

（1）翻身时避免拖、拉、推动作，不可将老人直接放在橡胶单上。

（2）翻身间隔时间应视皮肤受压情况而定，不可呆板定时。

（3）使用海绵垫要加套。

（4）翻身时，若老人身上有各类导管，应先将导管安置稳妥，翻身后再检查各导管有否扭曲，注意保持通畅。

3.2 睡眠照料

1. 相关知识

睡眠是与觉醒交替的生理过程，是人的基本需要。睡眠时身体的活动，对周围环境的知觉与反应明显减弱，通过睡眠可消除疲劳，恢复精力和体力，人的一生中大约 1/3 的时间是在睡眠中度过。睡眠质量体现了个体的健康状况，也直接关系到个体的生活质量。

（1）生理知识

睡眠是一种重要的休息形式，是周期性可逆的静息现象，受生理频率所控制，在 24 小时内，有人只需 1 次睡眠，有人则需要 2 次睡眠，这种习惯在出生后慢慢形成一直到成年，所以睡眠与心理因素、个人行为有关系。对大多数成人来说，睡眠是每 24 小时循环一次的周期性程序。

①睡眠时相：通过对睡眠过程中脑电波、眼电波和肌电波变化的观察，并分别记录大脑皮质的电波活动、肌肉的张力和眼球运动，可把睡眠分为两个时相，即正相睡眠（慢波睡眠）和异相睡眠（快波睡眠）。异相睡眠常伴有眼球快速转动，又称快速动眼睡眠。而正相睡眠又称非快速动眼睡眠。

A. 正相睡眠（非快速动眼睡眠）。人们入睡一般从正相睡眠开始，此时人的呼吸与其他神经系统功能活动均下降，表现为闭目、瞳孔缩小、全身肌肉放松、有一定的张力。正相睡眠以睡眠的深、浅划分可分为四期。

第一期为入睡期，表现为全身肌肉开始放松，生理活动开始减缓，是清醒与睡眠的过渡期，是睡眠期中最浅的一期，可被外界声音惊醒，维持时间仅几分钟。

第二期为浅睡期，睡眠逐步加深，表现为全身肌肉进一步放松，但仍能听到声音，容易唤醒，维持时间为20～30分钟，如果没有打扰则进入第三期。

第三期为熟睡期，是进入深睡的初期，表现为全身肌肉松弛，身体很少移动，呼吸均匀，心跳缓慢，血压和体温下降，外界有巨大声响才能惊醒。

第四期为深睡期，此期全身松弛无任何活动，呼吸均匀心跳缓慢、血压低，基础代谢进一步降低，人体受损组织修复加快，一般极难唤醒，夜尿和梦游多发生在此期。

B. 异相睡眠（快速动眼睡眠）：此期肌肉松弛，各种感觉功能进一步减退，但可出现阵发性眼球快速运动和躯体抽动，可出现心率加快、血压上升和呼吸不规则加快的现象。此期常出现各种各样的梦，或稀奇古怪，或充满色彩，梦中易惊醒。理论上认为梦境是人们释放精神压力的安全途径，最好不要在此期打断睡眠。在异相睡眠中大脑内蛋白质合成加快，有利于促进记忆和学习活动及个体精力恢复。剥夺异相睡眠的人可出现感觉混乱和猜疑等认知过程紊乱，也可出现精神不振、焦虑紧张、沮丧不安等负性情绪。有人认为剥夺正相睡眠影响体力的恢复，而剥夺异相睡眠影响个体的智力和知觉。

②睡眠周期（见表3-39）。

一个正常的睡眠周期是由正相睡眠（非快速动眼睡眠）和异相睡眠（快速动眼睡眠）组成。周而复始，形成规律周期，一个周期60～120分钟，平均90分钟。一夜间出现3～5个周期，每个周期中的每一期随睡眠的进行而变化，开始1～2个周期正相睡眠中第三和第四期占的时间较长，异相睡眠时间少，后几个周期异相睡眠时间长，所以一般前半夜容易熟睡，而后半夜容易惊醒。

表 3-39

清醒状态
↓
正相睡眠第一期→正相睡眠第二期→正相睡眠第三期→正相睡眠第四期
↑
异相睡眠 ↓
↑
正相睡眠第二期 ← 正相睡眠第三期

（2）睡眠的意义

①良好的睡眠有助于维持正常的心理活动。通过睡眠能使人体大脑得到充分休息，恢复其活力，保持正常心理活动，如睡眠不足可出现思维能力、记忆能力、注意能力减退，影响人的认知过程，出现头晕脑胀、迷迷糊糊、精神萎靡等疲乏感，还可出现焦虑、紧张等负性情绪。甚至可出现因定向能力、反应能力障碍而发生意外。

②良好的睡眠有助于维持机体正常生理功能。人体生存所需的能量，是通过各种营养物质的摄入，经体内消化吸收代谢转化而来。人在工作学习和活动时要消耗能量，机体脏器维持正常生理功能也要消耗能量，所以一般而言，活动时机体分解代谢大于合成代谢。而人在睡眠时机体活动减少，代谢降低，呼吸心率减慢、胃肠道分泌减少、肌肉松弛等使能量消耗减少，机体合成代谢大于分解代谢，使机体脏器和组织得到能量补充，保证生理功能的正常。因此，良好的睡眠能使机体消除疲劳，恢复体力。

③对于老年人来说，良好的睡眠质量和足够的睡眠时间，不仅能恢复体力，还能调节机体的代谢和免疫功能，增强抗病能力，延年益寿。

（3）影响睡眠的因素

①年龄因素：随着年龄的增长，睡眠时间逐渐减少，老年

人因神经系统功能逐步衰退，大脑皮层抑制过程减退，睡眠质量发生改变，出现熟睡和深睡时间减少，夜间觉醒次数增多等，入睡难，间断睡眠或早醒的现象增多。

②活动因素：适度的活动使人产生疲劳感有助于入眠，但过度的疲劳则会导致无法入睡。

③睡眠姿势：睡眠时机体各部位放松，有助于入眠，反之，因疾病或环境等因素造成睡眠姿势不合适，如体位不稳定、过度蜷曲导致肌肉紧张、压迫心脏和影响呼吸，都可以影响睡眠的质量。

④环境因素：睡眠的物理环境对入眠的调动和保持有着重要影响，保持室内安静、良好的通风、柔和的光线、适宜的温度和湿度都是高质量睡眠所必需的，此外，床的位置、床铺的舒适和稳定性也会影响睡眠质量。

⑤生活节奏因素：有规律的生活能保持昼夜节律的稳定性，对睡眠有一定的帮助。因此作息时间相对固定，有助于提高睡眠质量。反之，各种原因引起昼夜节律发生改变，可影响睡眠。

⑥心理因素：由于疾病或生活压力引起的焦虑、抑郁、恐惧、紧张、激动、过度兴奋等负性情绪，导致睡眠不利，可出现入睡困难的现象，或出现睡眠不深，常被惊醒等睡眠质量的改变。

⑦疾病因素：任何引起疼痛、呼吸不畅的疾病都可以影响睡眠质量，如呼吸困难的老人因不能平卧，采用被迫卧位而影响睡眠，患有高血压病的老人常出现早醒和疲乏，患有冠心病的老人常出现间断睡眠，患有骨关节疾病的老人，睡眠时可因骨骼僵硬和疼痛影响入睡、前列腺疾病的老人因夜间多尿而干扰了睡眠周期，造成睡眠质量下降，而患有甲状腺机能低下的老人可出现白天疲劳嗜睡，夜间熟睡和深睡时间减少等现象。

⑧饮食因素：腹胀、饥饿、恶心等症状影响个体入睡，睡前饮咖啡、浓茶、促进兴奋的药物亦可使人难以入睡。晚餐吃得过多、过于油腻或过多食入辛辣食物，导致消化不良也可影响睡眠。牛奶、乳酪等食物中的色氨酸则有助于睡眠。

⑨药物因素：多种药物对睡眠过程发生影响，如使用利尿剂老人可因夜尿增多而影响睡眠，乙醇虽可以加快入眠，但干扰异相睡眠。又如患有帕金森病的老人服用左旋多巴后可干扰异相睡眠，甚至做噩梦等。再如治疗感冒药物中含有的麻黄碱也能使人兴奋而影响睡眠。应当特别指出安眠药物、止痛剂、麻醉剂等影响异相睡眠，长期使用安眠药物对睡眠的最终作用是弊大于利。

2. 操作流程

（1）异常睡眠的照料（见表 3-40）

最常见的睡眠异常是失眠。失眠是一种症状，常由疼痛、呼吸不畅、夜尿增多等引起，也可因焦虑、抑郁、过于兴奋等情绪方面的原因所致。对于老年人说来，暂时性的失眠常与心理压力有关，如退休、生活环境变化、丧偶等在适应过程中均可出现失眠的现象。慢性失眠通常指失眠超过 1 个月，常与慢性疾病、药物作用、心理因素等有关，如关节疼痛、头疼、慢性阻塞性肺部疾病引发呼吸困难等。除此之外，也有些老年人可因 24 小时睡眠节奏紊乱或因患有睡眠呼吸暂停症引起睡眠异常。对于睡眠异常的老年人，养老护理员应根据具体情况，做好睡眠照料，帮助老人重建良好的睡眠周期，保持睡眠质量。

表 3-40

评估	评估老人的睡眠情况：养老护理员应随时评估老人的休息和睡眠状况，了解老人的睡眠习惯，如：每天睡几小时、何时入睡、有无午睡习惯、睡前有无特殊习惯、入睡后是否容易惊醒、晨起后体力和精力恢复情况等，及目前服用的药物对睡眠有无影响等

（续表）

调整	1. 帮助老人调整心理状态：对于情绪低落的老年人给予必要的心理支持，鼓励老年人以积极的生活态度，正视进入老年后出现的社会地位、家庭地位、身体状况等的改变，帮助老年人保持良好的心理状态，避免不良情绪干扰睡眠。 2. 保持老年人身体舒适：疾病带来的各种生理改变可影响睡眠，养老护理员先做出评估，后给予适当的护理措施，帮助老人减少病痛，如睡前热水足浴、肢体按摩等，可促进机体的血液循环，放松全身肌肉，保持身体舒适。入睡时根据老人的具体情况准备寝具，如调整盖被厚度和枕头高度、保持床铺的舒适等
鼓励	鼓励老年人白天适当活动：适当的活动能保持良好的心理状态，同时使机体有适度的疲劳感，利于睡眠。如无其他因素限制，应鼓励老人在白天参与力所能及的活动，如各种拳操、散步、文艺活动、日常家务等。但注意睡前不宜做剧烈活动
晚餐	避免晚餐过饱：晚餐进食过多，影响机体血液循环，上腹部饱胀可引起身体不适感，影响睡眠，刺激性食物和饮料可兴奋神经系统的活动，因此老人晚餐应以清淡食物为主，避免过量饮酒，不宜过饱，对于夜尿的老人注意睡前少饮水
睡眠	1. 鼓励老人养成良好的睡眠习惯：做到床铺只作睡眠使用，不在床上看电视及思考问题，在有睡意时上床睡觉，尽可能的定时就寝与起床。尽量避免长期使用安眠药物，鼓励老人采取放松方法改善睡眠 2. 尊重老人睡眠习惯：晚间睡眠时，非必需情况下，不要唤醒老人 3. 治疗和控制各种疾病：如高血压、冠心病、消化道疾病等，随着疾病的控制，睡眠也可得到相应改善

（2）一般睡眠的照料（见表 3-41）

表 3-41

步骤		要求与说明
准备	护理员	护理员了解老人的睡眠习惯、询问有无特殊需求、排除可能影响老人睡眠的相关因素
	环境	1. 睡前 30 分钟至 1 小时开窗通风换气，使卧室空气新鲜 2. 夏季室温以 25℃～28℃为宜，冬季 18℃～22℃为宜使用空调应注意室内外温差以 5℃为宜，室内相对湿度保持在 50%～60% 3. 拉上窗帘，关闭照明灯，打开灯光柔和的走廊灯或洗手间灯，为老人创造舒适、安静、光线暗淡的睡眠环境
	用物	1. 固定床脚轮子，检查床铺稳定性 2. 保持床单、被褥平整、清洁、舒适，按季节冷暖增减盖被，拍松枕头，依据老人习惯，枕头高低适宜 3. 冬天可用热水袋温暖被褥，待老人睡觉时取走，以保证安全 4. 将呼叫铃放置于老人方便拿到之处，以确保及时获得帮助 5. 对意识不清或不能合作的老人，使用床栏以保证安全
	老人	1. 督促和协助老人排便、漱口、洗手洗脸、冲洗外阴、洗脚，长期卧床老人可在洗漱后给予按摩放松 2. 协助老人更衣，一般选择舒适柔软的棉睡衣，注意衣服的平整干净无异味，以保证睡眠的舒适 3. 根据需要调整卧位。注意肢体放置合适，使身体重心放低增加支撑面，保持身体放松，利于睡眠。常用舒适的卧位是侧卧、仰卧
检查		1. 衣服、鞋子、水杯等用物按照老人习惯摆放在易于拿到之处，保持行走通道无障碍，危重老人室内应备齐急救物品和药品 2. 保持卫生间地面干燥，无水迹，检查坐便器两旁扶手是否牢固

（续表）

步骤	要求与说明
巡视	定时巡视，观察老人睡眠情况，开关门、走路要轻，减少打扰，避免影响老人睡眠
记录	注意记录入睡时间、睡眠状况等（有无入睡难、间断睡眠、早醒等现象）

3. 注意事项

（1）防止受凉：睡前室内通风应注意避免对流风直吹老人，以免受凉。

（2）注意安全：使用热水袋水温不得高于 50℃。

（3）情绪稳定：睡前保持老人情绪的稳定，避免过于兴奋。

3.3　饮食照料

1. 相关知识

（1）饮食和健康

饮食是人体获得营养最主要的来源，合理的营养是人体健康的物质基础，营养不足或营养过剩都会对机体功能产生影响，甚至发生疾病，在为老人进行饮食准备时不仅要考虑食物的色、香、味，更应注意营养的合理搭配，做到全面、平衡、适度。对患有疾病的老人，应根据医嘱，调节饮食中的营养素搭配，以配合治疗，利于疾病的控制和恢复。

食物中含有可被人体消化、吸收、利用的成分称为营养素。营养素可分为七大类：蛋白质、脂肪、碳水化合物、维生素、食物纤维、无机盐和水。其中蛋白质、脂肪、碳水化合物三种营养素能产生热量，是人体能量的来源，统称为热源质。营养素存在于五大类食物中：第一类为主食，主要是补充能量，第二类为蔬菜水果，主要提供纤维素、矿物质、维生素C和胡萝卜素等，第三类是动物性食物，包括肉、鱼、蛋等，主要提供蛋白质、脂肪、矿物质和维生素，第四类为大豆及奶制品，主要提供蛋白、脂肪、纤维素、矿物质和B族维生素、钙等，第五类为动、植物油脂，每日饮食中应注意各类食物的合理搭配（见图3-69）。

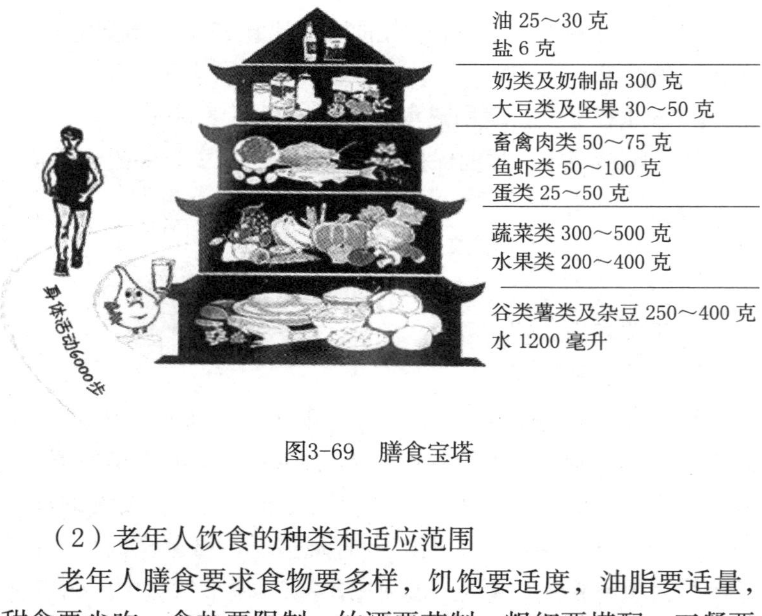

图3-69　膳食宝塔

（2）老年人饮食的种类和适应范围

老年人膳食要求食物要多样，饥饱要适度，油脂要适量，甜食要少吃，食盐要限制，饮酒要节制，粗细要搭配，三餐要合理，做到：足量蛋白质、低脂低糖、丰富维生素、纤维素、低盐、充足水分。

老年人饮食的种类和适应范围（见表3-42）：

表 3-42

饮食种类	要求	适宜老人
普通饮食	营养素均衡，荤素搭配，食物易消化无刺激性。建议少用煎、炸等烹饪方法。适当控制盐、油等调味品的使用，不用刺激性调味品	咀嚼和消化功能良好的健康老人
软食	营养素均衡，主食应软、烂，易于咀嚼与吞咽。如面条、烂饭等。肉类和菜类等副食均要切碎煮烂，如肉末豆腐羹，将蔬菜切成碎末凉拌等	有低热、消化不良、咀嚼不便的老人
碎食饮食	任何食物均可加工剁碎或用粉碎机处理后呈糊状或末状后食用	无咀嚼能力和不能吞咽大块食物的老人
半流质	食物呈半流质状，膳食纤维含量少，易于咀嚼吞咽，如稀粥、小馄饨、蒸蛋、肉末、豆腐脑等。因含水量高，应少食多餐，一般一日五餐	有发热或口腔有疾患、消化不良、咀嚼吞咽困难的老人，或手术后饮食恢复阶段的老人
流质	食物无渣呈液状，如乳类、豆浆、米汤、稀藕粉、鸡。汤、肉汤、菜汤、果汁等。后因所含热量不足，只可短期使用。每次 200～300 毫升，两次间隔 2 小时以上	高热、急性消化道疾患、口腔疾患的老人。或大手术饮食恢复开始阶段的老人

（3）患病老人的饮食调整

①患有高血压、高血脂、冠心病老人的饮食应根据病情，

按医嘱执行低脂、低盐、低热量、低胆固醇饮食，鼓励老人多食瓜果蔬菜。

②患高血糖症的老人首先应根据医嘱制订饮食计划，控制每日摄入饮食总热量，按总量分配每餐的主食量。注意限制糖和酒精饮料的摄入。

③患有肿瘤的老人应给予高蛋白质饮食，特别是优质蛋白质的摄入，对伴有呕吐、食欲不佳的肿瘤老人可采用少食多餐的方法补充营养。

④患有感冒的老人给予清淡饮食，多饮水、多吃含维生素高的水果等。不宜食用油腻食品，因感冒时机体的脾胃功能低下，对脂肪不易消化吸收，大量的油脂分布于食管、咽喉部位，也不利于分泌物的排出。

⑤患有便秘的老人饮食中应补充足够的膳食纤维，如粗粮、全麦食物、蔬菜、瓜果，鼓励多饮水，每日饮水量大于1500 毫升，不食煎炸食物，控制高油脂食物。

⑥水肿的老人应根据医嘱给予低盐或无盐饮食，禁食腌制食物。

⑦咀嚼困难的老人应注意将食物切割成小块或碎块，并嘱咐老人慢慢咀嚼食物。食用蔬菜和水果时，可烹调煮软后再食用。如果义齿不合适应及时就医调整。

⑧打嗝和胀气的老人应避免酒精和碳酸饮料、高脂、甜食的摄入，如高脂奶制品、油和人造黄油等。进食时嘱老人细嚼慢咽。避免在饭后躺下。如果必须躺下休息，将头和背部抬高30°。

⑨肠胃气胀或者胃口不佳的老人应注意少吃甜食，少量多餐。

⑩ 手术后恢复期的老人在恢复进食之初不宜食用牛奶、豆浆、甜食等易产气的食物，食量要逐渐递增。

⑪ 患有慢阻肺的老人应注意优质蛋白质食物的摄入，注意

多饮水。增加机体的营养状态。多数慢阻肺老人存在营养不良，身体消瘦，低蛋白血症，致使免疫力低下，易感冒，引起复发。因此在做到膳食平衡的基础上要适当增加蛋白质、碳水化合物、维生素 A、B 族维生素、维生素 C、维生素 E 和锌、铁、钙等营养素的摄入，以保证身体的需求。

2. 操作流程

进食和进水是人的基本需求，通过协助老人完成正常进餐，保证老人获取均衡营养，维护健康。对于生活不能自理者，可由养老护理员协助给予基本饮食，若老人吞咽困难，则应给予流质或半流质饮食补充营养。

（1）餐厅进餐（见表 3-43）

表 3-43

步骤	要求与说明
准备	1. 环境：清洁餐厅，餐前 30 分钟适当开窗通风，做到餐厅无异味，无蚊蝇，餐厅、餐桌地面干燥无油腻，有条件可用花卉适当美化餐厅或播放合适的音乐 2. 养老护理员：戴帽子、口罩，洗手，了解老人有无特殊饮食要求 3. 用物：核对饮食单、根据饮食单摆放餐具、分放饭菜，冬天注意保持饭菜的温度 4. 老人：餐前 30 分钟，督促和协助老人如厕、洗手，安排老人在餐厅就座，坐轮椅者注意固定刹车
操作	1. 再次核对食物是否正确，注意将饭菜摆放在老人易取到的位置，便于老人进食 2. 根据老人不同情况，及时给予帮助，鼓励老人进食。必要时添加饭、菜、水等，嘱咐老人细嚼慢咽，告诫老人口中有食物时不说话 3. 观察老人用餐情况，如对食物的喜好程度、进食量等 4. 协助老人漱口、洗手，回房间，必要时记录老人进食量

（续表）

步骤	要求与说明
整理	撤去餐具，擦净餐桌

（2）生活不能自理老人进食（见表 3-44）

表 3-44

步骤	要求与说明
准备	1. 环境：清洁无异味，餐前适当通风，注意对流风不能直吹老人。整理床铺使之便于床上进餐 2. 养老护理员：了解老人的饮食习惯，有无特殊需求，洗手、戴口罩 3. 用物：饮食单、餐具（碗、筷、汤匙）、饭单、小毛巾、抹布、跨床小桌、治疗碗、吸管 4. 老人：提前 30 分钟询问并协助老人排便，为老人洗手
操作	1. 视老人身体情况取合适位置及姿势，如半坐位、坐于床缘或床旁椅上，仰卧者应注意将床头抬高 30°～50° 老人头部侧向一边 2. 再次核对食物是否正确，如用床上小桌，应注意饭菜摆放在老人易取到的位置，便于老人进食 3. 帮助老人颈部围饭单，根据老人不同情况，及时给予帮助，如不能自行进食，可由养老护理员喂食，注意鼓励老人进食。必要时添加饭、菜、水等，嘱咐老人细嚼慢咽，告诫老人口中有食物时不说话，进食过程中随时擦净老人口角处食物残渣，并防止食物翻倒或外溢 4. 观察老人用餐情况，如对食物的喜好程度、进食量等 5. 擦净口角周围残存食物，取下饭单，协助老人漱口、洗手 6. 餐后不宜马上平卧，可协助老人取舒适卧位，抬高床头 30°～50° 确定老人无不适后才可离开。餐具清洁消毒后放回原处，必要时记录老人进食量

（续表）

步骤	要求与说明
整理	撤去餐具，擦净餐桌，整理床铺

（3）喂食（见表 3-45）

对不能自行进食但吞咽正常者可按其习惯与爱好选用筷子或汤匙喂食。对吞咽困难进食流质老人可用汤匙喂或用吸管、小壶吸吮，注意观察吞咽情况。

表 3-45

步骤	要求与说明
准备	1. 环境：环境清洁无异味，餐前适当通风，注意对流风不能直吹老人。整理床铺使之便于床上进餐 2. 养老护理员：做好解释，了解有无特殊需求，洗手 3. 用物：温度适宜，根据老人的身体和食欲准备食物量 4. 老人：进餐前 30 分钟按需要给予便盆
操作	1. 尽量取坐位或半坐位进食，抬高床头 30°～50° 取舒适的姿势，颈部围饭单 2. 固态与液态食物交替喂食。喂食速度适中，喂食以汤匙的 1/3 食物为宜，适合咀嚼和吞咽，防止进入气管引起呛咳或噎食。食物和水温度适宜，防止口腔、食道黏膜损伤，鼓励进食，提醒老人口腔有食物时不说话，防止呛咳。嘱咐老人细嚼慢咽。进食过程中随时擦净老人口角处食物残渣，并防止食物翻倒或外溢 3. 待老人饭后，撤去饭单，协助漱口 4. 确认老人无不适后清理餐具，必要时向家人报告进食情况，做好记录
整理	撤去餐具，保持床原高度，整理床铺

（4）协助生活不能自理老人饮水（见表 3-46）

表 3-46

步骤	要求与说明
准备	1. 茶杯或小壶内放适量温开水，吸管、汤匙、饭单 2. 评估老人的饮水需要和习惯，将用物携至老人床旁，做好解释，取得合作
操作	1. 协助老人取坐位、半坐位或侧卧位，仰卧位的老人头侧向一侧，饭单围于老人颌下，以保护衣服和被褥不被打湿 2. 用小壶吸或用汤匙慢慢喂水，也可用吸管吸入。喂水时用汤匙先接触老人唇边，再从舌边慢慢进入口中，防止吸入气管，引起呛咳
整理	取下饭单，将口角擦拭干净

2. 注意事项

（1）进餐：

①养老护理员要了解老人的心理状态及老人的饮食习惯、爱好、食欲和食物的摄入量，指导老人饮食均衡，不偏食，充分吸取丰富的营养物质。

②创造和提供一个整洁、安静、舒适的环境，去除不良的气味和视觉影像，去除干扰因素，如疼痛、焦虑等（使其减轻到最低程度），并暂停非紧急治疗和检查。

③科学地安排进餐时间和餐次，一般一日三餐，可在两餐之间稍加些点心或采用少食多餐。

④进餐过程中巡视观察进餐情况，指导老人进食时应细嚼慢咽，进食速度不能太快，细嚼慢咽不仅可锻炼和提高老人的咀嚼功能，而且食物通过充分咀嚼后，口腔唾液中的消化酶与碎细的食物混合成食团，更利于食物的消化吸收。对有刺、骨头的菜要提醒老人注意，防止卡喉等意外发生。

⑤食物要保持温度适中，一般以50℃左右为宜。进食过热、过烫的食物，会直接损伤口腔及消化道和胃黏膜，引起口腔、食道和胃部病变，严重者有致癌的危险。过凉的食物，会引起胃黏膜血管收缩，胃液分泌减少，从而引起消化不良，有时还会导致腹痛、腹泻的发生。

⑥可在两餐之间适当饮水和吃水果，避免餐后立即饮水和吃水果，以免引起腹胀和稀释消化液。

⑦认真听取老人对饭菜的意见，及时与营养室联系。

（2）喂食：

①尽量取坐位或半坐位进食，有利于胃肠蠕动，防止呛咳、噎食、吸入性肺炎。

②进食速度应缓慢，食物和水温度适宜，防止口腔、食道黏膜烫伤。

③少量多餐，每天5～6餐。

（3）协助生活不能自理老人饮水：

①喂水时应多次缓慢地喂，不能一次大量快速喂水，否则会增加心脏和肾的负担。

②饭后不要马上喂水，因为这样会冲淡胃液，影响食物消化。

③老人清晨起床后，先空腹饮一杯水，给排空的胃肠作清洗，防止便秘，补充体内水分，降低血液黏度。

3.4　排泄照料

3.4.1　排便照料

1. 相关知识

（1）正常排便的解剖与生理

人体进食后，食物在胃和小肠进行消化吸收，其残渣进入大肠内（见图3-70），大肠吸收食物残渣中的部分水分，其余部分通过细菌发酵和腐败作用后，混合了脱落的肠上皮细胞、细菌以及机体代谢后的废物，如胆色素衍生物、钙、镁、汞等形成粪便，排出体外。一般来说粪便在大肠内停留时间越长，水分被吸收越多。

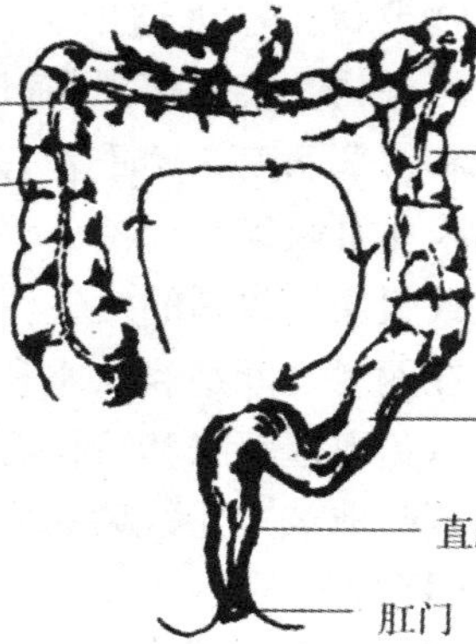

图3-70 大肠结构

作为粪便形成的主要器官，大肠可分为盲肠、结肠、直肠和肛管四部分，结肠又分为升结肠、横结肠、降结肠和乙状结肠。肛管下止于肛门，长约 40 厘米，肛管为肛门内外括约肌所包绕，肛门内括约肌为平滑肌，有协助排便作用，但对控制排便作用不大，肛门外括约肌为横纹肌，是控制排便的重要肌束。正常情况下的直肠并无粪便，当肠道蠕动将粪便推入直肠时，刺激直肠壁内的感受器发出冲动，经盆神经和腹下神经传至脊髓腰骶段的初级排便中枢，同时上传到大脑皮层，引起便意和排便反射，通过盆神经传出冲动，使降结肠、乙状结肠和直肠收缩，肛门内括约肌扩张。同时，阴部神经冲动减少，肛门外括约肌舒张。此外，由于支配腹肌和膈肌的神经兴奋，腹肌、膈肌收缩，腹内压增加，使粪便排出体外。人体的排便活动受意识控制，一般成人排便自然，无痛苦，无障碍，每天排便 1～2 次，量为 100～300 克，腹部无胀气。但许多因素会影响肠道的活动，进而导致排便排气的异常。

（2）影响老人排便的因素

①年龄因素的影响：由于神经肌肉系统尚未发育完善幼儿

常不能控制排便。而老年人随着年龄增加，神经及运动系统功能逐步减退，出现腹壁肌肉张力下降，胃肠蠕动减慢，盆底肌和肛门括约肌松弛，导致肠道排泄控制力减弱，引起排便失禁、便秘等异常现象。

②饮食因素的影响：均衡膳食和足量的水分是维持正常排便的重要因素。食物中的膳食纤维虽不为机体所吸收，但可起到“肠道清道夫”的作用，能刺激肠道蠕动，使食糜通过肠道加速，减少水分在大肠内的再吸收，使粪便柔软易于排出。老年人往往因饮水过少、进食量少或食物过于精细缺乏足够的水和膳食纤维，对结肠运动的刺激减少引起排便困难或便秘。

③活动因素的影响：适当的活动能维持肌肉的张力，刺激肠道蠕动，有助于维持正常的排便活动。老年人常因年老体弱、活动过少等因素导致腹部或盆底肌肉张力减退而引起排便困难。

④排便习惯的影响：排便活动受大脑皮层的控制，如果个体经常有意识地抑制便意，就会使直肠渐渐失去对粪便压力刺激的敏感性，加之粪便在大肠内停留过久，水分吸收过多而干结，造成排便困难。生活中许多人都有自己的排便习惯如姿势、固定时间、便具、排便时阅读报纸等，当老年人因生活节奏被打乱、环境改变等各种原因导致习惯无法维持时，致使抑制自己的便意而影响正常排泄，这是老年人产生便秘的常见原因之一。

⑤疾病与治疗因素的影响：消化系统的各种疾病均可引起排便异常，如炎症、溃疡、消化不良等可引起腹泻等，排便无力，又如结肠梗阻或痉挛、结肠良性或恶性肿瘤、各种原因肠粘连引起便秘、直肠或肛门病变致排便疼痛而惧怕排便，再如肛裂、肛瘘、痔疮或肛周脓肿。引起肛门括约肌痉挛导致排便困难，全身性的疾病如甲状腺功能低下、脊髓损伤、尿毒症等

也可致肠道肌肉松弛。老年人多见的脑卒中、糖尿病、胰腺癌等疾病也会影响正常排便，机体有伤口、有疼痛现象或采用特殊的治疗方法亦可影响排便。

⑥药物因素的影响：部分药物可直接影响肠活动，如应用镇静止痛药、麻醉剂、抗抑郁药、抗胆碱能药、钙通道阻滞剂、神经阻滞剂等使肠道肌肉松弛引起便秘。导泻药物在必要时使用可软化粪便，刺激肠蠕动，促进排便，但过量使用时可因肠道水分吸收减少，肠蠕动加剧，出现肠道激惹，引起严重腹泻。长期滥用泻药会造成对药物的依赖，反而降低肠道感受器的敏感性，导致慢性便秘。长时间服用抗生素或滥用抗生素，干扰肠道正常菌群也可导致二重感染发生腹泻。

⑦社会文化和心理因素的影响：马斯洛的人的基本需要层次论认为排泄是人的基本生理需要，传统文化和社会认同的观念是排便属于个人隐私。老年人因健康原因需他人协助解决排便问题时，常会因丧失隐私而产生自卑，在出现便意时因怕麻烦他人而刻意抑制自己的需要，由此造成便秘等问题。心理因素也是影响排便的重要因素，精神抑郁可导致身体活动减少，自主神经系统冲动减慢，肠蠕动减少，从而引起便秘。而情绪焦虑、恐惧和愤怒，可导致迷走神经兴奋，肠蠕动增加，消化吸收不良而致腹泻。

综上所述，老年人的排泄可因肠道蠕动减弱、腹肌运动减弱、饮食结构的变化、疾病的因素和社会心理因素等引起排泄异常。

（3）老年人常见排便异常

①便秘：便秘是指排便次数减少，一周内少于 3 次，排便时出现困难。排出的粪便少而干硬，同时伴有机体不适。便秘可分为功能性和器质性两种，最常见的是功能性便秘。便秘引起的排便困难可使老年人在排便时延长时间和增加用力程度，

增加了心血管疾病突然发作的可能，甚至危及生命，所以应做好相应的护理，应以预防为主，一旦发生便秘，护理员首先应正确的评估便秘的原因、症状及程度。有的放矢地进行相应的护理和指导。

A. 便秘的原因评估：功能性便秘通常与进食量少或食物中水和膳食纤维不足，对结肠运动的刺激减少有关；也可与环境改变或精神因素等导致排便习惯受到干扰或抑制有关；还可以与结肠运动功能障碍如年老体弱、活动过少等有关；功能性便秘亦可与药物影响有关，如应用镇静止痛药、麻醉剂、抗抑郁药等。器质性便秘常与肛肠疾病有关，如肛裂、肛瘘、痔疮或肛周脓肿有关，部分老人的便秘则由全身性疾病所致，如脑卒中，甲状腺功能低下等。

B. 便秘的观察：老年人的便秘通常表现为自然排便次数减少，粪便量少，粪便干硬，难以排出。粪块长时间停留在肠道内可引起腹胀及下腹部疼痛，在直肠停留过久，可有下坠感和排便不尽感。粪便过于坚硬，排便时可致肛门疼痛或肛裂。还可出现消化不良、乏力、食欲不佳、舌苔变厚等症状，便秘严重者因肠道毒素吸收可引起头昏、紧张和焦虑。当便秘迟迟不能解出，粪便因水分减少变得坚硬不能排出积聚在直肠或肛门内，出现粪石嵌塞现象，表现为尽管有排便冲动，却只有少量粪水从肛门渗出，不能排出粪便。同时伴有食欲差、腹部胀痛、直肠肛门疼痛等症状，十分痛苦。直肠指检可触及粪块。

②排便失禁：排便失禁是指肛门括约肌不受意识的控制而不自主地排便，每天不自主排便 2 次或 2 次以上，是各种原因引起的具有多种病理生理基础的一种临床症状。老年人发生率较高，一般女性高于男性。老年人常由于神经肌肉系统功能退化、发生病变或损伤所致，患有瘫痪、消化道疾患，脑卒中等疾病的老年人容易发生。也可因情绪失调、精神障碍等心理方

面的因素所致，如老年痴呆症等。

③腹泻：腹泻指排便次数增多，排出的粪便稀薄不成形、甚至水样便，是消化道消化吸收功能紊乱或肠道分泌功能紊乱的表现。任何原因引起的肠蠕动增加，肠内容物迅速通过肠道，水和营养物质不能及时在肠道内被吸收，同时由于肠道激惹，肠液分泌增加等，均可使粪便变稀薄。暂时性的腹泻是一种保护性反应，有助于机体排出肠道内刺激性和有害物质。但持续严重的腹泻，可造成体内大量水分和消化液丧失，导致水、电解质和酸碱平衡紊乱。严重的腹泻还可使机体无法吸收营养物质，引起营养不良。

A. 腹泻的原因评估：腹泻最常见的原因是肠道感染或肠道疾患所致，对于老年人来说，由于机体功能退化、免疫力下降、着凉、不恰当的膳食或对某种食物过敏甚至感冒等其他疾病影响都可引起腹泻，不恰当的使用泻剂也是导致腹泻的原因之一，内分泌疾病如甲状腺功能亢进等可导致排便次数增多，大便变溏，在情绪紧张、焦虑的情况下也可出现腹泻的情况。

B. 腹泻的观察：老年人在腹泻的同时常出现腹痛、肠痉挛、疲乏、恶心、呕吐，肠鸣音活跃、亢进，有急于排便的需要和难以控制的感觉，粪便不成形或呈水样便，感染引起的腹泻可以伴发烧、食欲不振、全身不适等症状，菌痢引起的腹泻有里急后重感，出现脓血便。严重腹泻还可导致脱水，出现水和电解质紊乱等，养老护理员要注意观察腹泻的次数、大便的性状、老人的精神状况及有无发热、脱水等全身症状。

（4）常见粪便的观察及临床意义（见表 3-47）

表 3-47

粪便性状	一般临床意义
白色陶土样	胆道梗阻

（续表）

粪便性状	一般临床意义
黑色	摄入动物血或服用中药、咖啡等
柏油样便	上消化道出血
暗红色便	下消化道出血
暗绿色	食用大量绿色蔬菜
粪便表面带血或便后滴血	肛裂或痔疮
腐臭伴血	便肠道消化道肿瘤
酸臭味	消化不良
脓血黏液便	细菌性痢疾
果酱样便	阿米巴痢疾
腥臭伴白色洗米水样便	霍乱

2. 操作流程

（1）便秘老人的照料

①评估相关因素：发生便秘后，应确定便秘的性质，器质性的位及时就医，通过治疗获得改善。功能性便秘如无其他因素影响，可采用相关护理措施。

②饮食调整和饮水：鼓励老年人多饮水。一般每日饮水1500～2000毫升，以软化大便促进肠道蠕动。有便秘的老年人应注意膳食结构调整，食物保持清淡，减少高脂食物的摄入，适当增加水果、蔬菜等含膳食纤维丰富的食物。

③组织和指导老年人适当活动：在不过度疲劳前提下，养老护理员可组织和指导老年人适当活动，鼓励老年人坚持每天

锻炼，对于活动不便或长期卧床的老年人应由护理员帮助定时进行被动运动，通过适当活动，强化腹肌和盆部肌肉的张力，促进肠道蠕动，减轻或消除便秘。

④尊重老年人的排便习惯：养老护理员应尊重老年人的排便习惯，在老人排便时为老人提供私密的环境和充足的时间。在使用床上便器解便时，如身体允许可采取老年人习惯的体位，取坐位或抬高床头，借助重力作用增加腹内压促进排便。在使用厕所便器时，可在便器前放置脚凳让老人踩着，以增加髋部屈曲帮助腹肌收缩，加大腹内压促进排便。

⑤腹部按摩：无禁忌证的情况下可采用按摩方法促进排便，具体方法是沿结肠解剖位置由右向左环行按摩促使降结肠的内容物向下移动，增加腹内压促进排便。

⑥简易通便法：上述方法不能奏效时，可使用开塞露、甘油栓等简易通便法协助解除便秘，或根据医嘱给予缓泻剂等措施，必要时协助医护人员进行灌肠，对于有粪石嵌塞的老年人，可在人工取粪石后再用其他方法通便。

（2）排便失禁老人的照料

①尊重老人，做好心理护理：排便失禁的老年人会因心情紧张而窘迫，感到自卑和自尊丧失。养老护理员应给予心理疏导和情感支持，维持老人的自尊。

②保持环境的舒适清洁：对于卧床老人，应注意开窗通风，保持室内空气清新，其床铺可用中单或尿垫保护床褥，及时更换污湿的被单、衣裤，保持床褥、衣服清洁。

③保持局部皮肤的清洁干燥：每次便后用温水洗净肛周皮肤，保持皮肤清洁干燥，避免异味。养老护理员要仔细观察骶尾部皮肤变化，预防压疮的发生。

④进行功能训练：在护理过程中通过观察，逐步掌握老人

排便的规律，及时给予援助，如定时给予便器等。除此之外，还应根据老人的情况进行功能训练，如进行肛门括约肌及盆底部肌肉收缩锻炼，以帮助老年人恢复正常排便控制能力。

（3）腹泻老人的照料

①评估腹泻的原因：一旦发生腹泻首先应去除病因，如为肠道感染引起，应遵医嘱给予抗生素治疗，密切观察病情，记录排便的性质、次数等，必要时留取标本送检。

②心理护理：对于腹泻老人要给予情感支持，腹泻是令人窘迫的问题，在养老机构中，养老护理员应意识到腹泻老年人需要情感支持，注意及时应答老人的呼叫，给予帮助和安慰，及时更换被粪便污染的衣裤、床单和被套，使之感到舒适，并维护老人自尊。腹泻可使老年人体力不支，应注意休息，严重者应卧床休息，注意腹部保暖，以减少肠蠕动。

③调整饮食：应根据腹泻原因和程度调整饮食，一般给予清淡的流质或半流质食物，以助吸收，严重腹泻时，根据医嘱暂禁食。腹泻时应鼓励老人适当补充水分，以防止水和电解质的紊乱。

④按医嘱给药：根据医嘱给予止泻剂、口服补盐液或静脉输液。

⑤皮肤护理：老年人腹泻往往难以控制，应将便器置于老年人易取处。频繁的腹泻刺激肛门周围的皮肤，容易发生破溃等皮肤损伤，因此每次便后用软纸轻轻擦拭后再用温水清洗，必要时在肛门周围涂上适当的护肤用品，保持皮肤的清洁干燥。

（4）排便护理

对于行动不便的老人，养老护理员应注意观察，及时给予必要的帮助，协助排便。

①协助使用轮椅老人如厕（见表 3-48）。

表 3-48

步骤	要求与说明
准备	1. 环境：检查卫生间地面是否干燥，坐便器有无破损，坐垫是否稳固，扶手杠是否牢靠，冬天注意保暖 2. 养老护理员：了解老人排便习惯及特殊需求 3. 用物：准备手纸等用物。必要时准备温水和毛巾等清洁肛门用物。检查轮椅、将轮椅推至床边，椅背与床尾平齐，面向床头，有患肢老人置于健侧位。间定轮椅，翻上脚踏板 4. 老人：进餐前 30 分钟按需要给予便盆 5. 做好解释，缓慢扶老人起床，穿衣、裤、鞋，下地
操作	1. 双手抱紧老人腰背部或抓紧腰带（见图 3-71），将老人从床上移至轮椅上，翻下脚踏板，使老人双脚踩在踏板上，嘱老人手扶轮椅扶手，尽量靠后坐（见图 3-72） 2. 推老人至卫生间坐便器旁，固定轮椅。协助老人双脚平稳放地面，翻上脚踏板，身体前倾，让老人双臂抱住养老护理员颈部，养老护理员双手托住老人臀部或腰带（见图 3-73），双膝盖抵住老人膝盖，协助老人起立站稳（见图 3-74） 3. 慢慢将老人转至坐便器前（见图 3-75）解裤坐下排泄。嘱老人一手抓住坐便器旁的扶手杠。养老护理员站立门外，门半遮掩。便后擦洗肛门及周围，观察排泄物，扶起老人。穿裤后将老人移至轮椅上，冲净便器 4. 将老人送至房间抱上床，脱鞋、衣裤，协助取舒适卧位 5. 必要时记录排便情况
整理	常规清洁卫生间，开窗通风。轮椅放回固定地方

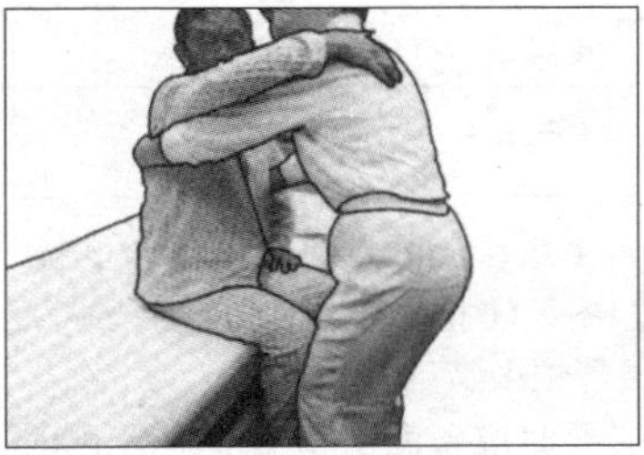

图3-71

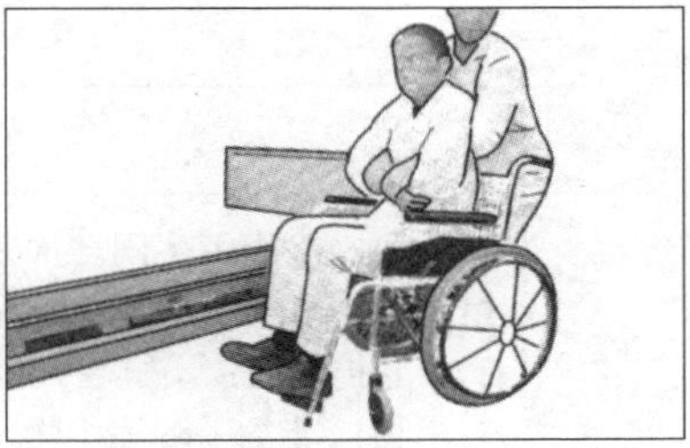

图3-72

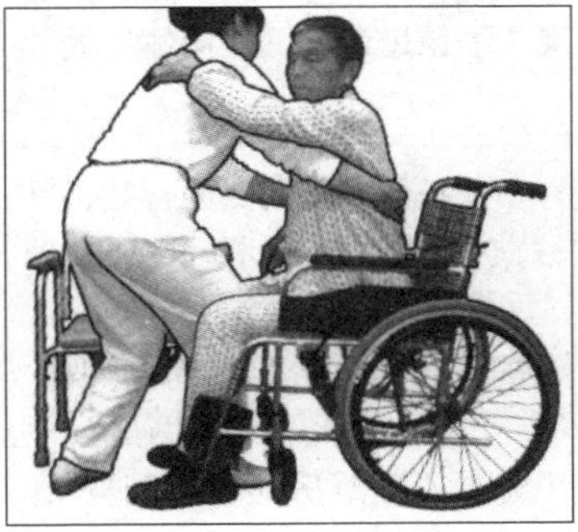

图3-73

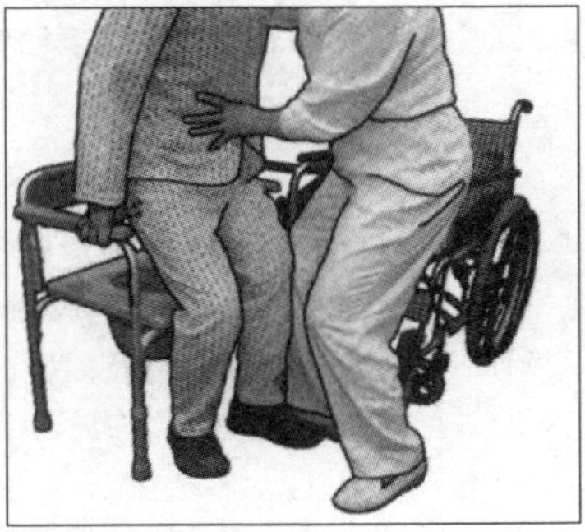

图3-74

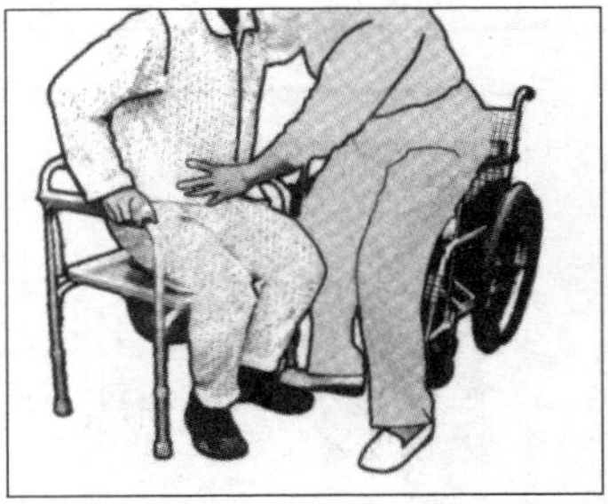

图3-75

②协助使用拐杖老人如厕（见表 3-49）：适用于一侧下肢无力的老人。

表 3-49

步骤	要求与说明
准备	1. 环境：检查卫生间地面是否干燥，坐便器有无破损，坐垫是否稳固，扶手杠是否牢靠，冬天注意保暖 2. 养老护理员：了解老人排便习惯及特殊需求 3. 用物：准备手纸等用物。必要时准备温水和毛巾等清洁肛门用物 4. 老人：做好解释，缓慢扶老人起床，穿衣、裤、鞋，使老人稳站于地上。将手杖置于老人下肢患侧方，用同侧手握紧把手
操作	1. 一手扶住老人健侧腋下，另一手托住老人同侧前臂处（见图 3-76）、嘱老人先将手杖往前移动约 20 厘米后再移动健侧下肢，患侧下肢接着前移，反复移动，直至到达厕所 2. 便后擦洗肛门及周围，观察排泄物，扶起老人，冲净便器 3. 将手杖交于老人，用同法将老人送至房间，协助取舒适卧位 4. 必要时记录排便情况
整理	常规清洁卫生间，开窗通风。手杖放回固定地方

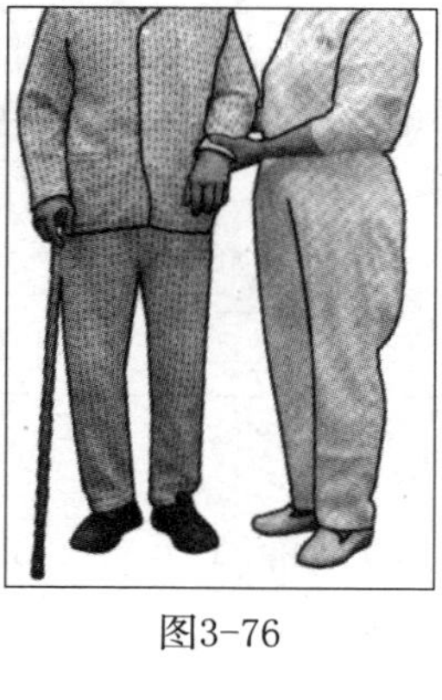

图3-76

③床上充气式便器的使用（见表 3-50）：适用于长期卧床的老人。

表 3-50

步骤	要求与说明
准备	1. 环境：尊重老人，保持排便环境的隐私性，必要时用屏风遮挡，冬天注意保暖 2. 养老护理员：评估老人的合作能力、了解有无特殊需求 3. 用物：检查便器有无漏气的地方，边缘是否光滑（见图 3-77），冬天可用热水加温擦干后使用，避免受凉。准备手纸等用物，必要时准备温水和毛巾等清洁肛门用物 4. 老人：做好解释，松被角，协助老人脱裤至膝下，屈曲双膝。注意不过多暴露老人
操作	1. 一手托住老人腰部，同时让老人抬高臀部，另一手将便盆轻轻送入老人臀下（见图 3-78），将会阴部遮挡，使便盆扁平端朝向老人头部，放妥后盖好被子。不能自主活动的老人，可先帮助侧卧，放置便盆后（见图 3-79），一手扶便盆，另一手帮助老人恢复仰卧位，对不习惯在床上排便者，可抬高床头 2. 尊重老人，将手纸等用物放于方便之处，养老护理员站立在屏风外等待，需要时给予必要的帮助。排便完毕，帮助老人擦洗肛门及周围，取出便盆，盖上便巾后取走 3. 必要时记录排便情况
整理	常规清洁房间，开窗通风，清洁便盆，必要时用 500 毫克 / 升的含氯消毒剂消毒后备用

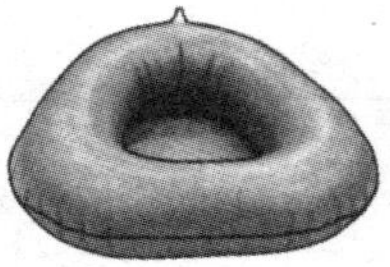

图3-77

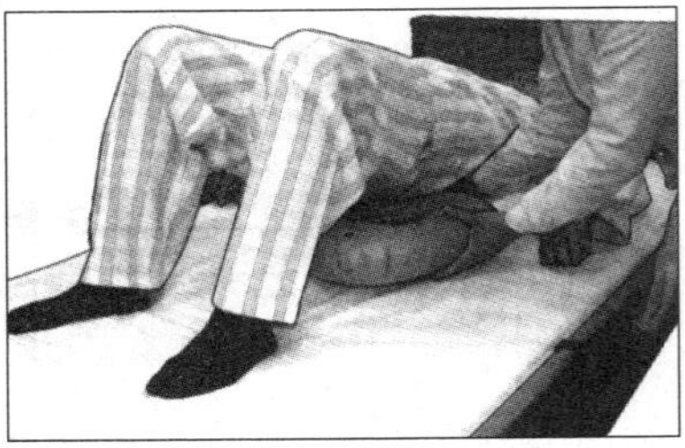

图3-78

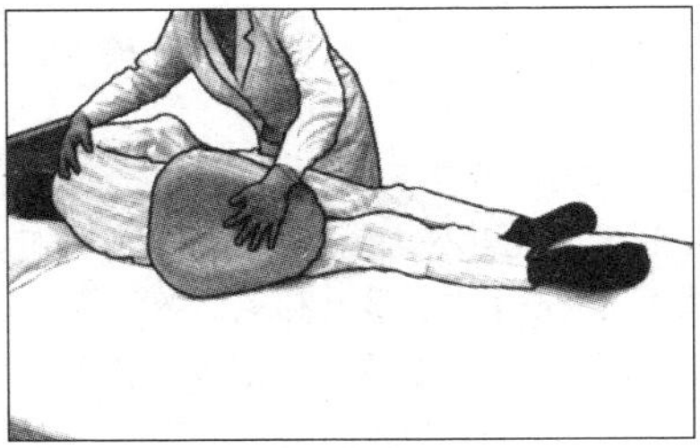

图3-79

④简易通便法——开塞露的使用（见表 3-51）。

开塞露是用 50% 甘油或山梨醇溶液装于塑料囊壳内制成，具有吸收水分、软化粪便、润滑肠壁和刺激肠蠕动作用，成人用的开塞露内装 20 毫升液体。

表 3-51

步骤	要求与说明
准备	1. 环境：尊重老人，保持环境的隐私性，必要时用屏风遮挡，冬天注意保暖 2. 养老护理员：评估老人的合作能力，了解有无特殊需求 3. 用物：开塞露剪去封口，注意保持头端光滑无毛刺（见图 3-80） 4. 老人：向老人解释使用开塞露的目的和方法，以取得合作

（续表）

步骤	要求与说明
操作	1. 协助老人取左侧卧位，脱裤后右腿前曲，以露出臀部为宜 2. 挤出少量液体润滑开塞露头端，嘱老人缓慢呼吸，一手分开臀部，一手持开塞露插入直肠（见图 3–81），将药液一次性挤入直肠，缓缓拔出开塞露，用手纸轻揉肛门。协助老人穿裤 3. 嘱老人尽量保留药液 10 分钟左右。老人有便意后，扶老人入厕排泄。不能起床的老人则提供便器，协助床上排泄，注意观察老人有无不适现象
整理	常规清洁卫生间、房间，开窗通风，必要时记录排便情况

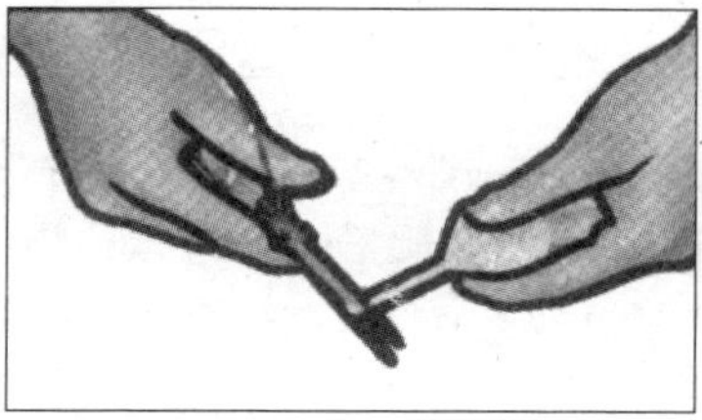

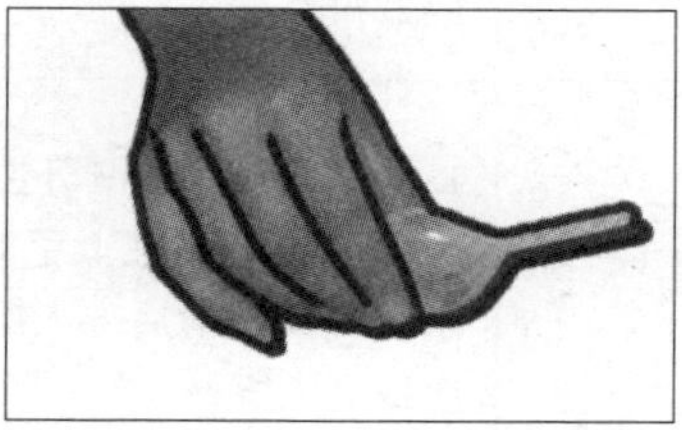

图3–80

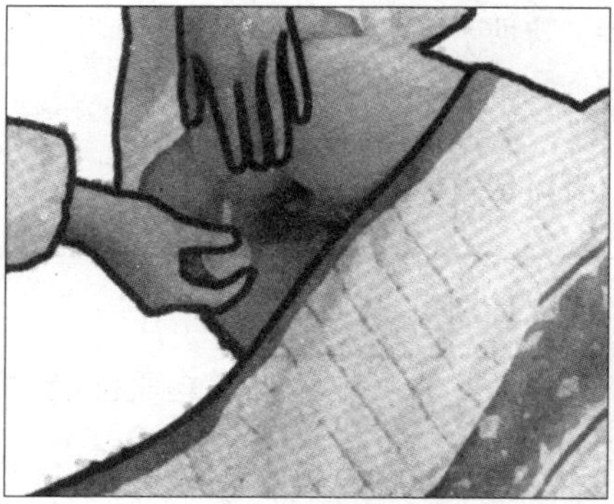

图3–81

⑤简易通便法——甘油栓（肥皂栓）的使用（见表3-52）。

表 3-52

步骤	要求与说明
准备	1. 环境：尊重老人，保持环境的隐私性，必要时用屏风遮挡，冬天注意保暖 2. 养老护理员：评估老人的合作能力，了解有无特殊需求 3. 用物：甘油栓拆除包装备用，或切一段长 3～4 厘米、直径 1 厘米左右的肥皂栓备用 4. 老人：向老人解释使用甘油栓（肥皂栓）的目的和方法，以取得合作
操作	1. 协助老人取左侧卧位，脱裤，右腿前曲，以露出臀部为宜 2. 养老护理员戴上手套，捏住甘油栓（肥皂栓），一端沾热水，使其光滑后塞入肛门内 3～4 厘米后抵住，并轻轻按揉，协助老人穿裤 3. 嘱老人尽量保留 10 分钟左右，以利刺激肠蠕动，软化粪便。老人有便意后，扶老人入厕排泄。不能起床的老人则提供便器，协助床上排泄，注意观察老人有无不适现象 4. 必要时记录排便情况
整理	常规清洁卫生间、房间，开窗通风

⑥排泄失禁老人更换尿布（尿裤）法（见表 3-53）。

对于排泄失禁的老人应保持皮肤和床铺的清洁干燥，可采用一次性布或尿裤。

表 3-53

步骤	要求与说明
准备	1. 环境：尊重老人，保持环境的隐私性，必要时用屏风遮挡，冬天注意保暖 2. 养老护理员：评估老人的合作能力，了解有无特殊需求 3. 用物：洁净尿布、热水、塑料盆、毛巾、污物桶、卫生纸、凡士林膏，将所有用物放入护理车内 4. 老人：向老人解释，以取得合作
操作	1. 老人平卧，解开脏尿布，污面向内对折。协助老人侧身，取出脏尿布放污物桶中 2. 养老护理员用手纸将老人会阴部、臀部由前往后擦干，再用热毛巾、干毛巾按同样顺序擦干净。局部涂凡士林膏 3. 展开干净尿布，将半边卷起，另半边铺在老人身下。协助老人仰卧，养老护理员把卷着的尿布展开拉平。帮助老人包上尿布
整理	整理床铺、衣服，保持老人舒适卧位，必要时开窗通风换气。注意观察排泄物性状，推车至处置室，处理污物后洗手

⑦大便标本的采集（见表 3-54）。

粪便标本的检验结果，有助于评估老人的排泄功能状况，协助诊断疾病。为确保检验结果的准确性，养老护理员应根据检验目的采用不同的方法采集。

表 3-54

步骤	要求与说明
准备	1. 环境：尊重老人，保持环境的隐私性，必要时用屏风遮挡，冬天注意保暖 2. 养老护理员：核对床号、姓名、化验单 3. 用物： ①大便常规标本：不透水的蜡纸盒或塑料盒、竹签、贴好标签 ②寄生虫标本：带盖容器或便器、竹签、贴好标签 ③隐血标本：蜡纸盒、竹签、贴好标签 4. 老人：向老人解释，以取得合作，协助排尿避免混入标本
操作	1. 常规标本用竹签取粪便中央部分或带有脓血部分约蚕豆大小 2. 寄生虫标本在粪便不同部位取带脓血或黏液部分约蚕豆大小。检查有无阿米巴原虫粪便标本在排便后 30 分钟内送检 3. 检查蛲虫时，因蛲虫常在午夜或清晨时爬到肛门处产卵，为保证检验结果的准确，应在老人睡前或清晨刚清醒解便前，将透明胶带贴在肛门周围处，将粘有虫卵的透明胶带面粘贴在载玻片上后立即送检 4. 隐血标本应采用隐血饮食 3 天后按常规采集

3. 注意事项

（1）协助使用轮椅老人如厕

①正确评估老人是否具有下床入厕的能力，不允许下床的老人，应在床上使用便器。

②长期卧床老人在起立、站立时可致体位性低血压，因此应缓慢起立。

③协助老人移动时应集中注意力，老人的鞋子应合脚、防滑。地面有水应及时擦干。

④对患有高血压、心脏病等疾病的老人如厕时既要尊重老人的个人隐私，又要密切观察，防止排便用力过度而发生意外，有异常及时与医护人员联系。

（2）简易通便法——开塞露的使用

使用床上便器不能硬塞、硬拉，防止皮肤损伤。不能自行抬高臀部者，可先翻身侧卧，再放便盆。冬天可温水温暖便器后使用，便器用后应及时清理保持无污渍、无异味。

（3）大便标本的采集

①冬天检查阿米巴原虫，采集标本位注意将便器加温至接近人体体温。

②隐血标本采集前二天，饮食中不吃动物血类、内脏、肉类、大量绿色蔬菜，以免影响结果的准确性。

3.4.2　排尿照料

1. 相关知识

（1）排尿的解剖与生理

①肾脏是尿液生成的器官：尿液排出是人体最重要的排泄的形式之一，肾脏位于脊柱两侧，贴于腹后壁，是人体成对的实质性器官，右肾的位置低于左肾。肾脏的实质由 170 万～240 万个肾单位组成，每个肾单位包括肾小球和肾小管，血液通过肾小球的滤过作用生成原尿，再通过肾小管的重吸收和分泌作用生成终尿，经肾盂排向输尿管。

②输尿管是尿液通过的管道：输尿管为肌性管道，外形细民左右各一，是连接肾脏与膀胱之通道，成人全长 25～30 厘米，有三个狭窄，即起始部、跨入骨盆入口缘和穿膀胱壁，输尿管结石常嵌顿在这些部位。输尿管通过平滑肌的蠕动和尿液的重力作用，使尿液流入膀胱内，此时尿液是无菌的。

③膀胱是尿液储存的器官：膀胱的主要功能是暂时储存尿

液，是一个由平滑肌组成的倒三角形的器官，肌层由三层纵横交错的平滑肌组成，称为膀胱逼尿肌。膀胱位于小骨盆内耻骨联合的后方。空虚时其顶部不超过耻骨联合，其形状、大小、位置可随尿液充盈的程度发生改变。一般情况下，膀胱内储存的尿液到一定量（300～500 毫升）时会产生尿意。

④尿道是尿液排出体外的通道：尿道由膀胱的尿道内口开始，末端直接开口于体表。男、女尿道有很大不同。男性尿道长 18～20 厘米，有三个狭窄，即尿道内口、膜部和尿道外口，有两个弯曲，即耻骨下弯和耻骨前弯。耻骨下弯是固定弯不能变化，而耻骨前弯则随阴茎位置不同而变化，如将阴茎向上提起，耻骨前弯消失；女性尿道较男性尿道短而直，富于扩张性，长 4～5 厘米，尿道外口呈矢状裂，位于阴蒂下方，与阴道口、肛门相邻，容易发生尿道感染。

⑤尿液的排出由神经系统控制：肾脏生成尿液是一个连续不断的过程，而膀胱的排尿则是间歇进行的。只有尿液在膀胱内储存并达到一定量时，才能引起反射性的排尿动作，由于膀胱平滑肌具有较大的伸展性，故在尿量开始增加时，膀胱内压并无明显，成人尿量增加至 300～500 毫升，儿童至 50～200 毫升时，膀胱内压才明显升高出现尿意。如果尿量增加至 700 毫升，膀胱逼尿肌便出现节律性收缩，此时仍可有意识地控制排尿。膀胱内压增高，膀胱壁的牵张感受器受到刺激而兴奋，冲动沿盆神经传人至骶髓的排尿反射初级中枢，同时冲动也到达脑干和大脑皮层的排尿反射高级中枢，产生尿意。尿液被强大的膀胱内压驱出。在排尿时腹肌、膈肌、尿道海绵体肌的收缩均有助于尿液的排出。排尿受到大脑皮层的控制，如果环境不适宜，排尿反射将受到抑制。

⑥老年人的泌尿系统特点：肾实质的肾单位随年龄发生变化，个体到了老年期，肾单位可以减少到成人期的一半，因肾

血管老化，肾小球滤过率仅为成人期的2/3，肾小管重吸收能力下降，肾功能发生减退，导致尿液稀释和夜尿增多。老年人输尿管、膀胱、尿道最明显的改变是肌张力降低，膀胱容量减少。男性老人50岁后前列腺开始肥大，进而妨碍排尿，使膀胱排空能力下降，尿余量增加，导致尿路感染的机会增多。女性老人则可因激素分泌减少，阴道萎缩，会阴和盆部肌肉的肌张力下降等使尿失禁现象增加。

（2）影响排尿的因素

①年龄和性别因素的影响：老年人因膀胱肌肉张力减弱，出现尿频现象，男性老年人，还可因前列腺增生而压迫尿道，引起滴尿及排尿困难，女性老年人也可因膀胱括约肌、盆部肌肉张力下降出现尿失禁等排尿异常。

②饮食与气候因素的影响：水的摄入量直接影响到尿量，一般而言摄入的水越多，排出的尿量就越多。摄入咖啡、茶、酒类等饮料有利尿作用，使尿量增加，排尿次数增多。摄入含盐饮料或食物则会造成水钠潴留，使尿量减少。如含水量多的水果、蔬菜等增加了液体摄入量，使尿量增多。夏季炎热，身体出汗量大，血浆晶体渗透压升高，可引起抗利尿激素分泌增多，促进肾脏的重吸收功能，导致尿液浓缩和尿量减少。冬季寒冷，身体外周血管收缩，循环血量增加，反射性地抑制抗利尿激素的分泌，而使尿量增加。

③心理因素的影响：个体处于焦虑或紧张的应激情境中，可能出现尿频、尿急，也可能出现尿潴留现象。机体已建成的条件反射也会影响排尿过程，如任何听、视或躯体感觉的刺激，均能引起排尿反射的增强或抑制。如有的人听见流水声就想排尿。

④治疗及检查因素的影响：外科手术、外伤均可导致失血、失液，若补液不足，机体处于缺水状态，尿量减少。某些

药物直接影响排尿，如利尿剂增加尿量，止痛剂、镇静剂影响神经传导而干扰排尿。疾病、神经系统的损伤和病变，使排尿反射的神经传导和排尿的意识控制障碍，出现尿失禁。肾脏的病变会使尿液生成障碍，出现少尿或无尿。泌尿系统的肿瘤、结石或狭窄等都可导致排尿障碍，出现尿潴留。

（3）老年人常见排尿异常观察

正常情况下排尿受意识控制，无痛苦、无障碍可自主随意进行。成人排尿每日 3～5 次，夜间 0～1 次，每次尿量约 200～400 毫升，24 小时总尿量约 1000～2000 毫升。尿量是反应肾脏功能的重要指标。正常新鲜尿液呈淡黄色，是由于尿胆原和尿色素所致。尿色可受某些食物或药物的影响，如进食大量胡萝卜或服用核黄素，尿液的颜色呈深黄色。机体发生疾病时尿液的性状、尿量及排尿方式均可发生改变。

①异常尿液及其临床意义（见表 3-55）。

表 3-55

尿液性状	一般临床意义
红色或棕色尿	尿液中含有血液，为肉眼血尿，常见于急性肾小球肾炎、泌尿系统结石、损伤、肿瘤等
酱油色或浓茶色	尿液中含有血红蛋白，为血红蛋白尿，常见于各种原因引起的溶血
白色浑浊伴有氨味	尿液中含有脓细胞、上皮细胞、红细胞等，为脓尿，常见于尿路感染等
黄褐色	尿中含有胆红素，为胆红素尿，常见于阻塞性黄疸和肝细胞性黄疸，如黄疸型肝炎等
尿液呈烂苹果味	尿液中含有丙酮，为酮尿，常见于糖尿病酮症酸中毒

②常见排尿异常：

A. 多尿：24 小时的尿量经常超过 2500 毫升者为多尿。正常情况下可由于大量饮水引起。某些疾病也可引发多尿，如糖尿病、尿崩症等老人，表现为多尿。

B. 少尿和无尿：24 小时内尿量少于 400 毫升者为少尿，24 小时内尿量少于 100 毫升或 12 小时内无尿者为无尿。少尿多见于心脏、肾脏、肝脏功能衰竭和休克老人。无尿多见于严重休克和急性肾功能衰竭老人。

C. 膀胱刺激症状：表现为尿频、尿急、尿痛。单位时间内排尿次数增多称尿频，是由膀胱炎症或机械性刺激引起。老人突然有强烈尿意，不能控制需立即排尿称尿急，起因于膀胱三角或后尿道的刺激，造成排尿反射活动强烈。排尿时膀胱区及尿道疼痛为尿痛，为病损区域受刺激所致。有膀胱刺激症状时常伴有血尿。

D. 尿潴留：尿液大量存留在膀胱内而不能自主排出，称尿潴留。当尿潴留时，膀胱容积可增至 3000～4000 毫升，膀胱高度膨胀，可至脐部，主诉下腹胀痛，排尿困难。体检可见耻骨上膨隆，扪及囊样包块，叩诊呈实音，有压痛。常由于机械性梗阻，如前列腺肥大、肿瘤压迫尿道等造成排尿受阻所致，也可因排尿功能障碍等非机械性因素所致，如外伤疾病或使用麻醉剂使骶髓初级排尿中枢活动发生障碍或受到抑制，不能形成排尿反射，又如各种原因引起的不能用力排尿或不习惯卧床排尿，再如焦虑、窘迫使得排尿不能及时进行等，致使尿液存留过多，膀胱过度充盈收缩无力而出现尿潴留。

E. 尿失禁：因老化而导致的排泄问题最主要发生在下泌尿系统，即膀胱和尿道，当一个人不能自主地控制排尿，尿液不自主的由尿道流出，造成个人的困扰时称为尿失禁。尿失禁是老年期泌尿障碍最常见的问题，对老年人身心健康及社会人际交往有较大影响。经常有滴残尿也易引起外阴、阴道、尿道、膀胱等部位或器官的各种感染性疾病，特别是老人对各种细菌感染的抵抗力下降，故更应注意这一问题。近年来的研究认为，尿失禁是一种症状，而不是一种疾病，对尿失禁的处理态度也发生改变。尿失禁的原因有很多，真性尿失禁是由于骶髓初级排尿中枢与大脑皮层之间联系受损引起，如昏迷、截瘫，因排尿反射活动失去大脑皮层的控制，膀胱逼尿肌出现无抑制性收缩。或手术造成膀胱括约肌损伤或支配括约肌的神经损伤，病变所致膀胱括约肌功能障碍，膀胱稍有一些尿，便会不自主地排出，排尿后膀胱处于空虚状态。压力型尿失禁与腹压增加有关，如用力咳嗽、大笑、打喷嚏、跳跃时尿液不自主的流出，常与盆部肌肉和尿道、膀胱肌肉的肌张力有关，也可因脊髓受损引起，中老年女性多见。急迫型尿失禁表现为有尿意时来不及到厕所，尿液已流出，常与泌尿系统老化、心理因素有关，脊髓受损时也可出现，急迫型尿失禁还可伴有排尿次数增多，夜尿增多等现象。溢满型尿失禁表现为膀胱高度膨胀而尿液不自主的流出，男性老年人可由前列腺疾病所致。因环境、心理或认知功能障碍所产生的尿失禁称为功能型尿失禁。老年人脑卒中后还可出现反射性尿失禁，其表现为用手刺激耻骨联合上方或大腿内侧或肛门时引发排尿反射冲动。身体虚弱的老人还可出现压力型和急迫型混合的尿失禁。

F. 尿路感染：尿路感染是老年人常见的泌尿系统问题。常伴有其他排泄问题。造成老年人泌尿系统感染的因素包括女性尿道的先天性较短，与肛门较近，及病理因素如排便失禁造成的逆行感染等。在男性中常见的原因是前列腺问题，如前列腺肿大等，此外可能与饮水不足、泌尿系统结石、或全身性疾病如脑卒中长期使用导尿管等引起。尿路感染表现为有尿频尿急和尿痛现象，排出白色浑浊尿液，带有氨味，严重的可出现全身症状，如发热，食欲不振等。老年人尿路感染时症状不明显，常表现为疲乏和活动力差，但细菌性尿发生率高，且往往缠绵不去，不易治愈，严重者还可引起肾功能衰竭、尿毒症等严重后果。

2. 操作流程

在日常照料老人的排泄过程中，护理员应了解老人的排尿习惯，如排尿次数与时间、晚上排尿的次数、尿量是否减少、排尿时有无障碍、有无疼痛感、烧灼感等，了解有无全身疾病特别是泌尿系统的疾病，还应关注老人有无因排尿障碍造成紧张、自卑等心理方面改变等。

（1）尿潴留老人的照料

①了解和分析尿潴留的原因：如属机械梗阻，需在治疗原发疾病的基础上，给予对症处理。

②安慰老人：对心理因素引起的尿潴留，应消除其焦虑和紧张情绪。

③调节卧位，协助老人取适当体位：如扶老人坐起或抬高上身，尽可能使老人以习惯姿势排尿。对需绝对卧床的老人，应事先有计划地训练床上排尿，以免因不适应排尿姿势的改变而导致尿潴留。

④利用条件反射诱导排尿：如温水洗手、听流水声或用温水冲洗会阴。

⑤局部按摩：若身体情况允许可通过腹部热敷和按摩放松肌肉，促进排尿。用手按压膀胱协助排尿，即用手掌自老人膀胱底部向尿道方向推移按压至耻骨联合。按压时用力均匀，逐渐用力，一次按压到底，若未排尿可重复操作，直至排尿为止。切记不可强力按压，以防膀胱破裂。

⑥采用针灸疗法：及时报告医生老人尿潴留情况，由医护人员用针刺或艾灸等方法，刺激排尿或使用药物促使排尿等。

⑦经上述处理均不能解除尿潴留时，协助护理人员实施导尿术。

（2）尿失禁老人的照料

与大便失禁相同，无论是哪一种原因引起的尿失禁，都会给老人造成很大的心理压力，如自尊丧失，沮丧、抑郁、苦闷，甚至绝望。因身体异味产生害怕与人交往，出现人际交往障碍。在生理方面，可因尿失禁导致尿道周围皮肤潮湿不适，瘙痒、红肿或发炎，甚至引起尿路感染或压疮，也可引起睡眠质量下降。尿失禁的老人常因生理、心理和经济等影响，导致生活质量下降。因此对于尿失禁的老人除应积极治疗原发病外，还应做好相应的护理工作。

①要尊重老人人格：给予安慰和鼓励，使其树立信心，积极配合治疗、康复和护理。

②保证每日的饮水量：如无禁忌，应保证每日摄入的液体量 2000 毫升左右，多饮水能够促进排尿反射，并可预防泌尿道感染。老人入睡前应控制饮水，以减少夜间尿量。

③制订膀胱功能训练计划：根据老人的尿失禁原因制订膀胱功能训练计划，并积极进行功能训练。使用便器时，用手按压膀胱协助排尿，锻炼肌肉力量。指导老人进行骨盆底部肌肉的锻炼，以增强控制排尿的能力。老人可取立位、坐位或卧位，试做排尿动作，先慢慢收缩肛门，再收缩阴道、尿道，产生盆底肌上提的感觉，在肛门、阴道、尿道收缩时，大腿和腹部肌肉保持放松，每次缩紧不少于 3 秒，然后缓缓放松，每次 10 秒左右，连续 10 遍，以不觉疲乏为宜，每日进行 5～10 次，同时训练间断排尿，即在每次排尿时停顿或减缓尿流，以及在任何“尿失禁诱发动作”（如咳嗽、弯腰等）之前收缩盆底肌，从而达到抑制不稳定的膀胱收缩，减轻排尿紧迫感程度、频率和溢尿量。

④定时使用便器：白天每隔 1～2 小时使用便器一次，夜间每隔 4 小时使用便器，帮助建立规则的排尿习惯，促进排尿功能的恢复。可根据功能恢复情况，逐渐延长间隔时间。便器应放在老人便于取用的地方。对于穿脱衣裤困难的老人，尽量穿着简单易脱的衣裤。

⑤病情许可时，鼓励患者做抬腿运动或下床走动，以增强腹部肌肉张力。

⑥保持皮肤清洁干燥：经常清洗会阴部皮肤，勤换衣裤、床单、衬垫等。注意使用中性柔和的洁肤用品，出现轻微红疹或接触性皮炎时，可使用护肤的油剂、霜或不含酒精的保护膜等保护局部皮肤，阻止尿液刺激。对于完全型尿失禁的老人必要时可应用接尿装置接取尿液。如尿布、引流袋等，女患者可用女式尿壶紧贴外阴部接取，注意定时检查，更换尿布和引流袋。

（3）尿路感染老人的照料

①按医嘱给予药物：根据医嘱给药，使用抗生素时注意按时给药以保持药物浓度，督促老人坚持疗程服药，防止反复发作。

②注意休息：发作期间应注意休息，避免病情进一步发展。

③生活要有规律：每天参加一些体育锻炼，如打太极拳、慢跑、散步等，以增加身体免疫力。如患有糖尿病、高血压病、肾病等，应积极治疗。

④多吃新鲜瓜果、蔬菜等：鼓励进食含水量高的食物，多喝开水，保持每天尿量在 1500～2000 毫升，以加强尿流的冲洗作用。

⑤注意局部清洁，避免感染再次发生：协助老人每晚清洗会阴部，必要时用一些高锰酸钾清洗或坐浴（高锰酸钾俗称 PP 粉，其用量的多少可根据盆内水的颜色变成粉红色为准）。每天更换内裤。老人使用的毛巾及内裤用沸水蒸煮消毒，阳光

照射干燥。洗澡应采取淋浴。

（4）排尿护理

①更换尿袋（见表 3-56）。

表 3-56

步骤	要求与说明
准备	1. 环境：尊重老人，保持环境的隐私性，必要时用屏风遮挡，冬天注意保暖 2. 养老护理员：核对床号、姓名，剪指甲，洗手，戴口罩 3. 用物：检查一次性集尿袋的包装有无破损、是否在有效期内，准备夹子、碘酊、酒精棉球、橡皮筋、别针。将用物放人治疗车内 4. 老人：向老人解释，取得合作
操作	1. 用夹子夹住留置导尿管，解开固定绳带，将集尿袋放入便盆 2. 取无菌集尿袋固定于床沿，高度低于膀胱水平（仰卧时尿袋高度低于腿的高度） 3. 分离导尿管与集尿袋，用碘酊棉球由内至外螺旋式消毒导尿管口周围，酒精脱碘 4. 按无菌操作手法接无菌集尿袋，注意防止污染，接口衔接应牢靠。用别针或橡皮筋将引流管固定在床单上，留有活动余地，长度以够老人翻身为宜 5. 放开夹子，观察引流是否通畅，防止引流管压迫、扭曲、折叠
整理	协助老人取舒适卧位，整理床单位，开窗通风，污物带回处置室处理。护理员洗手

②尿标本的采集（见表 3-57）。

尿标本的检验结果，有助于评估老人的代谢和排泄功能状况，协助诊断疾病。为确保检验结果的准确性，护理员应根据检验目的采用不同的方法采集。

表 3-57

步骤	要求与说明
准备	1. 环境：尊重老人，保持环境的隐私性，必要时用屏风遮挡，冬天注意保暖 2. 养老护理员：核对床号、姓名、化验单 3. 用物： ①尿常规标本：50～100 毫升的标本容器，贴好标签 ② 12 或 24 小时尿标本：带盖便器、防腐剂 4. 老人：向老人解释，取得合作，避免粪便混入标本
操作	1. 常规标本用取清晨第一次尿，嘱老人留 30 毫升左右的尿液于容器中，及时送检。不能自理的老人协助留尿，需测尿比重者应留 100 毫升的尿液 2.12 或 24 小时尿标本于晚上或早晨 7 时嘱老人排空膀胱后留取尿液在便器中，至第二天早晨 7 时留取最后一次尿，将 12 或 24 小时尿液连容器及时送检。注意根据医嘱加防腐剂

3.4.3　呕吐老人的照料

1. 相关知识

呕吐是多种疾病的常见症状，是将胃及肠内容物从口腔强力驱除的动作，是一种具有保护意义的防御反射，可把胃内有害物质排出。但长期剧烈的呕吐，会影响进食，同时胃液丢失、营养摄入障碍，会导致电解质紊乱和营养不良。对于老年人来说，呕吐物不慎吸入极易造成窒息与吸入性肺炎。

引起老年人呕吐的常见因素和类型有：

（1）中枢性呕吐：直接刺激中枢而引起的呕吐。可由心理方面的刺激造成，如情绪变化、生气、紧张、焦虑、多疑、失眠等引起大脑皮层的功能失调出现呕吐。也可由化学物质、缺氧、放射线的影响等引起。各种疾病导致颅内高压时可刺激呕吐中枢引起喷射状呕吐。老年人可因长期服用某些药物而引起呕吐，如阿司匹林、消炎痛、地高辛、复方新诺明、红霉素等。

（2）反射性呕吐：各种刺激作用于脏器神经末梢而引起的呕吐。如迷路刺激引起晕车、美尼尔病引发的呕吐。又如食道炎、胃炎、肠梗阻、肿瘤等刺激局部引起呕吐，再如饮食不当，暴饮暴食、酗酒、过量食用辛辣食物等加重胃肠负担，反射性地增强胃及小肠逆蠕动，使胃内容物呕吐出体外，一般反射性呕吐后可缓解不适感。

（3）某些心血管疾病如心力衰竭、心肌梗死发作时除胸痛、胸闷、出汗外，也可出现胃肠道症状，伴有恶心、呕吐需特别注意。肾脏疾病导致肾功能不全、尿毒症等常在早晨起床后进餐前发生呕吐，脑血管意外、高血压急症、糖尿病酮症酸中毒等均可引起呕吐。

2. 观察（见表 3–58）

表 3–58

呕吐物性状及伴随症状	一般临床意义
呕吐物的颜色	上消化道出血时呕吐物含血呈鲜红色或咖啡色，胃内容物有腐败性改变时呕吐物呈暗灰色，混有胆汁时可呈现黄绿色
呕吐物的量	呕吐量超过胃容量（300 毫升），提示有肠梗阻的可能性
呕吐物的气味	一般呕吐物含胃液呈酸性，胃内出血呈碱性，含有胆汁呈苦味，肠梗阻则呈粪臭味
喷射状呕吐伴剧烈头痛或视力模糊	常见于颅内高压，如高血压脑病、青光眼、颅脑外伤等

3. 注意事项

（1）及时扶助，避免窒息。当发生呕吐时，清醒老人若病情允许可扶助坐起，护理员一只手扶托老人额部，使身体前倾。另一只手及时安置容器接纳呕吐物。仰卧老人可协助取侧卧位，或将头偏向一侧。昏迷老人呕吐时，应将头转向一侧，必要时用干净的手帕缠在手指上伸进口内清除呕吐物，装有假牙者，要取出假牙以免误吸引起窒息。同时立即通知医护人员，采取相应治疗措施。

（2）安慰老人，减轻老人因呕吐引起的紧张不安。养老护理员应及时观察老人的神情变化。给予安慰，避免因紧张等心理刺激，再次引起呕吐或加重呕吐。

（3）保持舒适，注意清洁卫生。呕吐结束后协助老人用温水漱口、洗脸、洗手，保持清洁，减少不良刺激。

（4）环境整理。呕吐停止后及时撤去容器、清洁地面，有脏污衣物和床单等应立即更换，开门窗通风换气，注意对流风不要直吹老人。

（5）协助老人躺卧休息，注意保暖，病情许可给予温热饮料。

（6）评估与观察。评估呕吐物的形状、量、颜色及气味，必要时留取标本。观察老人的神志情况和身体状况，如呼吸、脉搏、面色等，如有异常及时通知医护人员处理。

3.5　安全保护

3.5.1　各类安全用具的使用

1. 相关知识

（1）手杖

①手杖的种类：

A. 直管可调节手杖：手杖长短可调节，携带方便（见图 3-82）。

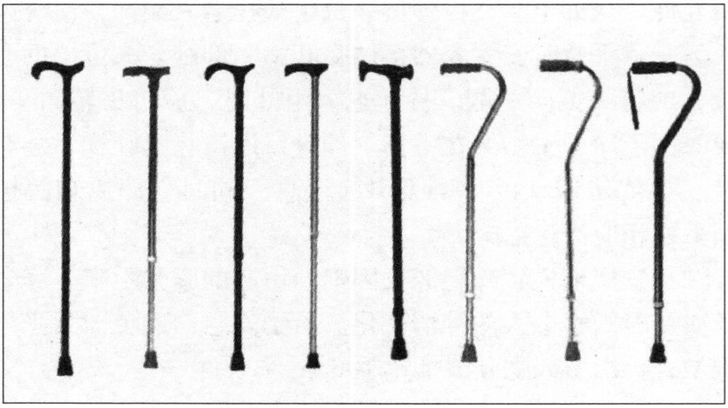

图3-82

B. 四脚手杖：手杖长短可调节，左右手可互换使用，有四个撑脚，稳定性好，携带方便，适用于行动不便、身体平衡性差的老年人（见图 3-83）。

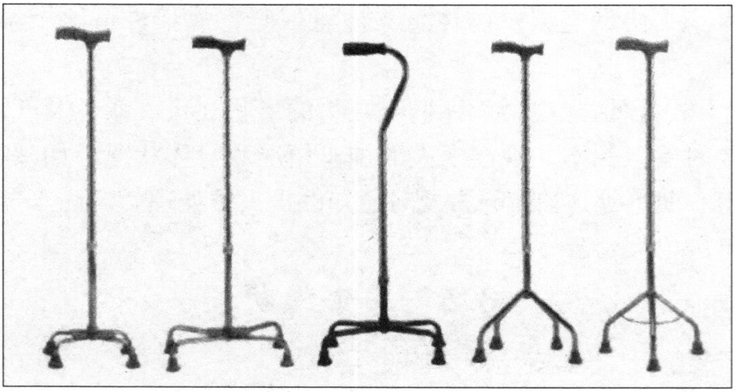

图3-83

C. 花皮手杖：手杖表面经过特殊处理，多种花蕊图案，外形美观大方，长度可调节，重量轻，携带方便（见图 3-84）。

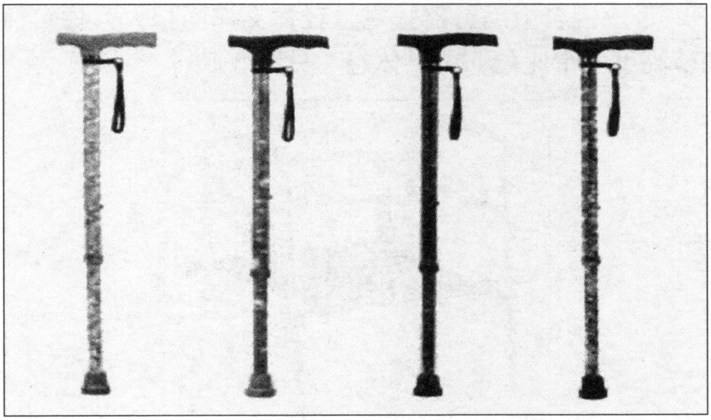

图3-84

②手杖的附件：为防止滑动与缓和手杖着地时的冲击，杖端要有橡胶帽，以起到防滑的作用。橡胶帽一旦磨破，应立即更换。

（2）助行器

①助行器的种类：

A. 可折叠电镀助行器：操作方便，可调节高度，可折叠，便于携带（见图 3-85）。

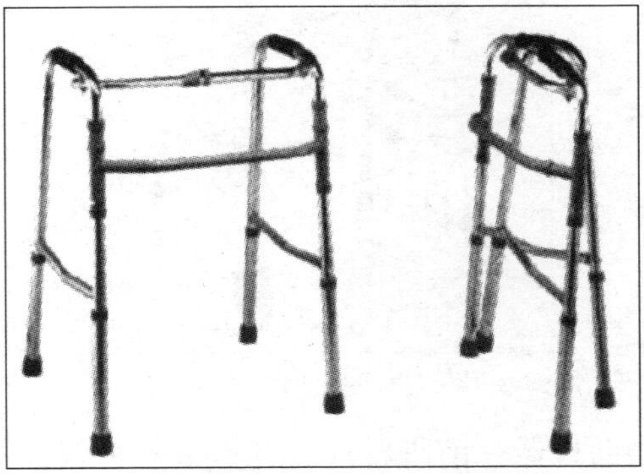

图3-85

B. 带座铝合金助行器：重量轻，支撑面积大，稳定性好，可调节高度。带座位，可供休息（见图 3-86）。

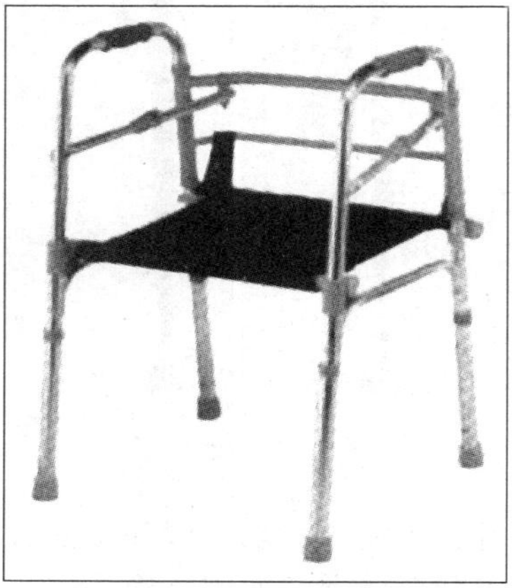

图3-86

C. 带前轮铝合金助行器：前脚设有脚轮，重量轻，可折叠，使用轻便（见图 3-87）。

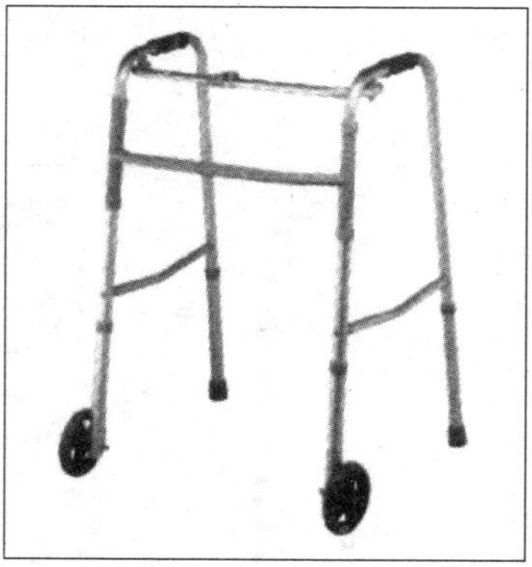

图3-87

D. 带轮助行器：前脚轮式设计可节省力气，提高助行性能。扶手可调节高度，适用于不同身高老人。有坐凳可供休息，折叠，便于携带（见图 3-88）。

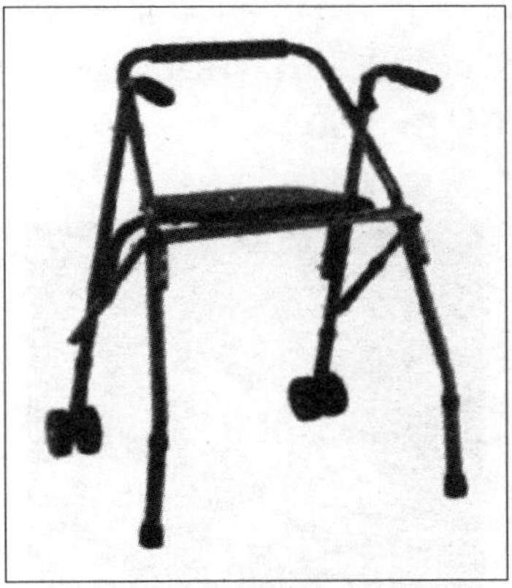

图3-88

E. 四轮助行器：是下肢障碍老年人行走时的支撑物和康复锻炼器材。手臂支架可提高上身支撑力，减轻下肢负重。支架配有肘垫，舒适实用，四轮装置，脚刹制动，稳定性好，配有座面，高度可调节（见图 3-89）。

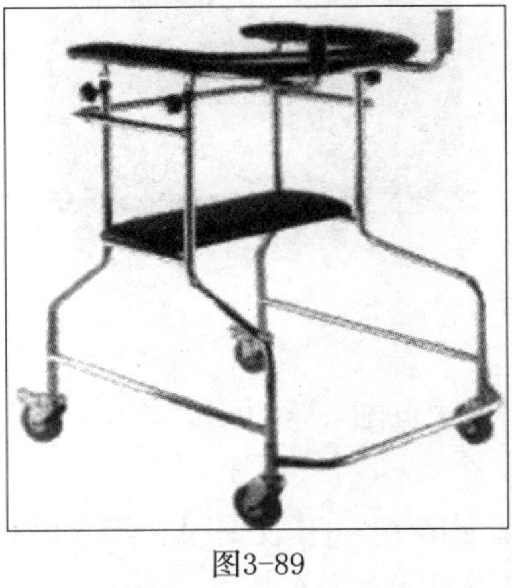

图3-89

F. 四轮康复助行器：是下肢障碍老年人行走时的支撑物和康复锻炼器材。手臂支架可增加上身支撑力，减轻下肢负重。支架配有肘垫，舒适实用。四轮装置，脚刹制动，稳定性好，高度可调节（见图 3-90）。

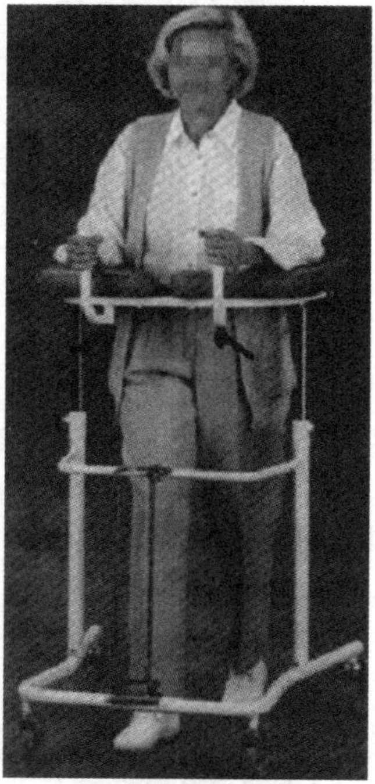

图3-90

（3）轮椅

①轮椅的构造（见图 3-91）。

②轮椅的种类：

A. 手刹式简易轮椅：下肢受限老年人的代步工具。铝合金椅架，轻便耐用。配有手刹装置、座垫、靠背垫，易清洗。

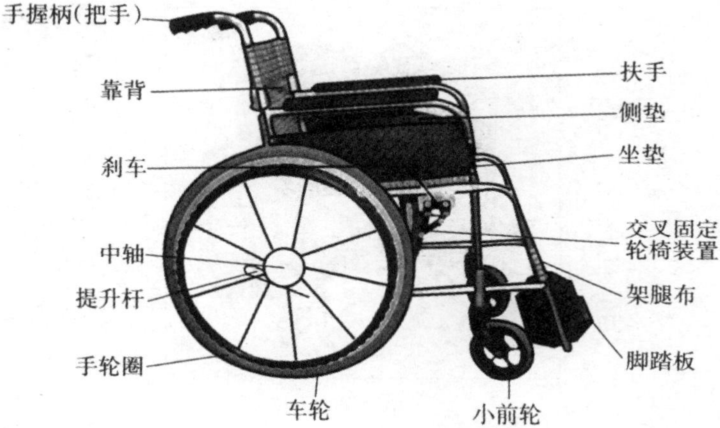

图3-91

把手可折叠，携带方便（见图 3-92）。

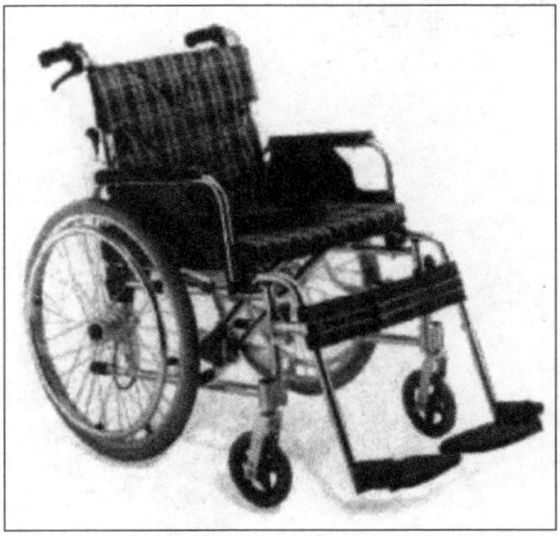

图3-92

B. 加宽轮椅：下肢受限老年人的代步工具。钢管电镀，可拆脚。黑色防水尼龙布座垫、靠背垫，易清洗，座椅宽大，适用于高大魁梧的老年人（见图 3-93）。

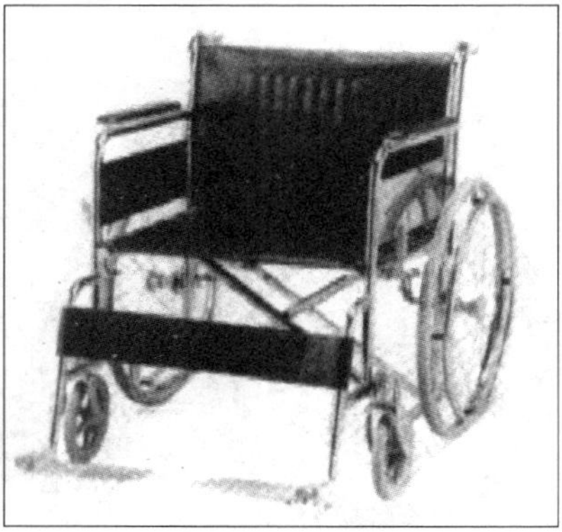

图3-93

C. 轻型轮椅：下肢受限老年人的代步工具。扶手及靠背为铝材质，塑胶框，铁扶手圈。扶手可拆卸，有防倒装置。腿部垫可根据需要随意升降，拆脚与腿部垫可互换。黑色防水尼龙布座垫、靠背垫，易清洗（见图 3-94）。

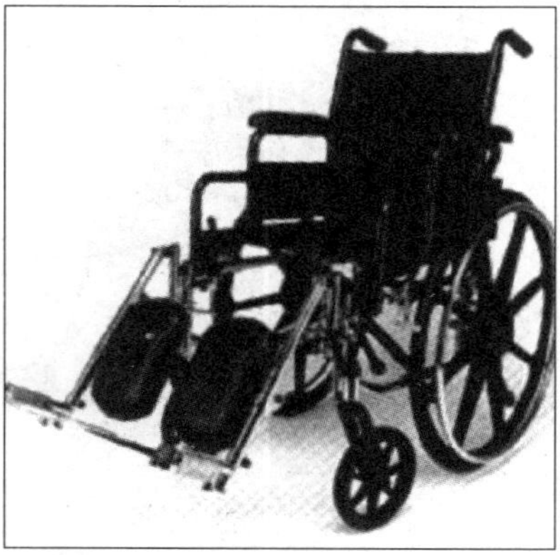

图3-94

D. 欧式铝轮椅：下肢受限老年人的代步工具。全部为铝材制作，靠背可折叠。扶手为后翻式，拆脚可调节，座垫配有40 毫米厚海绵垫，感觉舒适。防水尼龙布座垫、靠背垫（见图 3-95）。

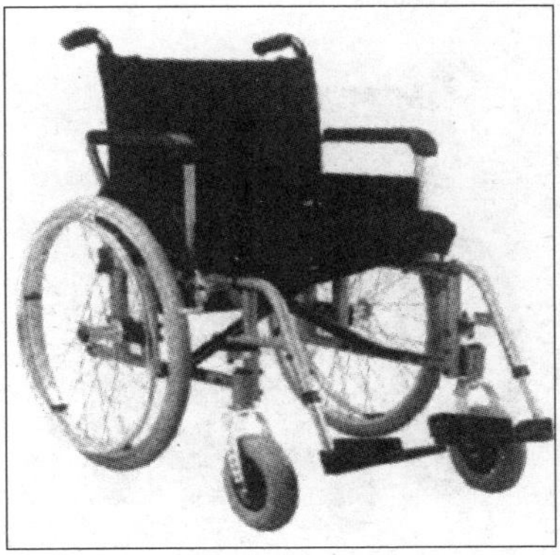

图3-95

E. 德式超护轮椅：下肢受限老年人的代步工具。S 形骨架设计、座垫系统符合人体曲线，能有效分散重量，减轻压力，预防压疮产生，并具有防滑功能。可拆脚，后轮可快拆。扶手可后掀，高度可调整。铝合金材质，重量轻（见图 3-96）。

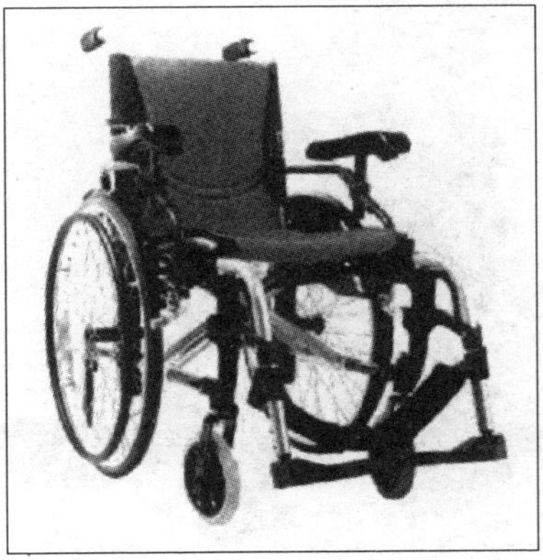

图3-96

F. 德式可自推轮椅：适用于乘坐飞机、狭窄居家环境老年人。车体轻，便于自推行进。航钛铝合金骨架，靠背可折叠，外扩式扶手，方便携带、储存（见图 3-97）。

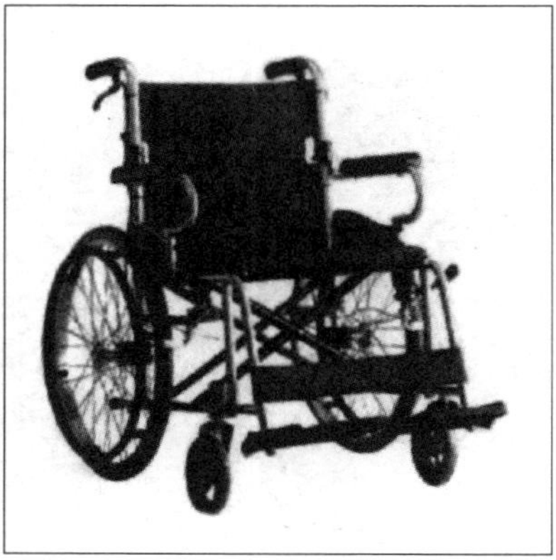

图3-97

G. 电动轮椅车：下肢受限老年人的代步工具。360° 灵活转动，进退自如，操作方便，五挡调速；座椅高度与靠背角度能调节，舒适耐用；使用充电电池，方便节能（见图 3-98）。

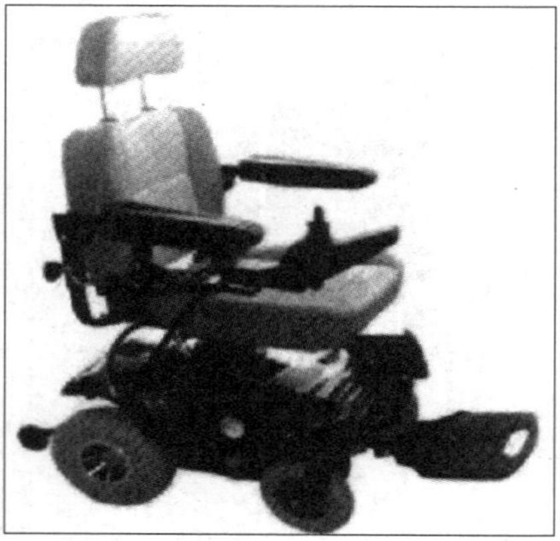

图3-98

③坐轮椅的正确姿势：手扶轮椅扶手，身体坐于轮椅的中间，两侧有一定的活动空间，身体背部向后靠。身体不能保持坐位平衡的老人应系安全带（见图 3-99）。

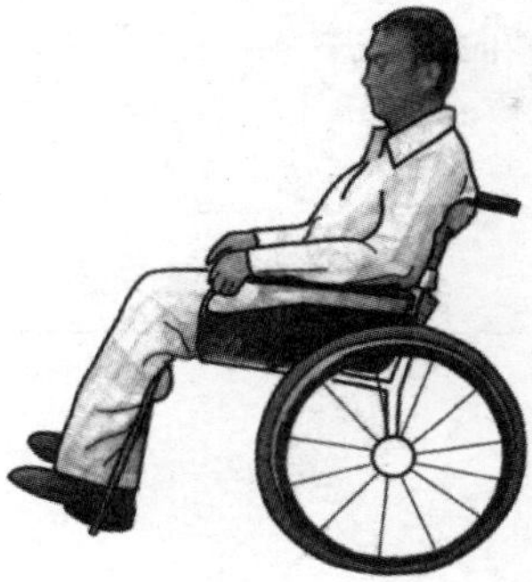

图3-99

2. 操作流程

（1）手杖的使用（见表 3-59）

表 3-59

步骤	要求与说明
准备	1. 手杖（根据老人的情况及身高，选择合适的手杖） 2. 移开床旁桌、椅至无妨碍处，协助老人做好出行前准备，衣裤、鞋袜穿着妥当
解释	携手杖至床旁，解释使用目的、注意事项以取得老人配合
操作	1. 检查手杖各部件是否完好，详细指导老人正确使用手杖，并注意安全保护 2. 将手杖放在老人左（右）侧，并以老人的左（右）手稍向前屈曲上臂与前臂成 150° 角。握住手杖柄，手杖的下端离左（右）脚趾 15 厘米处的位置（见图 3-100），使手杖作为左（右）患下肢的支撑点（右侧手杖放置位置同左侧，位置相反）

（续表）

步骤	要求与说明
操作	3. 先用左（右）手将手杖向前一步支撑在地上，然后右（左）健侧下肢向前迈进一步，接着左（右）患侧下肢向前跟进一步，交替重复向前行走。关键点在于左（右）侧患肢着力时左（右）手用手杖协助支撑身体前进
整理	老人返回居室后，将手杖放回原处备用

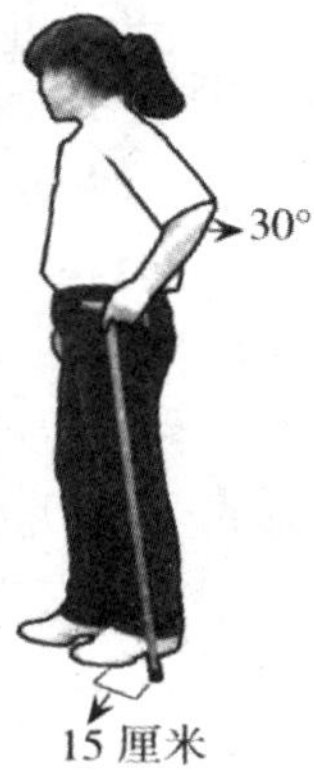

图3-100

（2）助行器的使用（见表 3-60）

表 3-60

步骤	要求与说明
准备	1. 助行器（根据老人情况选择合适的助行器），检查助行器各部件是否完好，保证老人行走安全 2. 移开床旁桌、椅至无妨碍处，协助老人做好出行前准备，衣裤、鞋袜穿着妥当

（续表）

步骤	要求与说明
解释	携助行器至床旁，解释使用目的、注意事项，以取得老人配合
操作	详细指导老人正确使用助行器，并注意保护 1. 带轮助行器（见图 3-101）：老人用双手握住助行器的左右把手，人站在助行器的后面，手推助行器时双足跟着助行器往前移动，移动时注意安全 2. 不带轮助行器（见图 3-102）：老人用双手握住助行器左右两边的中间，人站在助行器的中间，将身体重量分配于助行器及健侧脚上，双手将助行器提起 10～20 厘米，往前移动 10 厘米再向下放稳于地面，再将健脚跟着往前移动 10 厘米，重复进行，移动时注意安全
整理	老人返回居室后，将助行器放回原处备用

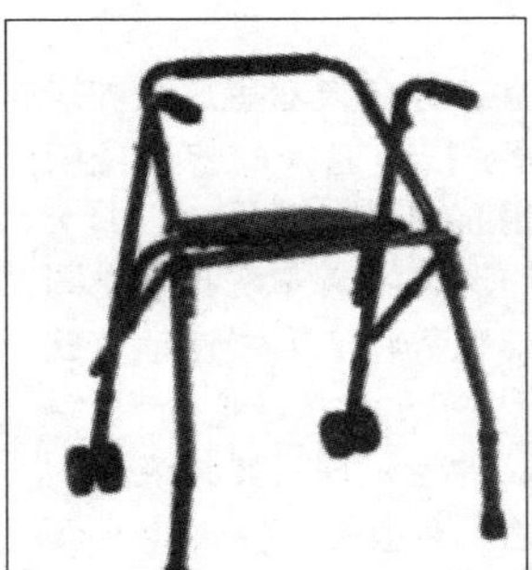

图3-101

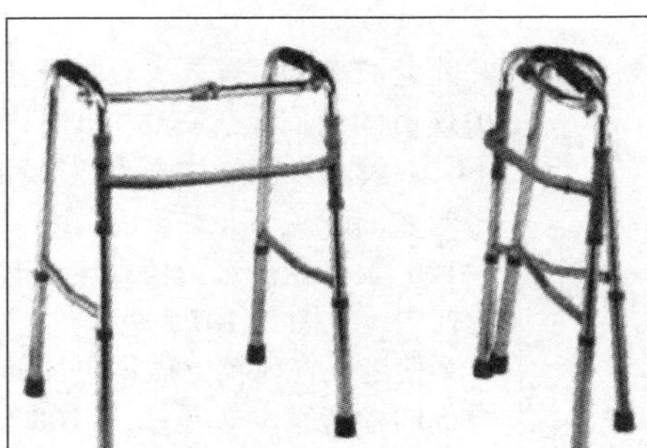

图3-102

（3）轮椅的使用（见表 3-61）

表 3-61

步骤	要求与说明
准备	1. 轮椅（根据老人的不同年龄、体型及身体状况选择适合老人的轮椅） 2. 移开床旁桌、移至无妨碍处。解释将轮椅推至床旁，向老人解释，以取得老人配合
检查	1. 检查轮椅各部件是否完好，保证老人使用安全 2. 教会老人正确使用轮椅的方法和技能。包括手闸操作、轮椅支撑动作、轮椅左右转弯、后轮平衡、左右侧跳、过狭窄门等技术
操作	1. 轮椅放置床尾，收起轮椅足踏板，并固定双轮，防止轮椅滑动 2. 养老护理员站于老人右侧床头、双脚朝床尾，一前一后分开，然后一手置于老人颈肩处，一手置于老人右膝外上侧（见图 3-103），协助老人坐于床缘 3. 让老人手掌撑住床褥，维持坐姿，养老护理员帮助老人穿上外衣及鞋子 4. 养老护理员面对老人双脚分开站立，让老人双手放在养老护理员的两肩上，养老护理员的两手扶住老人的腰部或腋下，双脚和双膝抵住老人双脚和双膝的外侧（见图 3-104），将老人的膝关节抵住（见图 3-105），扶住老人站起（见图 3-106）。养老护理员协助老人转身，顺势将老人慢慢地放到轮椅中（见图 3-107） 5. 为使老人在轮椅上做得更加舒适，养老护理员要将老人的臀部向椅背移动（见图 3-108），老人需上身前倾，重心转移到足部。借助微力量臀部即可后移，保持舒适稳妥位置（见图 3-109）。将轮椅足踏板放下来，老人双脚放在足踏板上。根据季节用毛毯遮挡老人

（续表）

步骤	要求与说明
操作	6. 老人返回居室时，将轮椅推至床尾，取下毛毯，脱下外套及鞋子。养老护理员协助老人从轮椅处移至床边，稍作休息，护理员站在老人右侧床头，双脚朝向床尾，一前一后分开，一手置于老人颈肩处，一手置于老人膝下，协助老人卧于床中
整理	老人卧床后，观察老人身体状况，如身体状况良好，整理用物，将轮椅放回原处备用

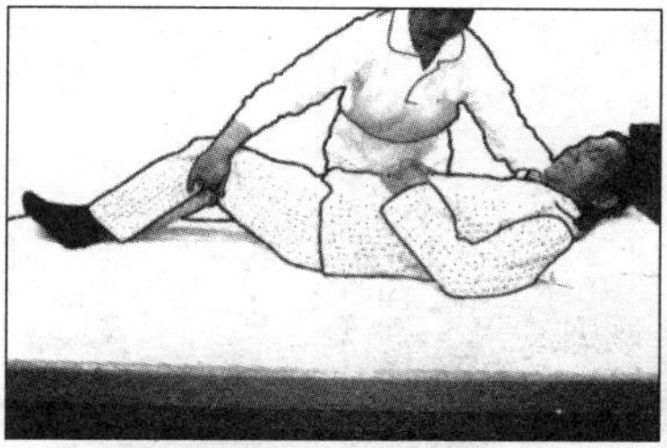

图3-103

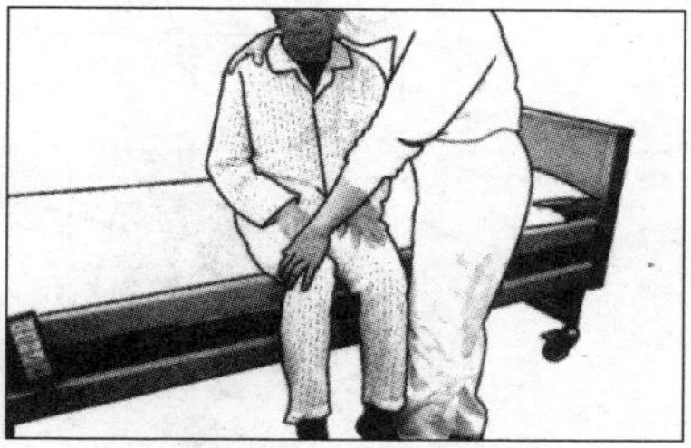

图3-104

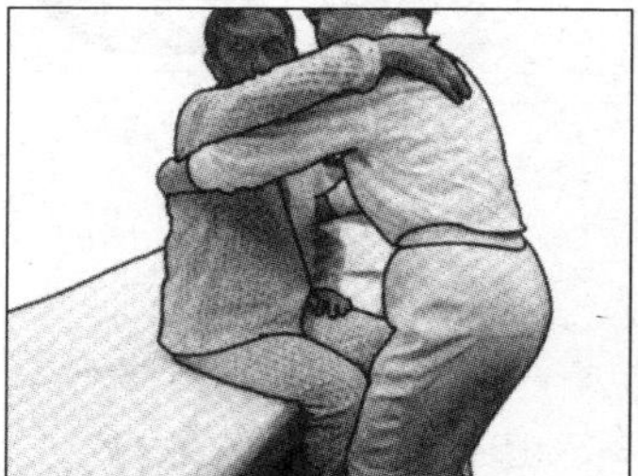

图3-105

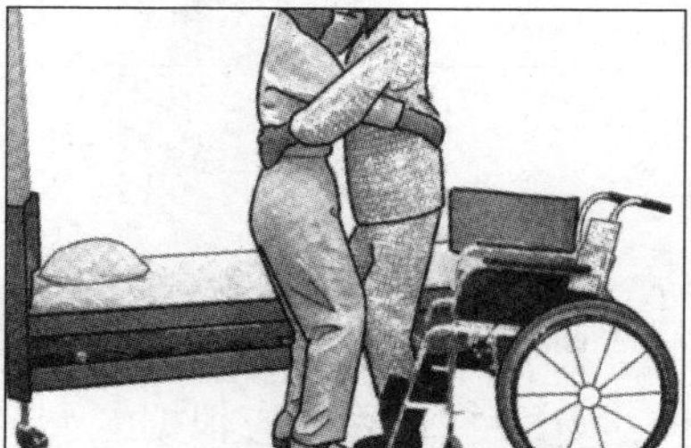

图3-106

（4）臀部减压法

臀部减压，即为长时间乘坐轮椅的老人定时进行臀部减压，方法：老人双手放在床尾两侧，双脚站立于地面，用臂力将整个上身撑起（视老人身体状况而定）或由养老护理员抬起老人，臀部腾空于轮椅上。每 30 分钟减压一次，每次 3～5 秒（见图 3-110）。

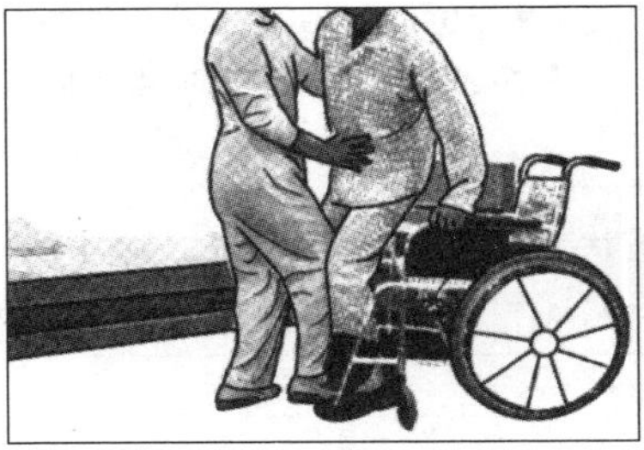
图3-107

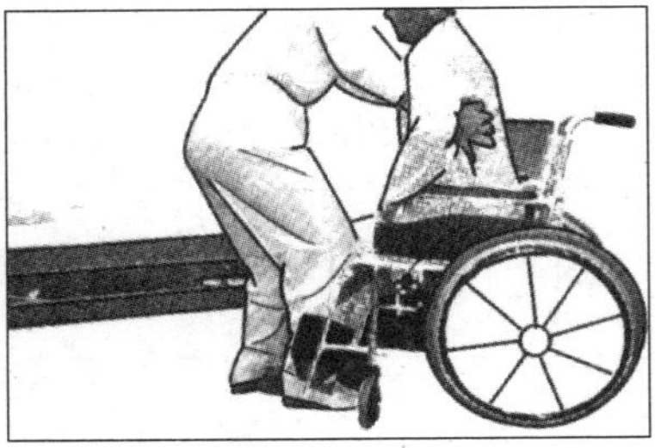
图3-108

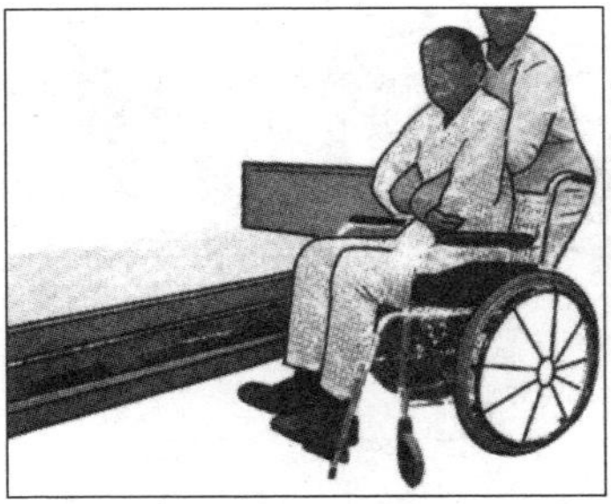
图3-109

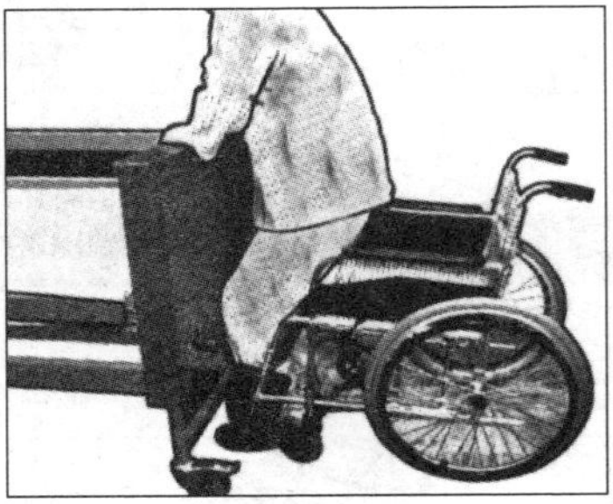
图3-110

3. 注意事项

（1）手杖

①手杖使用前应根据老人的身高，选择合适的手杖。

②使用过程中，要注意老人安全，手杖末端安置橡胶帽，以增加与地面的摩擦力而起到防滑作用。

③居室地面保持清洁、干燥，无水迹油泥，无障碍物，以防老人滑倒或跌伤。

（2）助行器

①有轮助行器使用时要有养老护理员监护，防止老人滑倒。

②无轮助行器下端应安装橡胶帽，以增加与地面的摩擦力而起到防滑作用。

③助行器比手杖的稳定性佳，用于室外行走不太方便。

（3）轮椅

①使用轮椅前必须检查轮椅各部件的性能，保证移动顺利和老人安全。

②乘坐的轮椅必须舒适，大小要适合老人的需要，座位要有软垫，避免臀部受压。座位宽度以坐稳后与扶手间有两指宽的距离为宜。

③搁脚板高低以足踏在板上，大腿呈水平位为宜。

④老人坐轮椅在欲起立时或坐下前，应先将轮椅的闸刹住。轮椅闸的性能要好，防止轮椅滑动，使之不安全。

⑤老人乘坐轮椅外出时要注意安全，根据季节做好保暖工作。

⑥推乘坐轮椅的老人下坡时，应倒行，确保老人安全。

⑦长期坐轮椅的老人，要防止压疮的发生。

⑧对身体不能保持平衡的老人，乘坐轮椅时要使用保护带，防止老人跌伤。

3.5.2　老人搬移

1. 相关知识

老人搬移是指养老护理人员怎样协助老人经常更换卧位及如何使用辅助移动工具。老年人长期卧床，肌肉和关节会僵硬萎缩，导致身体变形。影响血液循环，导致压疮和肺感染。胃肠蠕动减慢，导致便秘等。

2. 操作流程

（1）移向床头法：协助已滑向床尾而不能自己移动的老人移向床头，使老人感到舒适。

①一人协助老人移向床头法：适用于病情许可、四肢肌力正常的老人（见表 3-62）。

表 3-62

步骤	要求与说明
解释	向老人解释搬移目的，以取得老人配合
操作	1. 养老护理员站在老人右侧，放平床头 2. 老人取仰卧屈膝位，托起老人头部，抽出枕头横立于床头 3. 养老护理员两腿适当分开，靠近老人床侧，一只手伸进老人肩下，另一只手伸入臀部或大腿后面（见图 3-111），在抬起老人的同时，嘱老人两手抓住床头栏杆，用双脚蹬踩床面，这时可得到大小相等、方向相反的反作用力，使老人身体移向床头 4. 将枕头放回老人头下，按需摇起床头
整理	整理床单位，协助老人取舒适卧位

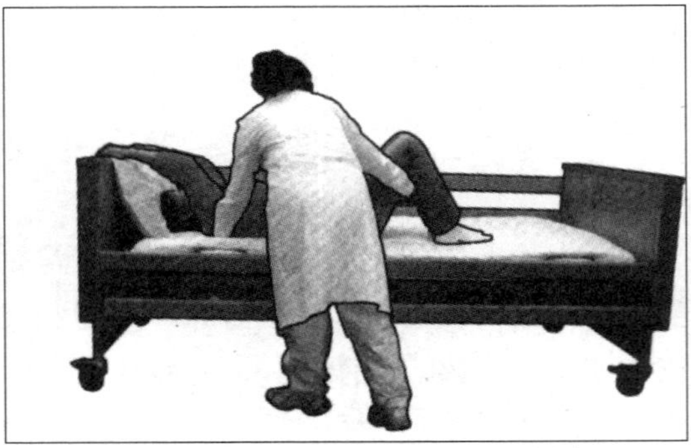

图3-111

②偏瘫老人移向床头法（见表 3-63）。

表 3-63

步骤	要求与说明
解释	向老人解释搬移目的，以取得老人配合
操作	1. 养老护理员站在老人右侧，放平床头 2. 老人取仰卧位，抽出枕头横立于床头处，以免移动身体时头部撞到床头。老人健侧腿屈膝，脚蹬床面，健侧的手移向腰部，按住床 3. 养老护理员一只手从老人的腋下伸进，另一只手从臀部下方伸进，在托起的同时，借助老人健侧的手臂和腿部的力量，按口令向床头移动（见图 3-112）
整理	放好枕头，整理好床单位，取舒适卧位

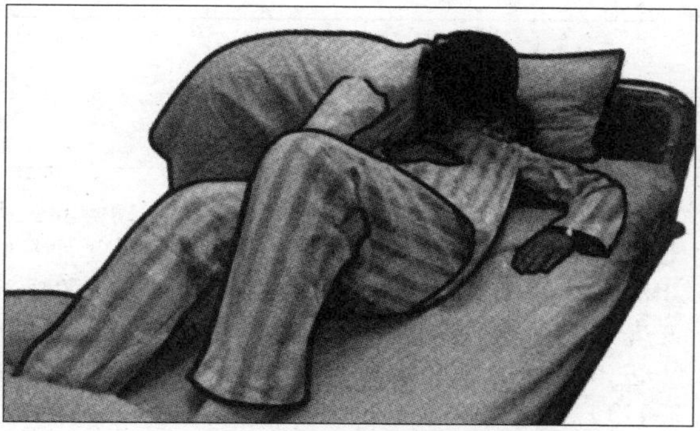

图3-112

③二人协助移向床头：适用于完全没有向上移动能力的老人（见表 3-64）。

表 3-64

步骤	要求与说明
解释	向老人解释，以取得配合
操作	1. 放平床头，老人取仰卧屈膝位。托起老人头部，抽出枕头横立于床头 2. 养老护理员分立于床的两侧，托住老人肩部、臀部。也可立于床的同侧，一人托老人的肩、腰部，另一人托老人的臀部、腘窝部。二人同时用力抬起老人移向床头 3. 将枕头放回老人头下，按需摇起床头
整理	整理床单位，协助老人取舒适卧位

（2）从床中间移至床边：协助无法自行移动的老人移至床边。

①一人协助老人移至床边（见表 3-65）。

表 3-65

步骤	要求与说明
解释	向老人解释，以取得配合
操作	1. 老人取仰卧位，养老护理员站在将要移动侧的床边。老人双手交叉置于腹部，一条腿放于另一条腿上（如有偏瘫，则用健康的手抱住麻痹的手，麻痹的腿放在健康的腿上 2. 养老护理员一只手托起老人的后头部，另一只手握住枕头边，双手配合把枕头和头部同时轻轻移到床边（见图 3–113） 3. 养老护理员双腿要前后分开，一只手从老人颈部伸进，托住老人远侧的肩部，另一只手从老人的腰部伸进，抓住老人的腰部外侧，双臂伸直，把老人的上半身按水平方向移过来（注意不要上下抬老人，使护理员的双臂在床上水平移动即可）（见图 3–114）

（续表）

步骤	要求与说明
操作	4. 养老护理员双腿要前后分开，一只手从老人的腰部伸进，另一只手从老人的大腿部伸进，双手分别抱住老人腰部和大腿部，双臂伸直，把老人的腰、臀部按水平方向移过来（见图 3–115） 5. 养老护理员一只手从老人的膝部伸进，另一只手从老人的脚踝伸进，双手分别抬起老人的膝部和脚踝，双臂伸直，把老人的膝、脚部按水平方向平行移过来（见图 3–116）
整理	整理床单位，协助老人取舒适卧位

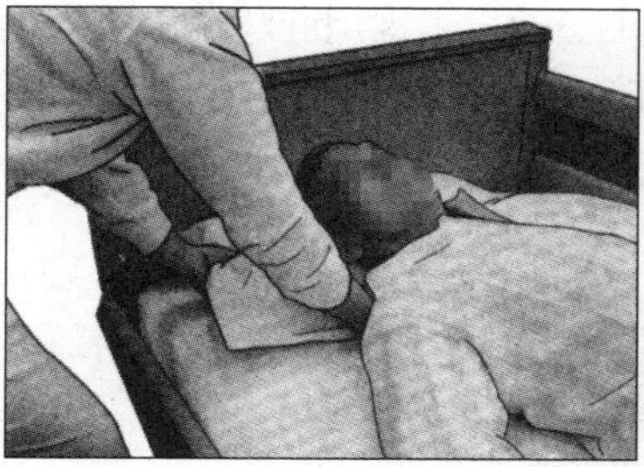

图3-113

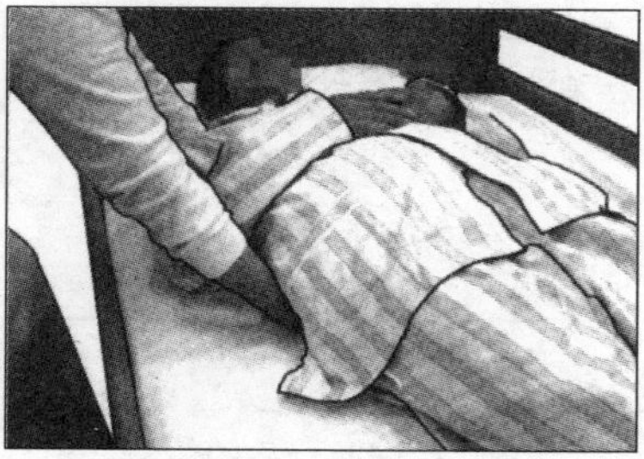

图3-114

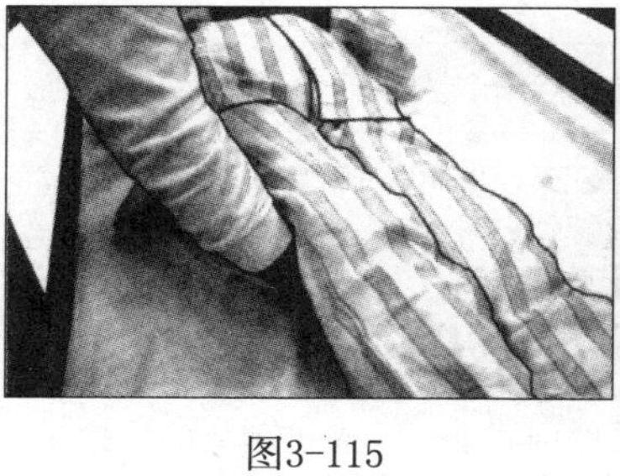

图3-115

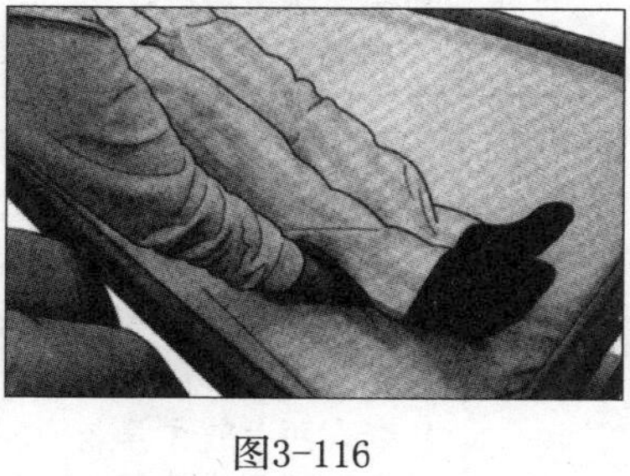

图3-116

②二人协助移至床边（见表 3-66）。

表 3-66

步骤	要求与说明
解释	向老人解释，以取得配合
操作	1. 放平床头，老人取仰卧屈膝位 2. 护理员立于床的同侧，双脚前后分开，并髋部下移，弯曲膝盖，并保持背部平直 3. 护理员一人托住老人肩、颈部，另一人托住老人臀部和腘窝部，二人同时用力将老人抬起移近床边
整理	整理床单位，协助老人取舒适卧位

（3）轮椅搬运：运送不能行走、有一定躯干控制能力，下肢有部分支撑能力或一侧肢体有障碍、体重较轻的老人。

①一人协助的扶抱转移：适合能站立的老人（见表 3-67）。

表 3-67

步骤	要求与说明
准备	1. 选择合适的轮椅，根据季节备毛毯保暖 2. 移开床旁桌、椅，推轮椅至床尾，拉起车闸将固定车轮，并将轮椅足踏板收起
解释	向老人解释，以取得配合。按需给老人便盆
操作	1. 松开床尾盖被，协助老人穿衣，取仰卧位 2. 养老护理员站于床头，双脚朝向床尾，一前一后分开，一手置于老人颈下，另一手置于老人膝上，养老护理员的重心由前脚移向后脚，协助老人坐于床边 3. 让老人以手掌支撑床边，维持坐姿，协助穿好鞋子 4. 老人两手放在养老护理员的两肩上，养老护理员两手扶住老人的腰部或腋下，用双脚和双膝抵住老人的双脚和双膝外侧，协助站立并转身，稳妥坐入轮椅中。放好轮椅足踏板，取舒适坐位

（续表）

步骤	要求与说明
整理	整理床单位，将盖被呈扇形折叠于床尾

针对一侧偏瘫老人的方法见表 3-68。

表 3-68

步骤	要求与说明
准备	1. 选择合适的轮椅，根据季节备毛毯保暖 2. 移开床旁桌、椅，将轮椅推至床尾，拉起车闸固定车轮，并将轮椅足踏板收起
解释	向老人解释，以取得配合。按需给予便盆
操作	1. 松开床头盖被，协助老人穿衣。取仰卧位 2. 将老人双手交叉置于腹部，一条腿放于另一条腿上，（如有偏瘫，用健康的手抱住麻痹的手，麻痹的腿放在健康的腿上） 3. 同于一人协助至床边 4. 养老护理员使老人双下肢呈屈膝状态，用上臂绕过老人的下肢（见图 3–117），用自己的腿支撑住老人的双下肢（见图 3–118），双手抓住老人的枕头，抬起老人头部（见图 3–119）同时移动老人上身及臀部至床边。将老人患侧下肢放到床下，患侧上肢放在腹部，健侧上肢借助养老护理员的肩部力量，转动身体坐起，健侧下肢随之移动到床边，协助穿衣裤、鞋，帮助老人调整好坐姿 5. 养老护理员坐在老人患侧一边，一只手放在老人的膝盖上，另一只手放在老人的臀部下面，协助老人慢慢地移向轮椅处，移动过程中养老护理员要随时提醒老人上身向前倾，其目的是为将重心向足部转移（见图 3–120）。老人每移动一步，两只脚都要随着身体位置的改变而改变（见图 3–121）。老人健侧上肢可作支撑点同时给老人指引运动方向，慢慢移动坐到轮椅上（见图 3–122）

（续表）

步骤	要求与说明
操作	6. 为使老人在轮椅上做得更加舒适，养老护理员要将老人臀部向椅背移动，首先老人上身要向前倾，重心转移到足部。借助护理员微薄力量臀部即可向后移动（见图 3-123）。放好轮椅足踏板，取舒适坐位
整理	整理床单位，将盖被呈扇形折叠于床尾

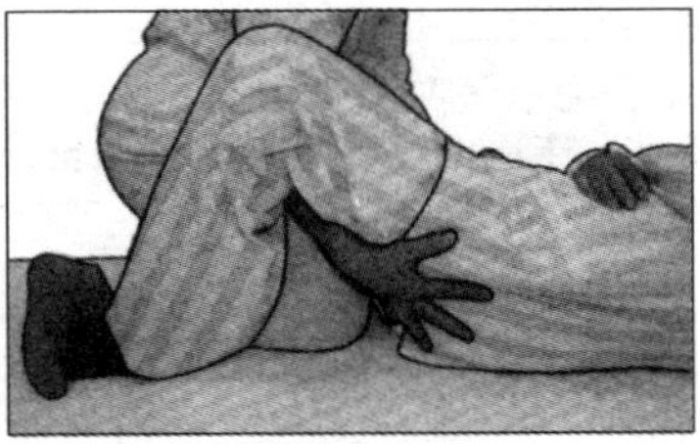
图3-117

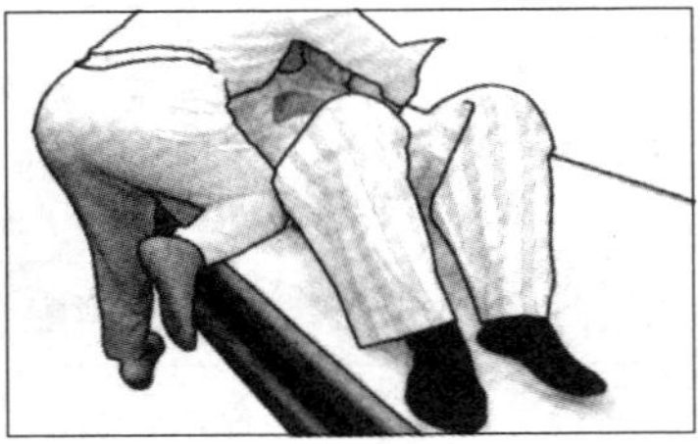
图3-118

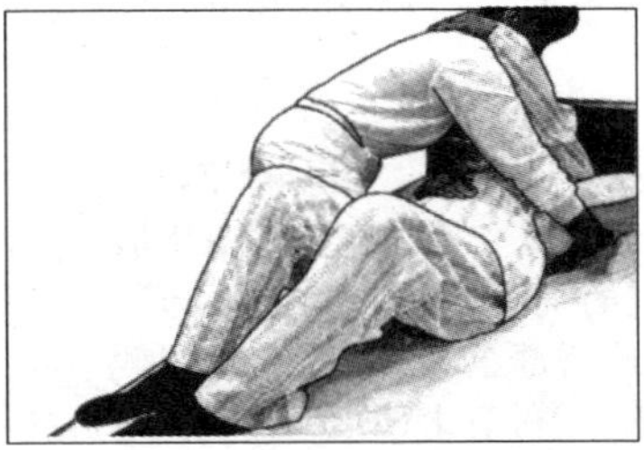
图3-119

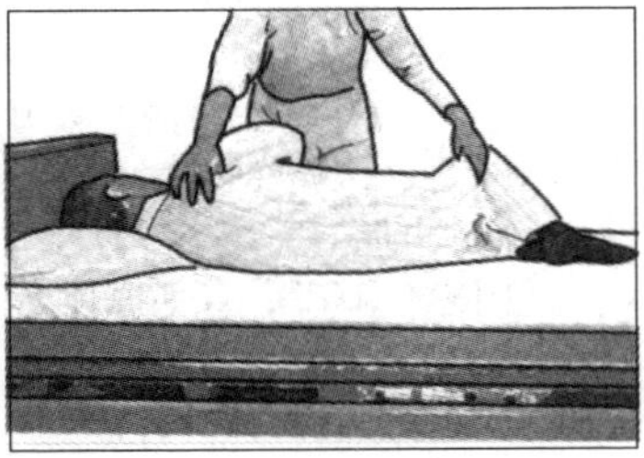
图3-120

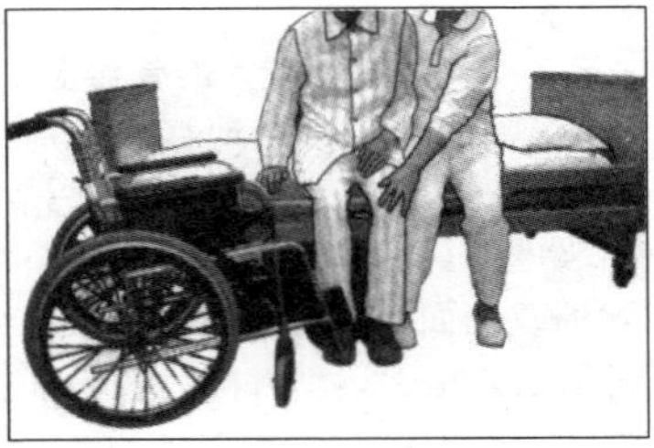
图3-121

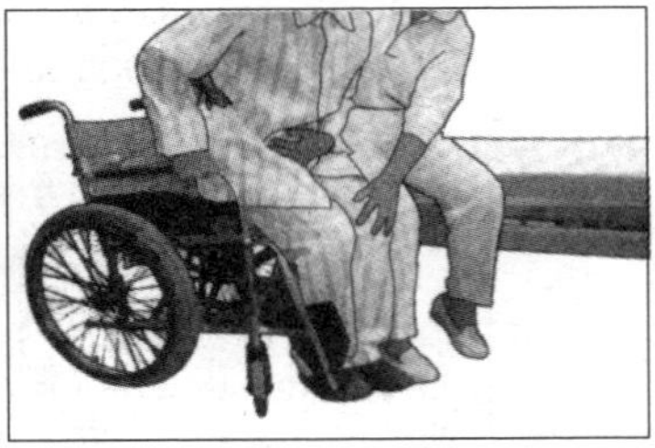
图3-122

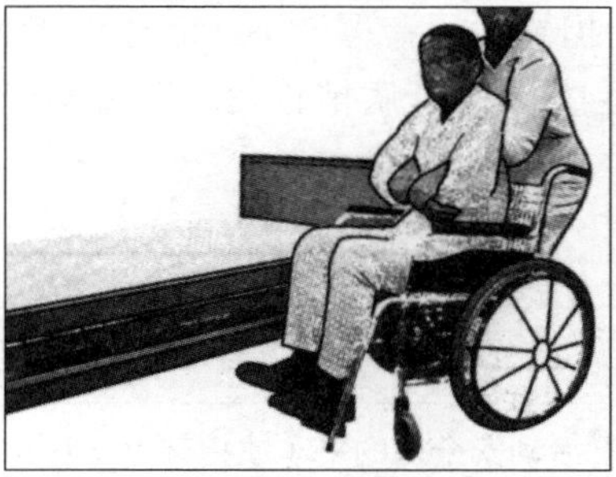

图3-123

②两人协助搬运：适合无法自主移动的老人（见表3-69）。

表 3-69

步骤	要求与说明
准备	1. 按老人需求选择合适的轮椅，根据季节备毛毯 2. 移开床头桌、椅，推轮椅至床尾，拉起车闸固定车轮，并将轮椅足踏板收起
解释	向老人解释，以取得配合。按需给予便盆
操作	1. 松开床尾盖被，协助老人穿衣，帮助老人取坐位，面向床尾，躯干前屈，两臂自然放于双腿部 2. 轮椅置于床边，一名养老护理员站在老人背后，双手从老人腋下穿过，抓住老人前臂，呈环抱前胸状，并夹紧其胸廓下部。另一名养老护理员站在老人脚部，双脚前后站立，一只手托住老人大腿，另一只手托住老人小腿 3. 两名养老护理员同时用力抬起老人，稍转身将老人放于轮椅上 4. 放回轮椅足踏板，并按季节盖好毛毯，使老人舒适地坐于轮椅上
整理	整理床单位，将盖被呈扇形折叠于床尾

（4）平车、担架搬运：运送不能起床的老人。

①一人搬运法：适合病情许可、体重较轻的老人（见表3-70）。

表 3-70

步骤	要求与说明
准备	1. 有上下活动安全栏的平车或担架上置被单和橡皮单包好的垫子、枕头、盖被（平车拉起车闸固定车轮） 2. 移开床旁桌、椅至无妨碍处，将平车或担架推、抬至床旁，平车大轮侧与床尾端成 20° 角放置（见图 3–124）
解释	向老人解释，以取得配合，按需给予便盆
操作	养老护理员将一只手从老人的腋下伸至远侧肩部，另一只手伸入老人股下，呈搂肩、托臀横抱姿势。嘱咐老人双臂交叉于养老护理员的颈后，并用力握住双手，养老护理员抱起老人，移步轻放于平车或担架上，将老人的头部置于担架车的头端，协助老人取舒适卧位，盖好被子。养老护理员要站在老人的头部一侧，推车至需要去的地方，并注意观察老人的身体状况
整理	整理床单位，铺好暂空床

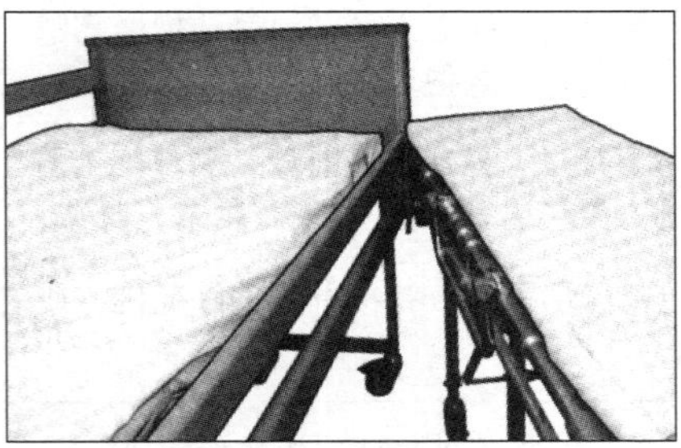

图3-124

②二人搬运法；适合病情许可，体重较重的老人。

A. 二人中单搬运法（见表 3-71）。

表 3-71

步骤	要求与说明
准备	1. 有上下活动安全栏的平车或担架上置被单和橡皮单包好的垫子、枕头、盖被、中单。拉起车闸固定车轮 2. 移开床旁桌、椅至无妨碍处，在老人身下铺一条大单 3. 将平车或担架推、抬至床旁，与床平行放置，拉起车闸固定车轮
解释	向老人解释，以取得配合。按需给予便盆
操作	1. 两名养老护理员面对面，一名养老护理员站于床侧（必要时可双腿分开跪于老人床上），另一名养老护理员站于平车侧并抵住平车，使平车与床之间无空隙 2. 老人取仰卧位，并将身下的中单卷至床对侧 3. 两名养老护理员各拉紧该侧中单的两头，将老人略微抬高，移向平车（老人头部置于车轮大头端），并使老人躺卧舒适
整理	整理床单位，铺好暂空床

B. 两人搬运法（见表 3-72）。

表 3-72

步骤	要求与说明
准备	1. 有上下活动安全栏的平车或担架上置被单和橡皮单的垫子、枕头、盖被 2. 移开床旁桌、椅至无妨碍处，将平车或担架推、抬至床旁，拉起车闸固定车轮
解释	向老人解释，以取得配合。按需给予便盆

（续表）

步骤	要求与说明
操作	1. 两名护理员并排站于床同侧，将老人的双臂交叉于自己胸前，把老人移至床边 2. 一名护理员一只手抬起老人的头、颈、肩部，另一只手抬起老人腰部；另一名护理员一只手抬起老人臀部，另一只手抬起老人腘窝部，按口令两人同时把老人抬起，轻轻地放在平车上 3. 协助老人取舒适卧位，盖好被子，推车至需要去的地方，并注意观察老人的身体状况
整理	整理好床单位，铺好暂空床

③三人搬运法：适合不能活动，体重较重的老人（见表3-73）。

表 3-73

步骤	要求与说明
准备	1. 在有上下活动安全栏的平车或担架上置被单和橡皮单包好的垫子、枕头、盖被 2. 将平车靠近床尾，使平车与床呈钝角放置，拉起车闸固定车轮
操作	1. 三名护理员并排站在床与平车相交之床侧（高的放在老人头部侧，矮的放在脚部侧），将老人的上肢交叉于自己胸前 2. 第一名护理员一只手抬起老人的头部，另一只手抬起老人的肩部；第二名护理员一只手抬起老人肩部，另一只手抬起老人臀部；第三名护理员一只手抬起老人大腿部，另一只手抬起老人小腿部，按口令，三人同时抬起老人，将老人身体尽量靠向养老护理员。然后一起走向平车。将老人轻轻放于平车上 3. 协助老人取舒适卧位，盖好被子，推车至需要去的地方，并注意观察老人的身体状况

（5）站立辅助工具移动法：这是一个先进的站立辅助工具，为老人提供短距离的移动至安全地方。适合于肥胖、下肢无力的老人（见表 3-74）。

表 3-74

步骤	要求与说明
准备	推机器至老人床旁，检查各部件是否牢靠
解释	使用前一定要向老人解释移动目的，以取得配合
操作	1. 机器推至老人面前后，将机器的底部支架打开，调节至可容纳轮椅的角度 2. 老人把脚放在机器的踏板上（必要时养老护理员要协助完成）注意小腿要挨上保护板，刹车固定
操作	3. 养老护理员将垫子绕到老人背后，穿过腋下，老人抓住机器上的两个手柄。此时养老护理员把垫子的线拉紧，其松紧度为使垫子基本固定，无活动余地 4. 养老护理员操纵遥控器，老人缓慢站立起来，养老护理员根据需要来调整与老人之间的距离，松刹车，移动机器至床边，直到老人理想的位置坐下（可从轮椅至床上或从床上至轮椅或座椅上） 5. 养老护理员操纵遥控器，轻轻放下老人至其稳妥位置，轻轻放下绳子，移走垫子，帮助老人把脚从踏板上撤出，移走机器

3. 注意事项

（1）床上搬移

①不可拖拉，要在抬起老人身体的基础上进行各种搬移动作，注意保护好老人的皮肤。

②两人以上操作时动作应协调。

③在无特殊治疗、护理要求时，搬移后的体位应尽量使老人舒适。

④操作过程中要加强对老人的观察，要使老人放松。

（2）轮椅搬运

①使用轮椅前应向老人做好解释工作，以取得配合。

②使用轮椅前应先确认轮椅的安全性能：车闸是否完好，轮胎是否充满气，手握柄、靠背、扶手、脚踏板等能否正常开闭。

③协助老人上下轮椅时，应先翻起踏脚板。

④推轮椅上坡时，养老护理员的身体前倾，一步一步地用力向上推：（见图 3-125）。

⑤推轮椅下坡时，养老护理员应站在下坡的前面，背对着下坡方向，老人面对着上坡的方向，养老护理员握住轮椅扶手，慢慢地倒走直至到平地（见图 3-126）。

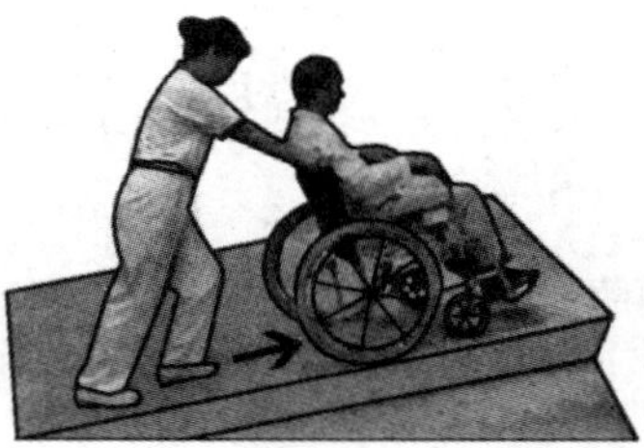

图3-125

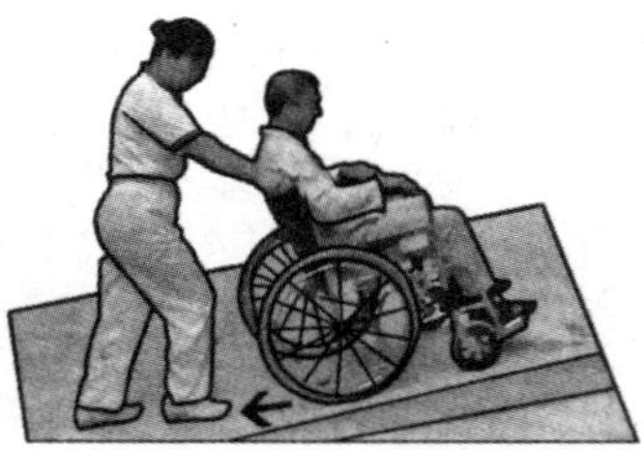

图3-126

⑥上台阶时养老护理员用力压住轮椅扶手，使轮椅的前轮翘起（见图 3-127），后轮着地（见图 3-128），以后轮为支撑点慢慢地往前推，当前轮上了台阶时，放下前轮，将后轮提起，以前轮为支撑点慢慢地往前推，直至后轮上台阶。

⑦运送过程中注意观察老人有无不适。

⑧牢记一快一慢：老人改变体位的过程（从卧位到坐位，从坐位到立位）宜缓慢，而搬运过程宜迅速。

（3）平车、担架搬运

①使用平车、担架前应先检查平车、担架各部件是否完

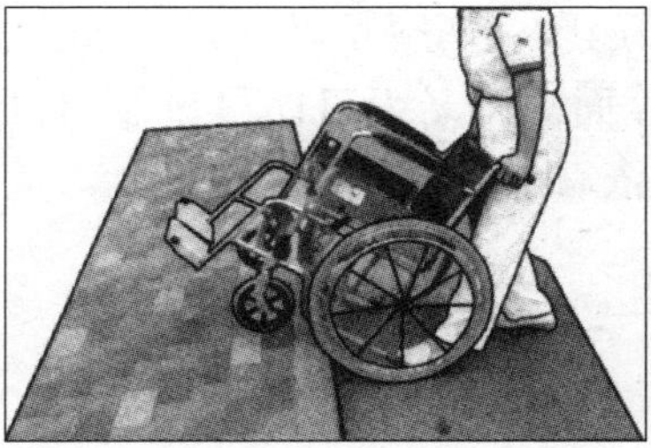
图3-127

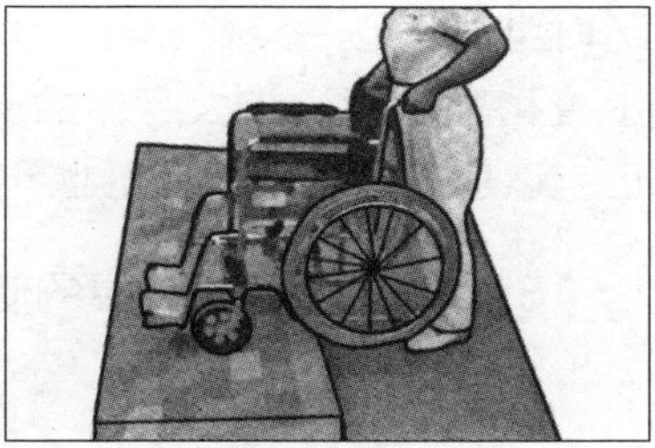
图3-128

好、安全。

②两人及以上者搬运时，动作必须协调一致，以免造成老人损伤。

③在搬运过程中，要确保老人安全，老人要躺在平车或担架中央。

④平车推行时，老人的头部应躺在大轮子的一侧，推行过程中速度不宜过快。上坡时平车大轮端在前，下坡时平车大轮端在后，使老人的头部始终处在高端，以免引起不适。

⑤骨折老人搬运时，应在车上或担架上垫木板，先固定好骨折部位。

⑥担架抬放应与床齐高，便于搬动。

⑦担架搬运时应平稳，无摇摆。

（4）站立辅助工具移动

①使用机器前一定要与老人做好解释工作，以取得配合。

②机器移动过程中注意不要划伤老人皮肤。

③对于躁动、恐惧的老人，应该另找一名护理员帮忙。

（5）各种搬移（运）的共同注意点

①搬运过程中应注意保暖（尤其天气寒冷时）。

②操作轻稳、节力，忌使用蛮力。

③养老护理员应学会利用自己的重心移动来搬运老人，搬

运时身体重心一定要放低。例如屈膝、两腿稍微分开、哈腰、上身稍微前倾，扩大身体的支撑面，将老人身体尽量靠向自己，以达省力之目的，而非单纯依靠上肢或腰腹的力量。

3.5.3 常用保护用具的使用

1. 相关知识

（1）床档

床档主要用于躁动、谵妄、昏迷、意识不清的老人，防止发生坠床、撞伤、抓伤等意外，保护老人安全，床档按需安装。

（2）保护带

①保护带可用布制，但应有一定厚度（约 2 毫米），以符合使用的牢固要求。保护带也可用宽绷带代替。宽一般为 8～10 厘米，长度根据实际需要而定，整条保护带的宽度需均匀。

②人体上肢功能位：上肢自然屈曲放于胸前，上臂与前臂成 135° 角。

③袖筒式保护带是用布制成宽 8 厘米、长 120 厘米的带状，再将一端反折固定于带上，使保护带形成直径为 20～25 厘米的筒式，并在筒式一边缝上系带，用作固定胸部。

④双膝宽带保护带是用布制成宽 10 厘米、长 25 厘米的带状，再将两头带固定于距宽带中间左右 15 厘米处，用作固定膝关节处。

2. 操作流程

（1）床档（见图 3-129）

构造：床档置于床体两侧，有连体和分体。连体又分为提拉和侧翻两种。

使用：使用时应注意提拉、侧翻或安装到位。

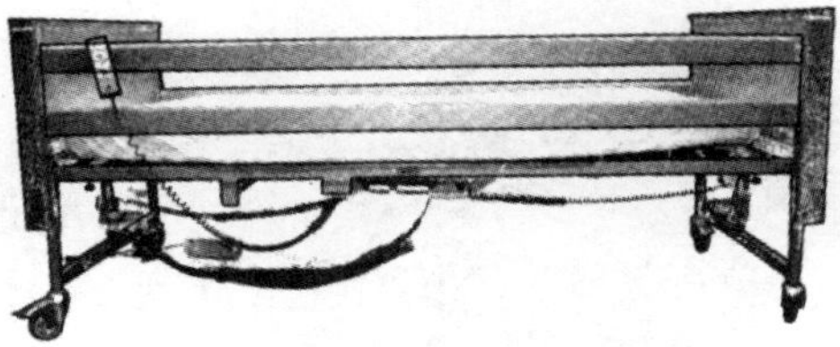

图3-129

注意事项：床档出现零部件损坏时，应及时修复，避免导致坠床等意外。

（2）手套

用于限制老人手指的活动，避免误拉身上的管子或拉扯敷料等，以保护老人（见表 3-75）。

表 3-75

步骤	要求与说明
准备	1. 保护式手套、小毛巾 2 条，各卷成圆筒、用胶布尚定。 2. 遵医嘱给予安全性手套保护
解释	向老人及家属做好解释工作，以取得配合（必要时需有家属签字）。按需给予便盆
操作	1. 检查老人的手部是否干净，在清洁干燥的前提下，请老人双手各握一个毛巾卷 2. 戴上保护式手套，使老人的手指保持自然，再将带子固定于手腕处，松紧度适宜（见图 3-130） 3. 定期（至少每 2 小时）或按规定的间隔时间，解除老人的手套，可让老人的手指活动，以观察血液循环情况 4. 记录好保护的原因、时间、部位、体位及解除的时间等

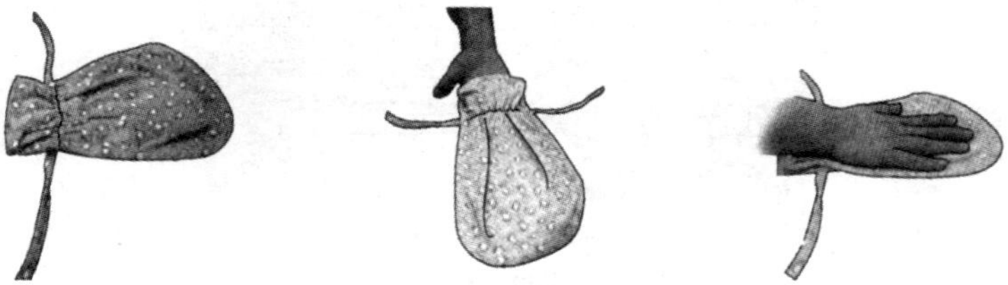

图3-130

（3）保护带

①四肢的保护：常用于手腕部和踝部（见表 3-76）。

表 3-76

步骤	要求与说明
准备	1. 宽绷带（保护带）2～4 根、棉垫 4 块（可依需要增减）。 2. 遵医嘱给予老人安全性保护
解释	携用物至床旁，向老人及家属做好解释工作，以取得配合（必要时须有家属签字按需给予便盆）
操作	1. 选取适当体位，尽可能使老人舒适，并保持肢体的功能位 2. 被保护的肢体（手腕部和踝部）用棉垫包裹 3. 双套结使用：用一根宽绷带打成双套结（见图 3-131），再将双套结套在棉垫外拉紧，松紧适宜（见图 3-132），使之不脱出且不影响肢体血液循环为宜（以能伸入两根手指为度） 4. 根据季节给老人盖毛毯和棉被 5. 观察血运：每 15 分钟观察一次，观察内容为：约束松紧度、局部皮肤颜色、四肢末梢血液循环情况及肢体活动度 6. 记录好保护的原因、时间、部位、体位及解除的时间等

②肩部固定：主要用于限制老人坐起（见表 3-77）。

图3-131

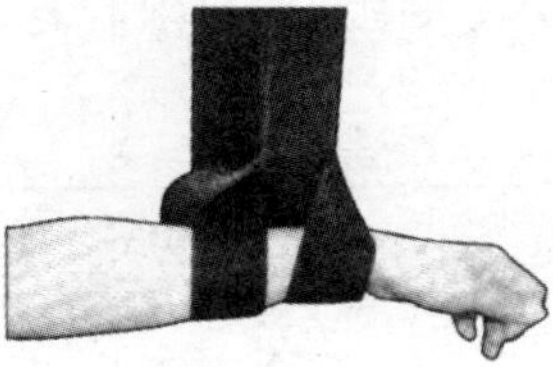

图3-132

表 3-77

步骤	要求与说明
准备	1. 袖筒保护带 1 根、棉垫 2 块 2. 遵医嘱给予老人安全性保护
解释	携用物至床旁，向老人及家属做好解释工作，以取得配合（必要时须有家属签字）。按需给予便盆
操作	1. 助老人选取仰卧位，尽可能使老人舒适 2. 袖筒保护带：肩部套上袖筒，在两侧腋窝垫上棉垫。两袖筒上的细带子在老人胸前打结固定。将下面两条粗宽的长带子系于老人床头（见图 3-133） 3. 根据季节给老人盖毛毯和棉被 4. 经常观察袖筒松紧度、局部皮肤颜色、肩部血运情况及双上肢活动度等 5. 记录好约束的原因、时间、部位、体位及解除的时间等

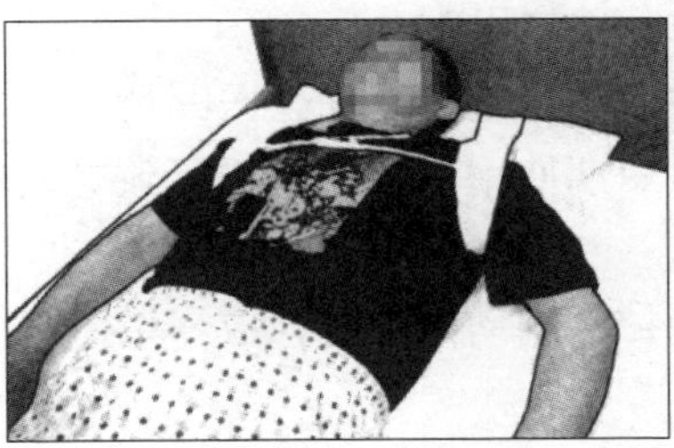

图3-133

③双膝固定：是限制老人下肢活动的方法（见表 3-78）。

表 3-78

步骤	要求与说明
准备	1. 膝部保护带 1 根，棉垫 2 块 2. 遵医嘱给予老人安全性保护
解释	携用物至床旁，向老人及家属做好解释工作，以取得配合（必要时需有家属签字）按需给予便盆
操作	1. 协助老人选取仰卧位，尽可能使老人舒适 2. 膝部保护带：老人双膝放置棉垫，将宽带保护带横放于老人双膝上。宽带保护带中的两头带分别缚于老人双膝上，再将宽带保护带的两端系于两侧床缘 3. 根据季节给老人盖毛毯和棉被 4. 经常观察宽带保护带松紧度、局部皮肤血运情况、老人肢体活动度等 5. 记录好保护的原因、时间、部位、体位及解除的时间等

3. 注意事项

（1）保护具不能滥用，在可用与可不用的情况下，尽量不用。

（2）使用保护具事先要向老人及家属解释说明，取得老人及其家属的同意，使之以配合。

（3）保护性制动措施只有在遵医嘱情况下才可使用。保护性制动措施只宜短期使用，长期使用可致老人局部或全身活动能力废用性减退。

（4）实施保护性制动措施时，应尽量使老人卧位舒适，并经常更换卧位。

（5）使用约束带时应放棉垫，松紧一定要适宜，过松达不到制动效果，过紧会使局部血管、神经受压，从而造成损伤甚至残废。故应定时放松、按摩。

3.5.4　老人意外事件的预防

1. 相关知识

（1）老人发生意外的常见原因

①走失：老人走失常见于老年脑退化症。一般而言，男子65岁以后，女子55岁以后，开始逐渐衰老，进入老年期。老年脑退化症，是指老年期发生的慢性进行性智能缺损，并伴有脑组织特征性病理改变的一种老年疾病。

②摔伤：老年人由于身体的平衡功能逐渐下降，不宜保持体位稳定。并且老年人由于视力下降、肌力减退、大脑应急反应能力及肢体活动能力已远不及青壮年人，在日常生活中稍有不慎就有可能跌倒。

③烫伤：老人皮肤接触到50℃温度以上热水或其他热体即可造成烫伤。烫伤是日常生活中常常遇到的事故。在家庭生活中，最常见的是被热水、热油等烫伤。皮肤是人体最大的器官，皮肤由表皮和真皮组成，由于传递痛觉的神经末梢仅存在于真皮内，故皮肤烫伤的厚度仅一部分时会感到非常疼痛，但全层烫伤却通常感觉不到痛。真皮是防止因蒸发而体液丧失的屏障。

④致伤：老人致伤如属故意则通常是由矛盾纠纷所致，再就是一种病态，由于疾病使得有些老人莫名其妙地烦躁、情绪失控而出口伤人，动手打人。

⑤噎食：因进食速度太快，食物形体太大，食物太黏滞，进食体位不正确，老人中风后一侧吞咽障碍等造成。

⑥触电：随着各类电器的普及，老年人因用电不小心，发生触电的事件时有发生。触电通常是由电器漏电、误触电源所

致。电流导致的损伤直接和电流的强度成正比，根据欧姆定律：电流强度 = 电压 / 电阻。因此电流强度要依据电压和身体各部份的电阻而定。电压超过 40 伏是危险的。一旦电流进入身体，依据它在各种器官内遇到的阻力决定他的行径。按照电阻的递降次序排列如下：骨、脂肪、肌腱、皮肤、肌肉、血液和神经。电流的通路立刻决定老年人的存亡，如经过心脏或脑干，可能立刻导致死亡。电流经过肌肉会产生严重痉挛，足够引起骨折或关节脱位。电流损伤较单纯电热烧伤更为常见。局部烧伤发生于电流经过皮肤的出、人口，常出现一个凹陷的灰色或黄色皮肤全层破坏区，环绕以一圈分界明显的充血带。

⑦居室内火灾：老人居室内发生火灾的原因主要有电器故障，居室内放置易燃易爆物品以及躺在床上吸烟或烟头随地乱扔等。

⑧诈骗：由于老年人注重家庭子女、乐于助人，一些犯罪分子利用老年人的善良进行诈骗，所以应当帮助老年人保护好自身财产安全。

（2）老人发生意外的预防

养老护理员在为老人提供服务的过程中，一定要有牢固的安全意识，任何时候都不能掉以轻心，要在安全的基础上为老人提供周到的服务，并且要时常对老人进行有关安全的宣传教育。

①老人走失的预防：对近期记忆丧失的老人，多见于老年痴呆症患者；要保证他们的生活质量，所以要尽可能地给予他们较大的活动空间，如：阳光室、户外花园等，但要采取封闭式的服务方式。老人们即可自由自在、无拘无束地享受生活，但又不会走失。同时还可在一些区域、房间、床头做一些醒目且容易记忆的标识，帮助老人记忆。

②老人噎食的预防：对老人的进食应严格把关，老人的食

物以酥烂为好，且不宜块大，进食时要细嚼慢咽，进食糯米类食物更要谨慎小心，牙床不好的老人宜给半流质食物。卧床老人进食时要注意体位，要取半卧位。有吞咽障碍的老人，喂食速度要慢，必要时可予以鼻饲。

③烫伤老人的预防：老年人防止烫伤应注意以下几个方面：

A. 移开水壶、热油锅时，应戴上手套或用布垫，防止直接烫伤。水壶或热油锅应放在人不易碰到的地方。

B. 老年人居室内的暖瓶、热水壶应放在老年人不宜碰倒的安全位置，不能让行动不便的老人自行用热水瓶倒开水。不能让老人自行去开水间灌开水。老年人在冬季使用玻璃杯喝水时不要向玻璃杯内直接倒入开水，以免发生炸裂，故在使用前，应先用温水涮一下玻璃杯防止烫伤及扎伤。在使用自动饮水机时应注意防止烫伤。

C. 老年人在做饭、炒菜时，注意力要集中，不要把水滴到热油中，否则热油遇水会飞溅起来，致人烫伤。同时，油在高温下会燃烧，做菜时要防止油温过高而起火。万一锅中的油起火，千万不要惊慌失措，应尽快盖上锅盖，并将油锅迅速从炉火上移开或立即熄灭炉火。

D. 电熨斗、电暖器等发热的器具会使人烫伤，在使用中应特别小心，尤其不要随便去触摸。

E. 老年人冬季使用热水袋，首先要检查热水袋的密封性能，热水袋是否老化，水温不要太热，应低于 50℃，在放置时应在热水袋外套上防护布袋，并与老人肢体保持一定的距离，随时查看，防止熟睡烫伤。也可在睡前先用热水袋捂热被子，待睡觉时再取出。

F. 老年人浴室要有专人看管，洗淋浴时，一定要先试水温，以免被突然喷出的热水烫伤。洗盆浴时，养老护理员必须先将热水调至合适的温度，不论淋浴或盆浴养老护理员必须协助老人洗浴。发生烫伤应做到：

ⓐ对只有轻微红肿的轻度烫伤，可用冷水反复冲洗，再涂点京万红即可。

ⓑ烫伤部位已经起小水泡的，不要弄破，可在水泡周围涂擦碘伏，用干净的纱布包扎。

ⓒ烫伤比较严重的，应当及时送医院进行诊治。烫伤面积较大的，应尽快脱去衣裤、鞋袜，但不能强行撕脱，必要时应将衣物剪开，脱去老年人的衣物后，用洁净的毛巾或床单进行包裹，及时用冰袋降温，然后立即送往医院诊治。

④触电老人的预防：老年人在使用电器时，除了遵守使用各类电器的常规规程外，应特别注意以下几点：

A. 养老护理员应向老人讲解安全用电常识：应经常讲解用电安全常识，增强其自我保护能力；对于记忆力不好，思想有时糊涂、动作迟缓的老年人，养老护理员应常巡视、检查、帮助、照看。

B. 使用安全电源插座：养老机构或养老院应使用正规、安全的电源插座，不可使用易漏电、易燃烧、易短路的劣质插座。墙上暂时不用的插座应套上安全套，保险丝的负荷必须与额定电流指数相符。

C. 用电量大的不同电器不可共用一个插座：用电量大的不同电器共用一个插座，很易导致短路，从而烧毁电器，或导致电路失火。

D. 应向老人讲解不要用湿手去接触电器开关，不要擅自接拉电源拖线插座，插头插座不能用湿布擦拭，不能沾水，否则很容易短路，发生触电或火灾。

E. 减少复杂电器的使用：老年人接受新事物的能力差，在使用复杂电器时存在用电安全隐患，应尽量使老年人少接触电器。

F. 正确使用电器，用后及时关闭：老年人由于记忆力下降，常常使用电器后忘记拔下插头，应在室内设置各种提醒标识，以防万一。室内的家用电器要有接地保护，老年人严禁使用电热毯、电热杯。

G. 经常检查，排除隐患：老年人使用的用电设施应经常进行检查，发现有安全隐患的设施或老化的线路，应及时更换、改造。

H. 妥善整理，防止绊倒：养老机构或养老院如老人居住室内散乱的电线等，应加以理顺、固定，排除出入障碍物。

⑤摔伤老人的预防：

A. 防地板打滑：地板打滑引起摔伤是很常见的，养老机构或养老院的居室应慎选地板的材料，以木质地板最为安全，如选用地板砖来铺地面，应选择防滑型地板砖，而且要及时擦干水或油渍，同时为防止打滑可铺上几块小地毯。

B. 防浴室打滑：浴缸打滑引起的摔伤较常见，最好在浴缸中放置防滑垫子。对老年人或站立不稳的，应在浴缸周围安装扶手。在浴缸外铺上垫子，以防因脚底潮湿而滑倒。

C. 防绊倒：在老年人常走动的地方，应清理好杂物，将杂物有序地摆放在角落或储藏间内。居室内应以简单为宜。在老年人的生活区域内要配备无障碍设施，譬如门不能有凸出的门槛，有上下落差的通道要建立坡道等。

D. 防光线不足：居室要宽敞明亮，保证足够的光线照明。

E. 居室床头要有呼叫按钮，走廊或楼梯边及卫生间、浴室要安装扶手，轮椅或其他座椅上要安装安全带，床边要安装护栏等。

F. 随时检查轮椅、座椅、助行器的安全性能，有故障要及时排除，不能使用有故障的器械。地面要保持干燥，正在保洁的区域要有安全警示牌。需要帮助的老人不能自己单独上卫生间和浴室及外出，以免跌倒。

G. 老年人活动要缓慢：老年人血管运动中枢功能减低，腿脚欠灵活，因此，在活动时，动作要缓慢，每个动作可暂停片刻，防止眩晕和不稳定；在睡醒后不宜立即起床，应在床上躺半分钟，然后坐起半分钟，再双脚下垂半分钟，坚持这三个"半分钟"可有效防止许多致命性意外事故发生。

⑥致伤老人的预防：老人致伤有无意和有意之分，无意致伤通常是自己步态不稳而伤及对方，所以重在做好老人摔伤的预防工作。有意致伤往往会造成严重的后果，这是要绝对避免的。作为养老护理员要时刻掌握老人的思想动态、疾病情况，老人之间有纠纷要及时化解，老人间的矛盾一定要解决在萌芽状态，要积极地创造条件让老人相互之间得以沟通，同时在老人间要进行公民道德的宣传教育，营造互敬、互爱、互帮的良好氛围。对可能伤害他人、有精神症状的老人或是实在难以化解的矛盾纠纷，要及时采取措施，包括劝其离院等，不能再让其矛盾升级。

⑦诈骗的预防：

A. 不要轻易相信陌生人的电话，一定要核实相关信息，谨防受骗。

B. 当有人打电话问及家中是否有其他人时，可回答"要不让护理员来听电话"等。对随便进入室内的不认识的人员，要找护理员查明身份，待护理员弄清楚后再接待。

C. 对不明身份的短信，要提高警惕，不要轻信短信内容。

D. 老年人大多心地善良，喜欢助人为乐，但在外遇人问路时，特别是在偏僻的地方时应不要理睬。

E. 要树立反诈骗意识，一定要保持应有的清醒，做到"三思而后行""三查而后行"。

老人居室内严禁使用燃具、取暖器、带有明火的蚊香及其他燃香，严禁老人卧床吸烟。居室内严禁存放易燃、易爆的化学物品。

2. 注意事项

意外伤害要极力预防，但我们也不能“因噎废食”，不能因为过分地强调安全而束缚自己的工作。该开展的服务还应积极地开展，只是在做这项工作前一定要考虑周密，要充分考虑到其不安全因素，从而提前采取预防措施。

3.6　本章复习题

1. 晨、晚间护理包括哪些内容？
2. 洗头、洗澡的注意事项有哪些？
3. 为卧床老人更换床单位需注意什么？
4. 压疮的好发部位有哪几处？
5. 压疮的预防及注意事项有哪些？
6. 如何正确使用各种保护器具？
7. 怎样做好预防老人走失等意外事件发生的安全保护工作？
8. 如何正确使用轮椅？
9. 如何正确使用纸尿裤？
10. 腹泻、便秘、尿潴留的照料有哪些？
11. 不能自理的老人进餐、进水及老人呕吐后的护理方法是什么？
12. 老年人睡眠前护理员应帮老人做哪些工作？
13. 影响老人睡眠的因素有哪些？
14. 为卧床老人喂水、喂饭时应注意哪些？

第四章　技术护理

4.1　给药
4.2　观察
4.3　消毒
4.4　冷与热的应用
4.5　护理记录
4.6　临终护理
4.7　本章复习题

【综论】

本章主要从给药、观察、消毒、冷与热的应用、护理记录及临终护理六个方面，阐述了老年护理技术的基础知识、操作流程及工作中的注意事项。“给药”要掌握给药原则、方法及常用药物的保管方法，配合医护人员完成老人的服药工作；“观察”要掌握对老年人皮肤、毛发、指（趾）甲的生理变化及常见不适症状的观察要点，掌握老年人出入量的记录；“消毒”要掌握物理消毒和化学消毒的基本知识和方法；“冷与热的应用”要了解冷、热疗技术的相关知识，掌握正确的操作方法及使用时应观察老人身体情况，确保老人安全；“护理记录”就是记录老年人在养老院期间享受的护理服务及病情动态变化；“临终护理”就是要求养老护理员从身体上和精神上“护理”和“安慰”临终的老人，即从生理上解除老人的肉体痛苦，从心理上缓和及消除对死亡的恐惧和不安，尽力使临终老人在死亡前处于舒适、安静和安详的状态。

4.1　给药

1. 相关知识

给药的目的是在规定的时间内，帮助老人服用准确剂量的药物，用于预防、诊断、治疗和补充身体所需要的物质。口服药物的种类较多，口服药物的种类较多，有溶剂、片剂、合剂、丸剂、散剂、胶囊、酊剂等。

（1）药物常见不良反应

①胃肠道反应：恶心、呕吐、腹痛、腹泻、便秘等。

②泌尿系统反应：出现蛋白尿、血尿，排尿困难，肾功能下降。

③神经系统反应：发热、头痛、头晕、乏力、失眠、共济失调。

④循环系统反应：出现心律失常（早搏、传导阻滞），体位性低血压、面色苍白、眩晕等。

⑤呼吸系统反应：出现支气管哮喘等。

⑥皮肤反应：皮炎、荨麻疹、血管性水肿，严重时可引起过敏性休克。

（2）合理选择用药时间

不同的给药时间及次数和作用也不相同，所以应根据药物作用的特性来选择给药时间。

①清晨空腹服用：具有滋补作用的汤药，宜早晨空腹服用，以利于充分吸收；用于驱虫或治疗四肢血脉病的药物也宜空腹服，这样可使药物吸收迅速，并保持在体内较高浓度而迅速发挥药效；有些泻药清晨空腹服用后迅速进入肠道，4～5小时即可起到导泻的作用。

②饭前服用：一般在饭前 30～60 分钟服药。健胃药和保护胃黏膜的药物应在饭前 30 分钟服用；治疗肠道疾病的药物，也宜在饭前服用，因为胃在空置状态下，药液能直接与消化道黏膜接触，较快地通过胃进入肠道，从而较多地被吸收而发挥作用，避免受到胃内食物的影响而降低药效。

③饭后服用：一般在饭后 15～30 分钟服药。助消化药物以及对胃黏膜有刺激的药物，应在饭后服用，以便药物和食物均匀混合，减少对胃壁的刺激；毒性较大的药物，也宜在饭后服用，可避免因吸收太快而发生毒副作用。

④餐间服用：即在两餐之间服药，可避免食物对药物的影响，治疗脾胃病的药宜餐间服用。

⑤睡前服用：一般在睡前 15～30 分钟服用。补心脾、安心神、镇静安眠的药物应在睡前服用，可起到良好的治疗作用，如安定等。

⑥按小时服用：为保持药物在血液中的有效浓度，可按小时服药。如抗生素类。

⑦舌下含服用：是快速有效的给药途径，如心绞痛发作给予的硝酸甘油，可迅速缓解症状。

⑧隔夜服用：主要是指驱虫药，睡前服用 1 次，第二天早晨空腹再服用 1 次，以便将虫卵杀死排出体外。

（3）中药服用方法

一般是一副汤药每天分两次温服，早、晚各服 1 次，或一天 3 次，早、中、晚各服 1 次。应根据病情、疾病性质和药物的特点来决定不同的服用方法，具体有以下几种：

①温服：一般药物均宜温服，药煎好后放一会儿，待其温热时服用。如平和补益药物。

②热服：凡伤风感冒的药，宜趁热服下，以达到发汗目的。祛寒通血脉的药也如此，以利于祛寒活血。

③冷服：指药液冷却后服用，如解毒药、止吐药、清热药。

④顿服：指药性峻烈的小剂量汤药，要一次服完。目的在于使药物在不伤正气的情况下，集中药力，发挥其最大效应，如通便、化瘀止血药等。

⑤频服：咽喉不适、呕吐者，宜采用频服的方法，缓缓服下，能使汤药充分吸收、较快见效。

（4）药物保管法

①密闭保存：许多药物都要求在干燥、通风的条件下保存，可以避免药物与空气中的二氧化碳或氧气发生反应而变质（如氨茶碱、水杨酸钠、巴比妥钠等易与二氧化碳发生反应，而鱼肝油容易氧化变质）。空气潮湿时，药物会吸收空气中的水分而变质（如胶丸、胶囊等吸潮后易崩解）。密闭保存要求将药物用干燥玻璃瓶装好后用橡皮塞盖紧或蜡封，开启后要随时盖紧。

②避光保存：有些药物要在暗处贮存，这是因为紫外线照射会使药物发生一系列化学变化或出现见光分解现象。避光保存要求将药物放在有色瓶内或能够避光的纸盒或容器内，或在瓶外用黑色的纸或布包裹。如硝酸甘油、氨茶碱、复方甘草片等。

③低温保存：低温一般是指4℃左右。温度是引起药物变质的重要因素，较高的温度容易使药物发生霉烂、虫蛀而变质失效。如各种疫苗、生物制剂、酶制剂须在低温下贮存；含有挥发性成分的药物，如酊剂和含挥发油的中药（如薄荷、丁香、桂皮、细辛等）都要在低温下保存；各种胶丸、糖衣片等也要低温保存，否则药物容易发生变形或粘连。

④注意药物的有效期，一旦过期，不得再用。

2. 操作流程

（1）给老人服药（见表 4–1）

表 4–1

步骤	要求与说明
备物	药车（见图 4–1）、给药单、药盘、药杯、药勺、乳钵、水壶内盛温开水、小毛巾、快速手消剂
解释	每次给药前询问老人的过敏史，向老人说明药物的作用、注意事项及服药的目的、方法，使其配合，告知内容应与说明书相符
操作	1. 评估老人的病情、年龄、自理和合作程度，了解药物的性质、服药方法和注意事项 2. 洗手，戴口罩 3. 按床号顺序查对服药本单 4. 先用药勺取配固体药物，再用量杯取配水剂，药液不足 1 毫升，需用滴管取药，1 毫升为 15 滴 5. 将用物放于药车上推至老人床边，根据给药单核对老人腕带上的姓名、床号（具体方法是请老人说出自己的床号、姓名，护理员复述老人的床号、姓名，如老人无法正常沟通，需要双人核对腕带信息）及药名、浓度、剂量、用法、时间（见图 4–2） 6. 将药倒入老人的药杯中 7. 协助老人坐起，先喂一小口水，再给药，喂水服下；吞服困难者，将药片研碎服用；鼻饲老人将药研碎溶解后注入 8. 服药完毕，取回药杯 9. 用小毛巾为老人擦干嘴唇，观察询问老人有无不适
整理	协助老人取舒适体位，整理床单位；清理用物，放回固定位置；将药杯浸泡清洁消毒后备用。如一次性药杯应进行消毒毁形，统一回收处理

（2）协助老人保管药物

①药物应存放在固定药柜内，由专人保管。

②建立登记本，记录好老人所用药物的名称、浓度、剂量、用法、时间等。

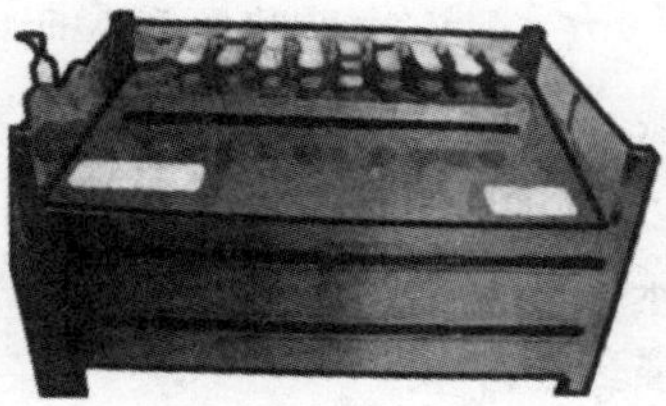

图4-1

③药柜应放在光线充足处，但不宜阳光直射。

④老人服药后，剩余药物密闭封存，放回药柜，并做好登记，记录剩余量。

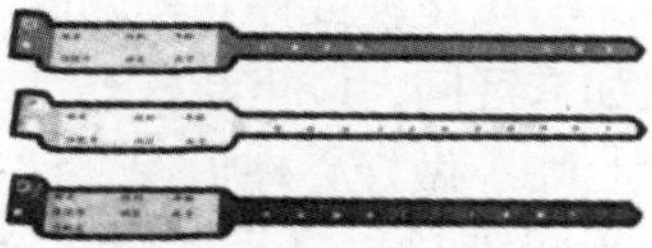

图4-2

⑤所有药物必须有明显标签，并注明药名、浓度、剂量、单位，凡没有标签或标签模糊的均不可再用。

⑥随时检查药物的质量，如有效期、颜色、异味、受潮等。一旦变质不可再用。

3. 注意事项

（1）根据药物的性质，严格按照规定时间发药，发药时必须执行查对制度，杜绝差错。药物发放由专人负责，做好“三查七对一注意”，三查：操作前、操作中、操作后；七对：核对姓名、床号、药名、浓度、剂量、方法、时间；一注意：注意用药后反应。服药后，养老护理员发现老人有异常现象要及时告之医生。

（2）养老护理员对拒绝服药的老人，要耐心解释，监督老人服下。

（3）对牙齿有腐蚀作用或会使牙齿染色的药物，如酸类、铁剂等服用时应免与牙齿接触，可用吸水管吸入药液，服药后漱口。

（4）止咳糖浆等黏膜吸收的药物，服后不宜饮水，以免冲淡药物浓度，降低疗效。

（5）磺胺类和发汗药，服后宜多饮水。前者由肾脏排出，尿少时易析出结晶，堵塞肾小管，后者发汗降温，多饮水可增强药物疗效。

（6）在给老人服药的过程中，应随时注意观察病情变化及疗效。

（7）更换或停止药物时，应及时向老人解释。发药时，老人如有疑问，应重新核查，确认无误后，再让老人服下。

（8）做好心理护理，针对老人对服药的各种顾虑，采取不同方法进行解释，说明其重要性，以取得老人的合作，自觉服药。

（9）护理人员应做到发药到手、看服到口。

（10）注意观察药物反应，老人因多病共存，常常多种药物同时服用，导致发生药物反应。

4.2 观察

4.2.1 出入量的观察与记录

1. 相关知识

（1）水的摄入和排出：每人每日需要 2000～2500 毫升的水。每日排出的水量也是 2000～2500 毫升，水的排出途径：一是肾脏排尿，肾脏是调节水排量的主要器官，每日尿量 1000～1500 毫升，平均尿比重约为 1∶012；二是肠排便，每日从粪便中排出水分约 100 毫升；三是皮肤的蒸发，出汗每日约 500 毫升；四是肺呼出水分，每日呼气时丧失水分约 400 毫升。每日补液量最低约为 1500 毫升。

（2）尿液：

①尿的生成：尿液是在肾脏中生成的，由输尿管输送至膀胱贮存，当膀胱贮存到一定量时，便引起反射性排尿动作，将尿液经尿道排出体外。

②尿量变化的原因：24 小时尿量大于 2500 毫升称为多尿。多因糖尿病、尿崩症所致。24 小时尿量小于 400 毫升为少尿，多见于休克、脱水、严重烧伤、心力衰竭、肝硬化腹水等病证。24 小时尿量小于 100 毫升为无尿，多见于肾疾患的晚期、急性肾功能衰竭。

③尿色变化的原因：尿色呈红色为血尿，多因急性肾炎、尿道感染、结核、结石、肿瘤等疾病引起；茶色尿多见为肝脏病症引起阻塞性黄疸；棕黑色尿大多见于血红蛋白尿、严重烧伤、某些溶血性疾病、血型不符的输血等；乳白色尿多见于丝虫病；无色尿多因糖尿病、尿崩症引起，尿色如同白开水；蓝绿色尿见于绿脓杆菌感染时或用药所致；尿液混浊多见于脓尿，是因泌尿系统化脓性炎症所致。

（3）粪便：

①粪便的产生：粪便俗称大便，是人的食物残渣排泄物。粪便的四分之三是水分，其余大多是蛋白质、无机物、脂肪、未消化的食物纤维、脱了水的消化液残余，以及从肠道脱落的细胞和死掉的细菌，还有维生素 K、B 族维生素。

②粪便异常的原因：稀薄的水样便多见于小肠疾病；黏液便、脓血便多为大肠疾病，如细菌性痢疾、慢性结肠炎、阿米巴痢疾等；鲜红色的血液附在粪便外表多为痔疮出血、肛裂或直肠息肉等；当胆管阻塞时，肠内无胆汁，粪便可变成陶土色；食用大量蔬菜后，粪便可呈现绿色；服用铁剂和某些中药时，粪便可呈黑色；上消化道出血时，粪便可呈柏油样。

（4）痰：

①痰的产生：咳嗽时咳出的分泌物叫痰，是由呼吸道的黏液、浆液、红白细胞、纤维蛋白和微生物组成。呼吸道每日分泌物约 100 毫升黏液，对呼吸道起到润湿、清洁作用。平时通过蒸发和不自觉地咽下，多不咳出体外，只有当呼吸道受到各种刺激或分泌物增加时才引起咳嗽和咳痰。

②痰液异常的原因：一般情况下，正常人是不咳痰的，即使有，也多是出现在清晨起床后吐一口痰，如果痰量少，脱口而出，色泽清而透明，说明肺部组织、气管黏膜组织的新陈代谢正常；如果痰液多，见于上呼吸道感染、急性支气管炎、肺炎早期，大量痰液多见于肺脓肿、肺结核并发空洞、肺水肿、支气管扩张等症。不同的疾病，痰液颜色也不同。

A. 白色：白色、无色泡沫痰或黏液痰多见于支气管炎和支气管哮喘。

B. 黄色或黄绿色：提示有继发感染，支气管扩张伴感染时为大量黄色脓痰。

C. 绿色：常见于黄疸、干酪性肺炎、肺部绿脓杆菌感染。

D. 红色或棕红色：表示痰中有血液或血红蛋白存在，多见于肺结核、支气管扩张时血管破裂所致等。

E. 粉红色：多见于急性左心衰竭引起的肺水肿。

F. 铁锈色：常见于大叶性肺炎，因肺泡内红细胞破碎，血红蛋白分解所致。

G. 黑色或灰色：提示气管中粉尘较多，痰液内含有灰尘、煤尘或烟尘，常见于煤矿、锅炉工人或生活在多煤烟区及大量吸烟者。

2. 工作流程

（1）液体入量

液体入量包括饮水量（饮水、进食、鼻饲液等）以及静脉输液时所输入的液体量等。老人每日需水量为 1000～1500 毫升，对重危老人需详细记录其 24 小时摄入量。具体观察与记录方法为：记录每日摄入液体的次数，每次摄入的液体量。可用有刻度的容器测量，不可随意估计。如一只茶杯事先量好能盛 200 毫升水，喝进一杯水记录为 200 毫升，喝半杯水记 100 毫升等依此类推。饮水前要注意水的冷热度。若为静脉输液，则需核对输入的液体名称和数量。记录时要写明时间、名称（如饮水、粥、牛奶、5% 葡萄糖溶液等）和数量，记录单位用“毫升”。记录时需写实入量，而不是准备量，如准备牛奶 200 毫升，但没喝完，大约剩 50 毫升，则实际应记录为 150 毫升。

（2）固体入量

固体入量主要指食入固体食物（如馒头、米饭、面条等）的数量。对固体食物的观察主要是看食物的品种，软硬度是否适合老人食用，有无变质、变味。对特殊饮食的老人，要查对其饭菜是否符合要求。记录时需写明时间、食物名称和实际食入的量，固体食物一般记录单位用“两”，如“馒头二两”等。

每日总入量是指 24 小时液体入量和固体入量的总和。一般是从当日晨 1 时至次日晨 7 时 24 小时的总入量。

（3）老人排出量（排泄物）的观察与记录

①尿液：

A. 观察：尿液是人体的代谢产物，其中含水分 96%~97%，固体物 3%～4%，正常新鲜尿液通常是淡黄色透明的。如果尿液的颜色及透明度发生改变，一般说明身体发生了异常。对尿液的观察主要包括尿量、尿色和气味三个方面。

B. 尿量：正常情况下，老人一天排尿 3～5 次，夜间 0～1 次，每次尿 200～400 毫升，24 小时尿量共 1000～1500 毫升。排尿次数增多，称为尿频，但无疼痛，又称小便频数。

C. 尿色：正常尿液清晰透明，呈淡黄色，当大量出汗时尿可为深黄色。

a. 淡红色或红色，呈细颗粒状混浊，此种情况多血尿。血尿的颜色可因尿中含红细胞的多少而呈淡红色或深红色。血尿出现常见于肾炎、肾结核、肾结石肿瘤、过敏性紫癜、流行性出血热、肾挫伤以及子宫、卵巢、结肠等病变。某些药物如阿霉素、利福平、苯妥英钠等可引起尿液呈红色，此时尿液一般是透明的。

b. 灰白色，不透明，尿液中含有大量的脓细胞，称为脓性尿。

c. 乳白色，肉眼观察呈乳状均匀混浊，含脂肪微滴，称为乳糜尿，多见于丝虫病及其他淋巴管梗塞。

d. 黄色或深黄色，透明或轻度混浊，如将尿液用力振摇可见黄色泡沫，此种情况多为尿中有胆红素，是肝脏或胆道等疾病的标志之一。

e. 暗红色或酱红色，透明或轻度混浊，此种情况多见于各型急性血管内溶血（如某些药物中毒所致的溶血），蚕豆病、疟疾、急性溶血性贫血、溶血性输液反应等。

f. 黑色，透明或微混浊，这种尿色不多见，可见于因先天性尿黑酸氧化酶缺乏所致的黑酸尿症、恶性肿瘤。

g. 橘红色，在黑色背影下能见到橘红色荧光，此种情况是尿中有粪卟啉，见于卟啉病、铅中毒、血液病等。

h. 蓝色，较少见，外观一般是透明的，在亚硝酸盐、苯胺、氰代物中毒应用美蓝治疗时，可出现蓝色尿。

D. 气味：正常尿液气味来自尿内的挥发性酸，尿放置过久，可因尿素分解而呈氨臭味。若新鲜尿液有氨臭味，提示有尿道感染。糖尿病酮症酸中毒时尿呈烂苹果气味。

E. 透明度：正常尿液清澈透明，放置后可出现絮状沉淀物，是由黏蛋白、核蛋白、盐以及上皮细胞凝结而成。蛋白尿不影响尿的透明度，但振荡时可产生较多且不易消失的泡沫。引起尿液混浊的原因有：尿液放置过久；尿液中含有大量尿酸盐、碳酸盐、草酸钙被析出；尿液中有脓细胞、红细胞、大量上皮细胞、黏液、管型，多见于泌尿系感染。

F. 记录：遵医嘱准确记录老人每天排尿的次数和尿量。尿液测量要用带有刻度的容器，不可随意估计，单位用“毫升”，24 小时累计一次。

②粪便：粪便是食物经过消化吸收后的代谢产物，正常粪便柔软成形，呈棕黄色，有臭味。观察粪便主要是量、形状与坚度、颜色、次数、气味和是否有黏液和脓等。

A. 观察

ⓐ量：正常粪便的多少与摄入的食物有关，食素者排便量较多，食肉者排便量较少。

ⓑ形状与坚度：粪便的坚度分硬、软、稀及水样四种，形状有成形与不成形等区别。正常时粪便柔软、成形。大便干硬、弹丸样则为便秘，如栗子样；直肠、肛门狭窄或部分肠梗阻时，粪便常呈扁条或带状；发生腹泻时大便可呈水样、糊状、不成形，大便的次数增加。

ⓒ颜色：正常粪便因含胆色素，呈黄褐色，或因摄入食物及药物不同有可能发生变化。黄色粪便与摄入牛奶、谷物有关；绿色粪便与摄入大量绿叶蔬菜有关；钡剂检查后或患阻塞性黄疸时出现灰白色或陶土色粪便；酱色或柏油色常见于服用铁剂以及出现消化道出血后；鲜红色的血便常见于肠下段出血，如痔疮、肛裂、肠息肉或肠癌等。

ⓓ次数：正常人每天排便 1～2 次或每周 1～3 次，一次 150～200 克。如果一天多于 3 次或每周少于 1 次说明排便异常。

ⓔ气味：粪便有臭味，是由于蛋白质经细菌分解发酵而产生，并与摄入物种类和肠道疾病有关。消化不良大便呈酸臭味，柏油样便呈腥臭味，肠癌的大便呈腐臭味。

ⓕ黏液和脓：正常粪便含有极少量混匀的黏液。黏液便则常见于肠道炎症，伴随出血常见于痢疾，肠套叠等，脓血便则常见于痢疾、肛门周围脓疡及直肠癌等。发现上述异常情况及粪便内有寄生虫时，应立即留标本送检，并报告医生。

B. 记录：记录排便的时间、数量。若为异常粪便，简要记录其性质，向医生汇报。

③痰液：痰液是肺泡、支气管或气管的分泌物，正常时可随咳嗽排除少量的白色黏液痰。当呼吸道感染时痰可发生改变，是疾病诊断的重要依据。痰液主要观察量、颜色、性状等。吐痰的容器要干净，避免与唾液和食物混在一起。

A. 观察

ⓐ气味：粪臭味，多见于膈下脓肿与肺相通；恶臭味，多见于肺脓肿、支气管扩张、晚期恶性肿瘤；血性痰有血腥味，多见于肺结核、肺癌、支气管扩张等。

ⓑ性状：痰液的改变见于多种疾病。如黏液痰、脓性痰、黏液性脓痰、泡沫痰和血性痰等。黏液样痰，多见于支气管炎、哮喘、早期肺炎；脓性痰多见于支气管扩张、肺脓肿、脓胸、空洞型肺结核；白色泡沫样痰见于支气管哮喘发作时；粉红色泡沫样痰见于急性肺水肿。

ⓒ量：痰量每日从数毫升到数百毫升不等。一般来说每日痰量 20～50 毫升为小量，50～100 毫升为中量，大于 100 毫升为大量。急性呼吸系统感染老人的痰液量较慢性感染者少，细菌性感染老人的痰液量较病毒性感染者多，慢性支气管炎、

支气管扩张、肺结核、肺水肿老人的疾液量明显增加。

ⓓ颜色：正常人早晨随咳嗽会有少许痰液，呈无色或灰白色黏液样。若痰液变成黄色、黄绿色、绿色、铁锈色、粉红色、果酱色均为异常表现。

B. 记录：重危老人吸痰时，需记录吸痰的时间、性状和数量。若发现痰的颜色、性状异常时应向医生汇报。

每日总出量是指 24 小时尿液、粪便、痰液以及引流液量的总和。一般也是从当日晨 1 时至次日晨 7 时，24 小时的总出量。出入记录单（见表 4-2）。

表 4-2

时间	入量		出量					病情及处理
	项目	数量	小便	大便	呕吐	痰液	其他	
7：00			200 毫升					
7：30	大米粥	1 两						
7：50				500 克				腹痛，水样便 5 次，伴呕吐 1 次，无尿。发热，精神差，给予输液、消炎等治疗。记 24 小时出入量
								×××

（续表）

时间	入量		出量					病情及处理
	项目	数量	小便	大便	呕吐	痰液	其他	
7：55	200				200毫升			呕吐1次，为胃内容物
8：00				300克				水样便
8：40				200克				水样便
9：00	0.9%盐水	500毫升						
10：00	300							
11：20	饮水	200毫升						水样便
12：00	5%葡萄糖	500毫升		200克				水样便
14：20	林格氏液	500毫升						
15：00	饮水	200毫升						
15：30			200毫升					
16：00	饮水	200毫升						未再呕吐、腹泻，体温下降，小便2次
18：50	10%葡萄糖	500毫升	200毫升					已入睡，继续观察
18：00	大米粥	1两						

（续表）

时间	入量		出量					病情及处理
	项目	数量	小便	大便	呕吐	痰液	其他	
22：00	饮水	200毫升						
4：00			300毫升					
6：30	饮水	300毫升						
7：00			400毫升					
小结：		3150毫升	1300毫升	1500毫升	200毫升			体温正常，无腹泻，总入量3150毫升，总出量3000毫升。其中：尿量1300毫升，大便1500克；呕吐物200克
								×××
7：30	大米粥	2两						精神好较，无脱泻，进食量增加，尿量正常
9：00			250毫升					
10：00								
11：00	饮水	200毫升						
11：30	汤面条	2两						

（续表）

时间	入量		出量					病情及处理
	项目	数量	小便	大便	呕吐	痰液	其他	
13：00			300毫升					
14：30	饮水	200毫升						
15：40			200毫升					

3. 注意事项

（1）经常巡视，在正确掌握老人液体、固体等出入量的情况下做记录，并注明出入量所涉及的名称、颜色、性状、气味及单位等。

（2）记录要准确，使用量杯测量，同体食物一般记录单位用“两”，如“馒头二两”等。

（3）对尿失禁的老人，应给予接尿器或留置导尿，以求得正确的计量。

（4）出入量记录要认真，不可涂改。

（5）按时间要求对出入量进行准确总结，一般以夜班养老护理员规定时间总结 24 小时出入量。

4.2.2 皮肤、头发和指（趾）甲

1. 相关知识

（1）皮肤覆盖人体表面，由表皮、真皮、皮下组织和皮肤衍生物（汗腺、毛发、皮脂腺和甲）组成。

表皮位于皮肤的浅层，厚薄随身体的部位不同而异，表皮内无血管，真皮位于表皮下方，深部与皮下组织相连，真皮内有许多毛细血管、淋巴管、神经末梢、汗腺、毛囊及皮脂腺。皮下组织位于真皮的下方，有疏松的结缔组织和脂肪小叶构成。皮肤的衍生物由表皮衍生。毛发分长毛、短毛和毳毛三

种。长毛分布于头发、须部、阴部和腋下等处；短毛分布于眉、睫、鼻孔、耳道等处；毳毛无色素，分布全身。指（趾）甲可分为甲板和甲根，紧接甲板周围的皮肤称为甲廓。

皮肤主要有保护、调节体温、分泌、排泄、吸收、感觉、代谢和参与免疫等功能。皮肤的正常功能对于人体的健康是很重要的。同时机体的异常情况也可以在皮肤上反映出来。皮肤能接受外界各种刺激，并通过神经的传导和调节，使机体更好地适应环境的各种变化。

（2）伴随症状：即老人的主观感觉，主要是瘙痒，瘙痒可轻可重、可持续、也可阵发。阴部及肛门部位容易发生瘙痒。神经性皮炎和荨麻疹常伴有剧烈的瘙痒。其次还有疼痛（如疖肿、带状疱疹等）、麻木感、烧灼感、蚁行感等。部分老人可伴随全身性症状，如发冷、发热、关节痛或食欲不振等。

（3）皮肤霉菌病：是由真菌侵犯皮肤、毛发和甲所致的皮肤疾病。一般按侵犯部位而命名，如头癣、体癣、股癣、手癣、足癣和甲癣等。真菌喜欢温暖潮湿的环境，最适宜的生长温度为22℃～35℃，故在南方热带地区多发，本病在夏季发病率较高，真菌的发生取决于菌种的类别和人体的抵抗力。皮肤霉菌病在我国分布较广，传染性较强，其传播途径有直接和间接两种，直接传染是直接接触病原体而发生感染，间接传染接触患病者使用过的用具而发生感染，故对公共场所、生活用品的消毒隔离对预防此病起到重要作用。

（4）预防：积极的预防工作，可以减少皮肤病的发病和流行。具体可从以下三方面着手：一是对感染性皮肤病，要追查传染源，切断传染途径，采取各种消毒隔离措施，进行卫生宣传教育，传授防治皮肤病的知识；二是对于瘙痒性皮肤病，要说服老人尽量做到不抓或少抓，勿用刺激性的药物，避免过度的洗烫，不吃辛辣食物，勿饮酒，并积极寻找病因；三是对于变态反应性皮肤病，忌酒类及辛辣食物，避免吃鱼、虾等易发生过敏性的食物。对于有药物过敏史的老人，不应再使用同类过敏药物。

（5）护理：老人平时应注意保持皮肤的清洁卫生，油性皮肤要经常用肥皂和温水清洗，对干性皮肤则应少用肥皂，保持皮肤弹性。在寒冷季节，要经常用润肤剂涂抹皮肤，保持皮肤的弹性和柔软，减少皮肤皲裂。定期洗发，保持清洁，注意经常修剪。清洁指（趾）甲，清除甲前端下的污物，保护指（趾）甲周围皮肤，避免受伤。消除与饮食有关的过敏因素，对某些皮肤病如湿疹、银屑病、荨麻疹、酒渣鼻、脂溢性皮炎等，应注意限制食用鱼、虾、蟹等海鲜物和辛辣性食物。同时增强体质，保持精神愉快，注意锻炼，合理营养，提高肌体免疫力，改善健康状况等也是非常重要的。

2. 工作流程

（1）皮肤观察

老人的皮下脂肪减少，表面小动脉硬化，汗腺萎缩，分泌减少，皮肤的排泄功能和调节体温的功能降低，使皮肤表面干燥，无光泽，不滑润，表皮细胞减少和再生缓慢，使皮肤变脆薄。皮下毛细血管减少，血液流量降低，直接影响营养的供给而有皮屑、起皱纹等，尤其是额部皱纹，随年龄增长而加深、变粗。并在暴露部位如颜面、背部、颈部、胸前、前臂等部位出现咖啡色的斑块，皮肤色素沉着，颜色加深，称之为老年斑。感受器对外部环境的敏感度降低，对冷、热、痛等感觉反应迟钝。老年人由于皮肤抵抗力下降，易发生破损、干裂或引起感染等。其常见变化如下：

①颜色的变化：皮肤颜色苍白可见于营养不良、出血性休克等病症；肝胆系统疾病及服用某些药物可引起皮肤发黄；缺氧时全身皮肤或四肢末梢、口唇黏膜颜色发绀；发热时皮肤颜

色可变潮红色等。

②弹性改变：老人皮肤松弛、弹性降低，以四肢为明显，表现为皮肤被捏起后再放松，不能很快恢复原样。重度脱水或营养不良的老人，皮肤弹性更差。硬皮病者皮肤紧绷发亮，呈蜡光样，捏之不起皱，有坚韧感。

③水肿：指压皮肤后留有凹陷称为凹陷性水肿，多见于心脏病、肾病和营养不良等病症。心脏疾病开始表现为下肢踝部水肿。肾脏疾病水肿常先出现于眼睑，继而发展到全身。营养不良性水肿下肢水肿明显。甲状腺功能减退者出现黏液性水肿，按之不凹陷，亦称之为不凹陷性水肿等。

④皮疹：常见的皮疹有斑疹、丘疹、脓疱疹和荨麻疹等，其特点是：斑疹与周围皮肤在同一平面上，不凸起，也不凹陷。丘疹稍隆出于皮肤表面，直径小于1厘米。脓疱疹是含有脓液的水泡。荨麻疹为大小不等、形状不定，高出皮肤表面的皮疹，呈红色、正常色或苍白色，周围有红晕，伴有剧烈的瘙痒等（见图4-3）。

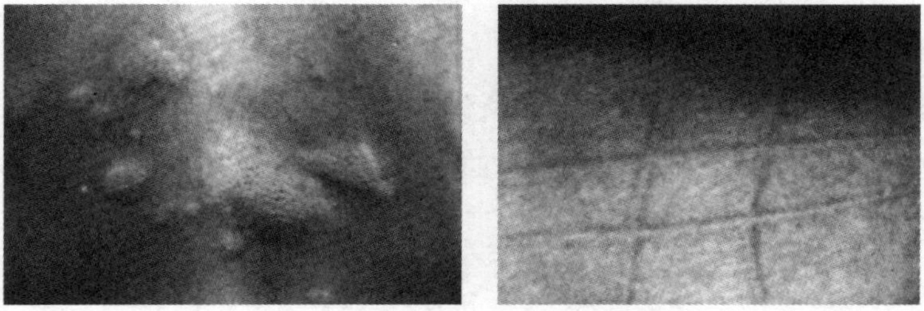

图4-3

⑤糜烂及溃疡表皮或黏膜上皮的缺损：表面潮红、湿润、有渗出，或在水泡、大泡或脓疱破溃之后，失去表皮而形成糜烂，愈后不留瘢痕。溃疡是深达真皮的皮肤破溃，愈后常留瘢痕。

⑥冻疮：表现为大小不等的紫红色或青紫色的肿胀块，常伴有痒、胀、麻木感，多见于暴露在外的手、足、面颊、耳朵等处。

⑦皮肤抓痕：是瘙痒引起搔抓造成表皮或部分真皮的破损，留有一道道抓痕，常引起出血，形成血痂。

⑧裂口：是因皮肤炎症、干燥、弹性降低引起的条形裂口，常位于关节及四肢活动性较大的部位，可有疼痛及出血，口角及肛周也可发生裂口。

⑨头癣：是侵犯头部的皮肤霉菌病，一般分为黄癣、白癣和黑癣，其中最严重的是黄癣（见图4-4），它能引起瘢痕及永久性秃发，俗称瘌痢头或秃疮。

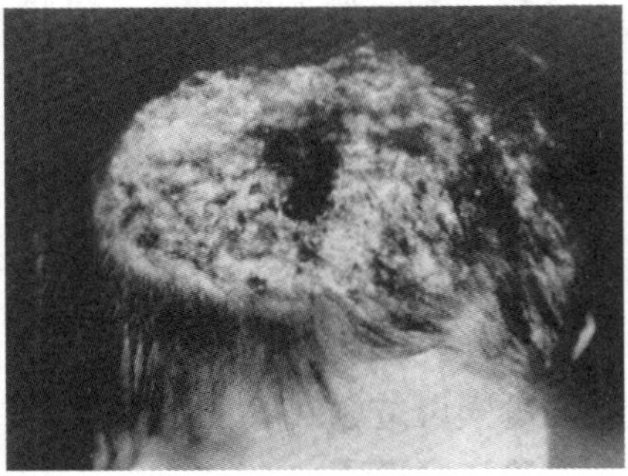

图4-4

⑩ 手癣及足癣：位于手掌、足底或手指、足趾等处，这些部位的皮肤先出现水泡，剧烈瘙痒，局部角化容易发生裂口而疼痛，妨碍走路。足趾之间呈现白色腐皮，取下腐皮，露出红色湿润面，容易发生感染。

⑪ 甲癣：常继发于手癣、足癣或单独发生，表现为指（趾）甲变厚，成灰白色或灰黄色，表面不平，甲板混浊不透明。甲壳松脆、肥厚或变形，有的翘起，前缘往往残缺不齐，影响生活（见图 4-5）。

（2）毛发和指（趾）甲的观察

①老人毛发生理变化：头发出现秃发与白发，眉毛变白且大量脱落，男性老人眉毛可过度生长，鼻毛逐渐变长或脱落。

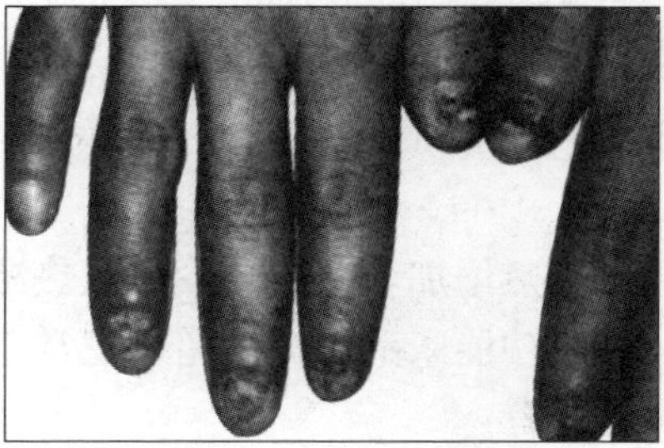

图4-5

45 岁以后腋毛从周围向中央逐渐脱落，60 岁以后大部分或全部脱落，阴毛在 60 岁以后也明显减少。

②老人指（趾）甲的变化：老人指（趾）甲常因毛细血管硬化，供血不足而使甲体变薄、变脆，失去光泽，变成黄色或混浊状，易脱落。也可出现纵嵴、指（趾）甲增厚、弯曲呈爪状。此外，指（趾）甲生长变慢，甲底易受伤，若修剪不当或穿鞋过紧可造成嵌甲。

3. 注意事项

（1）养老护理员要经常巡视，在正确掌握老人皮肤、头发和指（趾）甲变化的情况下做记录。

（2）观察要仔细，若发现异常要仔细观察其部位、大小、性质、形状及伴随症状等，发现问题，及时处理。

（3）对皮肤霉菌感染的老年人，除做好隔离工作外，还要做好日常生活用品等的消毒隔离工作。

（4）对有皮肤瘙痒的老人要说服老人尽量不抓或少抓，减少皮肤感染；同时做好饮食宣教工作，如不饮酒、不吃辛辣食物，以减少皮肤瘙痒症状的发生。

4.2.3 不适症状的观察

1. 相关知识

（1）发热

任何原因引起产热增加、散热减少或致热源，直接作用于体温调节中枢，导致功能紊乱，体温超过正常范围，称之为发热。发热的原因主要有：

①感染：感染是引起发热的主要因素，主要由细菌、病毒、真菌、支原体、立克次氏体、螺旋体、寄生虫等引起。

②非感染因素：有内分泌与代谢障碍，如甲状腺功能亢进、重度脱水；结缔组织疾病，如风湿病、红斑狼疮等；恶性肿瘤，如急性白血病、肺癌、淋巴瘤等；其他原因，如剧烈活动、中暑、暴露在热环境中、药物或输液、输血反应、脑出血等引起的中枢性发热等。

③老年人低热容易被忽略。所谓低热，一般是指体温在37.5℃～38.5℃。老年人反应较差，低热往往没有感觉。

（2）关节痛

①关节的结构：一个关节的主要结构包括关节面、关节囊及关节腔三部分。关节面是各骨相接部分的骨面。关节囊由结缔组织膜形成，将关节面完全包裹于囊内。关节囊有内外两层，外层坚韧且厚称为纤维层，起到强硬关节和限制过分运动的作用。内层薄而光洁称为滑膜层，可分泌润滑液以减少关节活动时的摩擦。在关节外伤或炎症情况下，润滑液分泌过多，可使关节腔加宽。关节腔是由关节囊和关节面所围成的密闭式的腔隙，腔内为负压，以维持关节面紧密接触（见图 4-6）。

②关节痛常见原因：关节痛是老人的常见症状，临床上可分为急性关节痛和慢性关节痛两类，是由以下常见原因引起的：

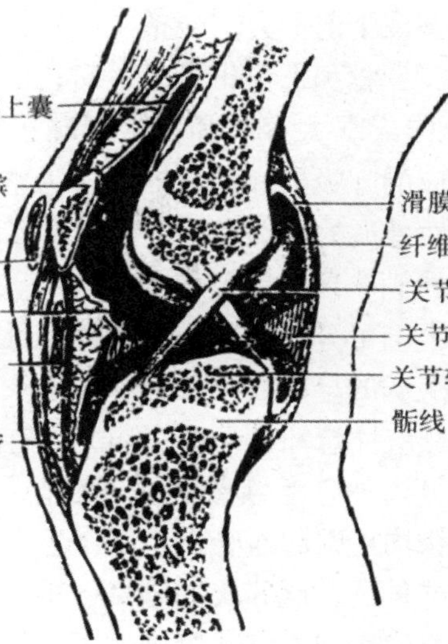

图4-6　关节的构造

A. 外伤：是常见的原因之一，如关节骨折、关节脱位、韧带撕裂、软组织挫伤。

B. 感染：急性化脓性关节炎、结核性关节炎等。

C. 自身免疫与变态反应性疾病：如风湿病、类风湿性关节炎、结节性动脉炎。

D. 代谢障碍性关节痛：如痛风性关节炎和增殖性关节炎等。

E. 血液病所致的关节痛：如血友病性关节炎、骨髓瘤。

F. 神经源性关节痛：如骨肉瘤、滑膜瘤、慢性肥大性骨关节病等。

（3）头痛

颅骨可分脑颅和面颅两部分。

脑颅位于后上方，由 8 块颅骨构成，即额骨、枕骨、蝶骨和筛骨各 1 块，颞骨、顶骨各 2 块。它们共同围成颅腔以容纳、保护脑髓。面颅位于前下方，包括 15 块骨，其中上颌骨、颚骨、颧骨、肋骨、鼻骨和下鼻甲骨各一对；下颌骨、犁骨和舌骨各一块。面颅构成眶，容纳和保护眼球，构成鼻腔和口腔，支持和保护相应的呼吸器和消化器。作为整体，颅骨又是构成人的头相和颜面外形的骨性基础。

头痛是指头部的额、顶、颞及枕部的疼痛。它是许多疾病的常见症状，但基本上可分器质性头痛和功能性头痛两类。头痛可能是某些严重疾病的早期或突发症状，对突然发生持续不愈的剧烈头痛，尤其应注意。常见的头痛原因有：

①血管扩张：颅内外急性感染，铅、酒精、一氧化碳等中毒及某些扩血管药物均可引起血管扩张而产生头痛。

②血管被牵引或伸展：脑膜炎、脑炎、中毒性脑病引起急性脑水肿，可牵拉血管引起头痛，脑肿瘤可直接牵拉、伸展和压迫血管引起头痛。

③脑膜受刺激引起头痛：颅内急、慢性炎症性渗出物（如脑膜炎等、或出血性疾病（如蛛网膜下腔出血等）的血液刺激脑膜，或脑水肿使脑膜及血管受牵拉而产生头痛。

④头颈部肌肉收缩：头部肌肉因紧张而持续收缩，或颈部疾病引起反射性收缩，可致肌肉的血液循环障碍、缺血、肌肉中的致病物质释放而发生头痛。

⑤神经刺激：如枕神经炎、鼻咽癌浸润三叉神经引起头痛。

⑥头部附近器官的放射性或牵涉性头痛：常见于眼、耳、鼻、鼻窦、牙齿等部位的病变，可扩散或反射到头部而产生头痛。

⑦其他原因所致：常见有心因性头痛，主要由于精神或情绪因素引起的头痛，如常见的神经官能症性头痛、癔症或抑郁症等。

（4）胸腹痛

①胸廓的结构：胸廓由胸椎、胸骨、肋骨连接围成（见图4-7）。胸骨位于胸前正中，自上而下分为胸骨柄、胸骨体和剑突三部分。柄体相连处向前突起部位叫胸骨角，胸骨角的两侧正对第二肋软骨。肋骨有 12 对，弯曲似弓形，相邻两肋间的空隙叫肋间隙；胸椎有 12 块，都是典型的椎骨。整个胸廓呈现前后略扁的圆锥形，上方窄小、下方宽大。胸廓表面附有皮肤、皮下组织、肌肉。胸廓起到保护肺、心脏及大血管、气管等重要器官的作用。

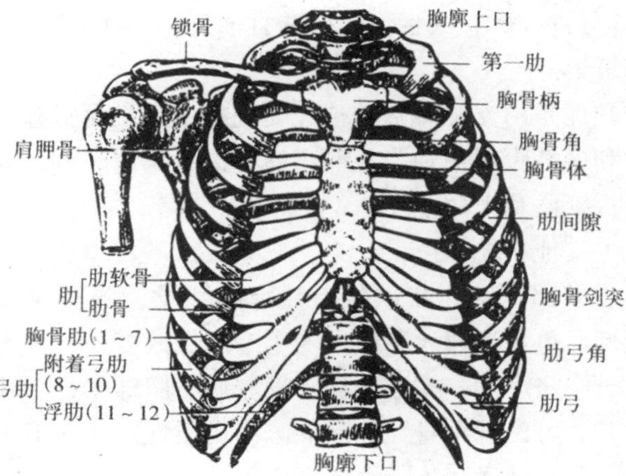

图4-7

②胸、腹腔脏器：肺位于左、右胸腹腔内。右肺分为上、中、下三叶，左肺分为上、下两叶。心位于胸腔纵隔内，心呈现前后略扁的倒置圆锥体。腹腔内主要有胃、肠、肝、胆、胰腺等消化器官。

③胸痛的常见原因：胸痛是临床常见的症状，是胸部神经受到刺激的一种反应。引起胸痛的原因主要有五类：一是胸壁

病变，如带状疱疹、非化脓性肋软骨炎等；二是胸膜及肺部病变，如胸膜炎、肺炎、肺结核、肺癌等；三是血管病变，如心绞痛、心肌梗死、心肌炎等；四是膈病变，如膈下脓肿；五是纵隔及食道病变，如纵隔炎、食道肿瘤等。

④心绞痛是由于冠状动脉痉挛或供血不足，心肌急剧、暂时的缺血缺氧所引起的，以发作性胸痛或胸部不适为主要表现的临床综合征。其特点为疼痛呈现压榨性、紧张感、憋气感，主要位于胸骨后部，可向心前区、左肩、左臂内侧及无名指放射，少数老人可放射至颈部、咽、下颌部、上腹或前臂不典型处。疼痛发作多有明显的诱因，如情绪激动、寒冷等，每次发作 3～5 分钟，休息或舌下含硝酸甘油片，疼痛可在 1～3 分钟内迅速缓解。

⑤腹痛是由支配腹部的神经受到病变刺激而引起，腹痛分为急性和慢性腹痛两种，急性腹痛常提示病情严重，需要紧急处理，否则危及生命。

（5）其他相关知识

①皮肤瘙痒症：皮肤仅有瘙痒的感觉，除搔抓所致的抓痕、血痂、色素沉着、苔藓样变等继发性改变外，并无任何原发破损时叫瘙痒症。在尿毒症、糖尿病、胆汁淤积、药物过敏等疾病时，可出现全身性瘙痒症。而局限性瘙痒症可见于女阴瘙痒症、肛周瘙痒症、阴囊瘙痒症等。

②呼吸困难是老人主观上感到空气不足，客观上表现为呼吸费力，严重时出现鼻翼扇动、发绀、张口呼吸，辅助呼吸参与呼吸活动，并有呼吸频率、深度或节律的异常。呼吸困难常见于呼吸系统疾病，如气管及支气管炎、肺炎、胸膜炎等；心脏疾病，如心力衰竭；血液疾病，如重度贫血、一氧化碳中毒等；神经系统疾病，如脑出血、癔症等。

2. 工作流程

（1）发热

①动态监测体温变化，观察热型及伴随症状，以协助医生的诊断。

②观察脉搏的快慢，发热常伴脉搏加快。

③观察呼吸的快慢，发热常伴呼吸增快，而呼吸深慢提示有酸中毒的可能。

④定时测量血压。

⑤密切观察有无意识障碍、惊厥、昏迷等。

⑥注意尿、粪、痰液等的变化。

（2）关节痛

①观察关节痛与发病年龄、性别、职业的关系：如化脓性关节炎多见于儿童，风湿性关节炎多见于成年女性，增殖性关节炎多见于老年人。

②注意起病的情况：如用药中出现的可能为过敏性关节炎，天气变化出现的可能为风湿、类风湿关节炎。

③观察关节痛的部位：游走性关节痛多见于风湿性，对称性的多见于类风湿关节炎。

④分析关节痛的性质和程度：疼痛剧烈者一般为急性炎症，如急性风湿、如痛风急性发作所致；轻度疼痛多见于增殖性关节炎等。

⑤观察关节痛伴随症状：高热、寒战、多为化脓性关节炎；微热多见于类风湿性关节炎；消瘦、微热、盗汗乏力，多见于结核性关节炎；剧痛在肿瘤中多见。

（3）头痛

①观察与头痛相关的疾病：如高血压、血管舒缩、脑肿瘤、神经症等非感染性疾病等可引起头痛。

②观察头痛发作时间：头痛发作时间的长短、有无间歇

性，影响头痛的因素如：转头、俯首有无加剧。

③注意头痛伴随症状：如颅内压增高、头痛伴剧烈呕吐，青光眼和脑肿瘤头痛伴视力障碍等。

④观察因头痛而产生的情绪波动，如焦虑、恐惧等。

⑤观察因头痛是否产生神态、意识状态的改变。

（4）胸痛

①观察疼痛的部位：胸骨痛可能为食道炎或膈疾病；若为心前区疼痛可能为心绞痛或急性心肌梗死；若有红、肿、热、痛一般为胸壁皮肤炎症。

②胸痛的性质和程度：如心绞痛呈压榨性疼痛，肺癌是闷痛，肋间神经痛呈刺痛、肺栓塞呈阵发性胸痛。

③观察胸痛发作的时间、影响因素：心绞痛呈阵发性疼痛，心肌梗死呈持续性剧痛，含服硝酸甘油不能缓解。

④胸痛伴随症状：伴咳嗽多见于气管、支气管病变，胸痛伴咯血多见于肺癌、肺结核，伴吞咽困难多见于食道癌。

（5）腹痛

注意腹痛的部位、性质、程度、次数是持续性还是阵发性，有无因消化道穿孔、急性阑尾炎而致的强迫体位；幽门梗阻、肠梗阻可有腹胀、恶心、喷射样呕吐、肠鸣音亢进、肠形，但无肛门排气、排便；有因心前区疼痛时放射到腹部痛，要考虑心绞痛；有腹部外伤史者应密切观察有无内出血现象，注意脉搏、血压变化及腹部刺激症状；急性胰腺炎为左上腹持续性剧痛，应注意体温、血压的变化，防止休克出现。

（6）皮肤瘙痒

①症状：是阵发性瘙痒还是长时间瘙痒。

②瘙痒与季节、温度、精神及饮食内容、药物、接触物是否有关。

③瘙痒时，外表皮肤是否特征性变化，比如红肿、疱疹、

破损、糜烂、渗出。

（7）咳嗽

①观察咳嗽的性质、出现的时间、发作的节律及音色的改变，如呛咳伴血痰可能为肺癌。

②注意痰的颜色、性质、气味和量，如咳嗽伴咯血可能为支气管扩张，久咳伴低热可能为肺结核。

③剧咳的老人需观察并发症的出现及伴有的各种症状，如突感胸背部剧烈疼痛，继后出现气急，进而有窒息感，严重时可发生休克，此时应想到并发气胸的可能，需立即通知医生。

（8）呼吸困难

①注意呼吸的性质、频率、深度的改变，如气短、鼻翼扇动、呼吸费力、三凹症、端坐呼吸等情况。

②精神及神经功能有无改变：如兴奋、烦躁不安、肌肉抽搐、语言和定向障碍、嗜睡、昏迷等。

③有无心悸、心动过速、心律失常、血压下降、心力衰竭等表现。

④呼吸减慢、换气不足、明显紫绀、嗜睡等表现时，常提示酸中毒。

⑤注意痰液的颜色、量、黏稠度、是否容易咳出等。

（9）便秘

①观察排便形态：包括次数、颜色、量和形状。急性便秘多见于器质性，慢性便秘多见于功能性。

②了解老人是否经常使用缓泻剂，是否有液体摄入不足、饮食中缺乏粗纤维等习惯。

③便秘伴随症状：伴鲜血多考虑痔疮、直肠或结肠癌；伴腹痛多考虑肠结核、结核肿瘤，伴呕吐多考虑肠梗阻可能，伴气急多考虑有心肺功能不全。

（10）意识、神志及瞳孔

①意识观察（见表 4-3）。

表 4-3

	浅昏迷	深昏迷
意识	大部分丧失，无自主运动	完全丧失
外界刺激	对一般刺激均无反应 对强烈刺激可出现痛苦表情	各种刺激均无反应
深浅反射	各种反射均存在	深浅反射均消失
生命体征	一般无明显改变	呼吸不规则， 血压可有下降， 仅能维持呼吸与循环的最基本功能
大小便	可有大小便失禁或潴留	大小便失禁或潴留

②神志：神志的变化包括语言是否清楚、有力，精神是否萎靡，反应是否迟钝。意识是否有模糊、嗜睡，昏迷的深浅等。观察神志的变化，可通过和老人谈话，了解其思维活动、判断能力、表达能力是否降低。还需观察呼吸、脉搏、血压、瞳孔及角膜的变化等。

③瞳孔的观察：正常人瞳孔是圆形、边缘整齐、两侧对称，自然光线下直径为 3～4 毫米，亮光下可缩小，暗环境下可稍散大。瞳孔直径大于 5 毫米称瞳孔散大，直径小于 2 毫米称瞳孔缩小，两侧瞳孔大小不一时为瞳孔不等大。用聚光手电筒直接照射瞳孔时，其大小不随光线刺激而变化叫瞳孔对光反射消失。观察瞳孔时，可用拇指和食指分开上下眼睑，露出眼球，仔细观察瞳孔的大小、形状，两侧是否对称，然后用手电

筒来检查瞳孔对光线刺激的反应。正常人的瞳孔对光线刺激反应灵敏，当手电筒光线照射时，双侧瞳孔立即缩小，光源移开后瞳孔迅速恢复原状。若用手掌隔开两眼，用手电筒光照射一侧瞳孔时，另一侧瞳孔也会立即缩小。

（11）惊厥

①密切观察发作前的先兆，如多汗、易惊等。

②观察惊厥发作和间歇的时间，发作时的表现和发作后的精神状态，是否有嗜睡、昏迷。

③注意有无发热、呕吐、腹泻及神态、瞳孔、血压的变化。

（12）水肿

①水肿的分布：分为全身性水肿和局部性水肿。全身性水肿常为对称性，一般以下垂部位最为显著，且多表现在组织松弛的部位，如眼睑、面颊、踝部及阴囊等处。局部性水肿则可发生在身体任何的部位。

②水肿部位的表现：水肿部位由于组织间液增多，因而表现为肿胀、皮肤绷紧、弹性降低、组织重量增加。非炎症性水肿还表现为水肿部位颜色苍白、温度偏低，在凹陷性水肿的部位皮肤破损处可有组织液溢出。

③水肿的程度：临床上根据水肿程度可分为轻、中、重三度。轻度水肿（+），其外表不易被察觉，水肿仅发生于眼睑、眶下软组织、胫骨前、踝部皮下组织，指压后可出现组织轻度凹陷，平复较快；中度水肿（++），下肢水肿至膝，指压后可出现明显的或较深的组织凹陷，平复缓慢；重度水肿（+++），全身组织严重水肿，身体低垂部皮肤紧张而发亮，甚至可有组织间液渗出。

④水肿的性质：凹陷性水肿，指压局部后呈凹陷，去掉压力靠组织的弹性逐渐复原。非凹陷性水肿，指压后局部后无凹陷。

⑤水肿与体位的关系：器质性疾病引起的水肿常随体位的变换而改变，功能性水肿与直立体位有明显关系。

⑥水肿可因不同的疾病引起相应的症状。

3. 注意事项

（1）养老护理员要经常巡视，在正确掌握老人关节痛、头痛、胸腹痛、咳嗽、呼吸困难等不适症状的情况下做记录。

（2）对胸腹痛的老人，养老护理员要掌握疼痛发生的时间、部位，疼痛的性质、程度、间隔时间及有无其他伴随症状等。

（3）对呼吸困难及咳嗽老人，要注意有无鼻翼翕动、三凹症、端坐呼吸、精神症状改变及咳痰的量、颜色、气味等情况，并及时做好记录。

（4）对其他的不适症状如神志变化、惊厥、水肿、便秘等，要注意其变化特征，加强观察，随时记录。

（5）观察要仔细，对某些急性症状要及时与医生取得联系，以便对症治疗。

4.3 消毒

相关概念如下：

（1）清洁：用物理方法清除物体表面的污垢，如尘埃、油脂、血迹及分泌物。

（2）消毒：用物理或化学方法杀灭除芽孢以外的所有病原微生物，使其数量减少到无害程度的过程。

（3）灭菌：用物理或化学方法彻底杀灭物品上的一切致病和非致病微生物、繁殖体、芽孢的过程。

4.3.1 物理消毒

1. 相关知识

（1）物理消毒灭菌的目的是通过各种物理的、自然的方法杀灭细菌，切断传播途径，防止传染病扩散，从而达到保护易感人群的目的。物理消毒的种类有：热力消毒灭菌法、辐射消毒法和电离辐射灭菌三种。

物理消毒分类及作用（见表 4-4）。

表 4-4

<table>
<tr><th colspan="3">物理消毒种类</th><th>作用及用途</th></tr>
<tr><td rowspan="6">热力消毒灭菌</td><td rowspan="3">干热消毒灭菌法</td><td>焚烧</td><td>直接在焚烧炉内焚毁。适用于某些特殊感染的伤口敷料的灭菌处理。如污纸、破伤风、气性坏疽、绿脓杆菌感染的敷料、老人痰液</td></tr>
<tr><td>烧灼</td><td>直接用火焰灭菌。适用于某些不怕热的金属器材。烧灼灭菌效果好，但破坏性大</td></tr>
<tr><td>干烤</td><td>是指在烤箱内进行灭菌。适用于高温下不损坏、不变质、不蒸发的物品灭菌。如纤维织物等</td></tr>
<tr><td rowspan="3">湿热消毒灭菌法</td><td>煮沸</td><td>是一种经济、方便、效果较好的常用消毒方法。适用于消毒耐湿、耐高温的物品。如餐（饮）具、搪瓷类、金属类等。一般水沸后，再煮沸 5～15 分钟就可达消毒目的。在沸水中加人 2% 的碳酸氢钠少许，可提高沸点达 105℃，增加灭菌效果。用来杀灭芽孢时，需待水沸后保持 1～3 小时</td></tr>
<tr><td>流通蒸汽</td><td>是指在一个大气压下，用 100℃左右的水蒸气进行消毒。适用于食品和一些耐高温的物品</td></tr>
<tr><td>高压蒸汽消毒</td><td>高压蒸是热力消毒灭菌中效果最好的一种方法，但此法应由专职人员操作。大多用于耐高温的物品</td></tr>
</table>

（续表）

<table>
<tr><th colspan="2">物理消毒种类</th><th>作用及用途</th></tr>
<tr><td rowspan="2">辐射消毒</td><td>日光暴晒法</td><td>是指物品直接在阳光下暴晒的方法，常用于枕芯、被褥、毛毯、衣服等</td></tr>
<tr><td>紫外线灯管消毒</td><td>紫外线对细菌、病毒、真菌等微生物均有较好的杀菌效果。但其穿透力弱，温（湿）度过高或过低均会影响其杀菌效果。日常工作中常用于空气和床位的消毒等</td></tr>
<tr><td colspan="2">电离辐射灭菌</td><td>应用γ射线或电子加速器产生的高能电子束（阴极射线）进行辐射灭菌，此法又称“冷灭菌”，具有广谱灭菌作用。金属、橡胶、塑料、高分子集合物（如一次性注射器、输液器、输血器、聚乙烯心瓣膜等）、精密医疗器械、生物医学制品及节育用具等均可用此法灭菌</td></tr>
</table>

（2）清洁常用的几种方法：

①器具上沾有血迹无法洗涤时，可用加酶洗涤剂浸泡，陈旧血迹也可用过氧化氢擦拭。

②物品上如有碘酊污渍，可用乙醇或草酸擦拭。

③高锰酸钾污渍用维生素 C 溶液洗涤，或用 0.2%～0.5% 过氧乙酸溶液浸泡后洗涤。

2. 操作流程

包括煮沸消毒、燃烧、流通蒸汽消毒、消毒柜消毒、日光暴晒、微波加热消毒灭菌、紫外线空气消毒。

（1）煮沸消毒是一种湿热消毒法，是经济、方便、效果较好的常用消毒方法。

①盆具的消毒（见表 4-5）。

表 4-5

用物	肥皂、去污粉、火源、毛巾、清水、抹布、盛器或盆具
操作	1. 清洁盆具，必要时用肥皂或去污粉清除污垢，用水冲净 2. 锅或盆具，中盛满清水，待水沸后继续煮 10～15 分钟
整理	清理用物、备用

②餐（饮）具的消毒（见表 4-6）。

表 4-6

用物	清水、清洁液、火源、盛器。
操作	1. 先用清水冲洗餐（饮）具，再用清洁液清洗餐具各个部分，直至冲洗干净 2. 将清洁的餐（饮）具，浸没水中，加盖煮沸 3. 待水沸后，继续煮 5～15 分钟
整理	冷却、取出、备用

③毛巾的消毒（见表 4-7）。

表 4-7

用物	肥皂、毛巾、清水、火源、盛器
操作	1. 将毛巾用肥皂在流动水下洗干净 2. 放入盛清水的容器内浸没煮沸 3. 待水沸后继续煮 5～15 分钟
整理	清理用物、备用

（2）燃烧消毒法：简单，作用迅速彻底有效，适用于搪瓷盆具、器械等（见表 4-8）。

表 4-8

用物	95% 酒精溶液、火柴或打火机、清洁剂、清水、抹布
操作	1. 将盆具、器械等用清洁剂洗净擦干 2. 将待消毒物品放入盆内，倒入少许 95% 酒精溶液 3. 用火柴或打火机将盆内酒精点燃 4. 慢慢转动盆具，使盆具内面及器械全部被火焰燃烧到
整理	燃烧完毕，清理用物放回原处

（3）流通蒸汽消毒法：适用于食品和一些耐高热的餐（饮）具的消毒（见表 4-9）。

表 4-9

用物	清水、清洁液、布袋套数个
操作	1. 清洁餐（饮）具干净后，装入布袋内，袋口扎紧 2. 置于流通蒸汽锅内消毒 30 分钟 3. 冷却后取出、备用

（4）消毒柜消毒法：

①餐（饮）具（见表 4-10）。

表 4-10

用物	清水、清洁液、消毒柜、电源
操作	1. 清洁餐（饮）具干净后，置于消毒柜内 2. 插电源消毒 30 分钟 3. 消毒完毕关电源
整理	清理用物、备用

②毛巾（见表 4-11）。

表 4-11

用物	肥皂、毛巾、清水、消毒柜、电源
操作	1. 将毛巾用肥皂洗净，并在流动水下洗干净 2. 放入消毒柜内 3. 插电源消毒 30 分钟 4. 消毒完毕取出毛巾冷却 5. 关闭电源
整理	清理用物、备用

（5）日光暴晒消毒法：常用于枕芯、被褥、毛毯、衣服、毛巾等（见表 4-12）。

表 4-12

操作	1. 将所需用物清洗后及枕芯、被褥、毛毯等在阳光直射下暴晒 6 小时 2. 定时翻动，使物体各面均受日光照射
整理	清理用物、备用

（6）紫外线灯消毒：紫外线的穿透力弱，只能杀灭直接照射的微生物。灰尘、纸张、玻璃等都影响紫外线的穿透。紫外线灯对细菌、病毒、真菌等微生物均有较好的杀菌效果，常用于空气和床单位的消毒等（见表 4-13）。

表 4-13

用物	30 瓦紫外线灯管、95% 酒精棉球、记录本、笔
准备	1. 空气消毒：照射前需做室内清洁卫生，保持灯管清洁、无尘，每周用 95% 酒精棉球轻轻擦拭。关闭门窗，停止人员走动，每 10 平方米安装 30 瓦紫外线灯管一只，有效距离不超过 2 米，照射时间为 30～60 分钟

（续表）

准备	2. 物品消毒：出院床单位或物品的消毒，应摊开或将物品挂起，使其表面直接照射。有效距离为25～60厘米，照射时间为20～30分钟 3. 将被消毒的物品或被照射的房间，妥善安排老人离开房间。注意眼睛、皮肤的保护，防止直视光源和直接暴露在灯光下 4. 养老护理员应掌握紫外线灯管使用有效时间，定期检测灯管的照射强度，每平方厘米小于70微瓦或使用时间超过1000小时时均需重新更换灯管
操作	1. 开启电源，消毒时间从灯亮后5～7分钟开始计时，关灯后应间歇3～4分钟后才能再次启动 2. 紫外线消毒的适宜温度为20℃～40℃，温度40℃时，紫外线杀菌率最高。相对湿度为40%～60%。相对湿度越低，杀菌作用越好 3. 照射后房间开窗通风，记录消毒时间（此次照射时间，累计照射时间）操作者签全名于记录本上
整理	如为移动式紫外线灯，则折叠以后，妥善安置

3. 注意事项

（1）煮沸消毒：

①消毒前物品必须刷洗干净，有轴节的器械或带盖的容器应将轴节或盖打开在放入水中。

②物品不可放置过多，一般不超过容量的3/4，不宜重叠放置，水面应高出物品3厘米，煮锅应加盖，碗盘等不透水物品要垂直放置。

③玻璃器皿冷水放入，橡胶类、金属类、搪瓷类沸水放入。

④消毒所需时间应从沸水时算起，中途放入新物品则应重新算起。

⑤高山地区气压低、沸点也低，应延长消毒时间（海拔每增高 300 米，需延长 2 分钟）。

⑥煮沸消毒时，如在沸水中加入 1%～2% 碳酸氢钠少许，即可提高水的沸点，达 105℃。这样可加速杀灭芽孢，同时防止金属物品生锈。

⑦密胺类茶具、碗筷不宜用煮沸消毒法，否则易致物品变形。

⑧易爆类物品（瓷器类、玻璃类）应放人冷水中起始加温，不可直接将物品投入沸水中。

（2）燃烧法灭菌：

①燃烧法灭菌时要做好安全工作，要远离易燃、易爆物品，如氧气、汽油、乙醚等。

②燃烧途中不可添加乙醇，以防发生火灾。

③贵重器械、锐利的刀剪等，为避免被破坏和变钝，禁止用燃烧法灭菌。

（3）拖把的合理放置与正确区分：养老机构在放置拖把的地方要做有明显的标记，根据各生活区内的清洁区、污染区，在拖把上分别设置不同颜色，并定点放置。以下颜色供参考：

①治疗区、饭厅等区域属清洁区，适用于绿色。

②老人房间等区域属半污染区，适用于黄色。

③厕所等区域属污染区，适用于红色。

④传染病房间，适用于黑色。

4.3.2　化学消毒

1. 相关知识

化学消毒灭菌法目的是利用液体、气体、化学药物等抑制微生物的生长繁殖或杀死微生物的方法。其原理是使菌体蛋白凝固变性，酶蛋白失去活性，抑制细菌代谢和生长，或破坏细菌细胞膜的结构，改变其通透性，使细胞破裂、溶解，从而达到消毒灭菌的目的。常用的方法有浸泡、喷雾、擦拭及熏蒸法四种。

浸泡法：将被消毒的物品洗净、擦干后浸没在消毒溶液中，按标准的浓度与时间，达到消毒灭菌作用。如药杯、体温计、便器、氧气湿化瓶等的消毒。

喷雾法：使用喷雾器将化学消毒剂均匀喷洒在空气中或物体表面，如墙壁、家具、地面等，按标准浓度达到消毒作用。

擦拭法：选用易溶于水、穿透性强、无显著刺激、标准浓度的消毒剂擦拭物品表面或进行皮肤消毒的方法，如 75% 酒精溶液皮肤消毒、桌椅、墙壁等擦拭，达到消毒作用。

熏蒸法：将消毒剂（如甲醛、乳酸等）加热或加入氧化剂，使消毒剂呈气体状态，在标准的浓度及时间内，达到消毒灭菌作用。如空气熏蒸消毒、不耐高温物品（如血压计、听诊器、票证、信件）的熏蒸消毒。

常用的化学消毒剂（见表 4-14）：

表 4-14

消毒剂名称	消毒效力	适用范围	注意事项
乙醚	中效	75% 溶液常用于皮肤的消毒 95% 溶液可用于燃烧灭菌	1. 使用浓度不要超过 80%，以免影响杀菌效果 2. 不能杀灭芽孢，因此不能用于手术器械的灭菌 3. 易挥发，需加盖保存 4. 定期测定，保持有效浓度 5. 有刺激性不能用于黏膜及创面消毒 6. 易燃，加盖置于阴凉干燥处

（续表）

消毒剂名称	消毒效力	适用范围	注意事项
碘酊	高效	2% 溶液用于皮肤消毒，擦后待干，再用 75% 乙醇脱碘	1. 对皮肤有较强的刺激性，不能用于黏膜的消毒 2. 对金属有腐蚀性，不可用于金属器械的消毒 3. 对碘过敏者禁用 4. 密闭、避光保存
碘伏	中效	1.0.5% ～1% 有效溶液用于外科手术及注射部位皮肤消毒，涂擦两次 2.0.1% 有效碘溶液用于消毒体温计 3.0.5% 有效碘溶液用于黏膜、创面消毒	1. 碘伏稀释后稳定性差，宜现用现配 2. 置于阴凉、避光防潮处密闭保存
戊二醇	高效	2% 戊二醛加入 0.3% 碳酸氢钠，成为 2% 碱性戊二醛，用于浸泡不耐高温的金属器械、医疗仪器、内镜等，消毒 20～40 分钟，灭菌 8～10 小时	1. 每 2 周更换消毒剂一次 2. 浸泡金属类物品时加入 0.5% 亚硝酸钠溶液作为防锈剂 3. 浸泡后的器械在使用效前要用生理盐水或无菌蒸馏水冲洗 4. 对皮肤、黏膜有刺激性，防止溅入眼内 5. 盛放戊二醛溶液的容器应加盖，使用过程中应加强对其浓度的检测

（续表）

消毒剂名称	消毒效力	适用范围	注意事项
甲醛（福尔马林）（37%～40%）	高效	1.40% 甲醛 2～10 毫升 / 立方米，加水 4～20 毫升加热，作室内物品消毒 2.40% 甲醛 40～60 毫升 / 立方米，加高锰酸钾 20～40 克，柜内熏蒸，密闭 6～12 小时 3.4%～10% 甲醛溶液用于解剖材料、病理组织标本的固定 4. 使用甲醛消毒灭菌必须在甲醛消毒灭菌箱中进行，灭菌箱必须有可靠的密闭性能，消毒灭菌过程中不得使甲醛气体漏出	1. 被消毒物品应摊开放置，中间留有一定空隙，污染表面尽量暴露，以便甲醛气体有效与之接触 2. 环境温度和湿度对消高毒效果影响较大，要求室温在 18℃以上，相对湿度在 70%～90% 3. 消毒后，一定要去除残留甲醛气体，可用抽气通风法 4. 甲醛有致癌作用，不宜进行室内空气消毒
过氧乙酸	高效	1.0.2% 溶液用于皮肤、手的消毒，浸泡 1～2 分钟 2.0.5% 溶液用于餐过具的消毒，浸泡 30～60 分钟 3.0.2%～0.5% 溶液用于物体表面的消毒。 4.1%～2% 溶液用于室内空气消毒，8 毫升 / 立方米。加热熏蒸，密闭门窗 30～120 分钟	1. 对金属有腐蚀性 2. 易氧化分解而降低杀菌力，需现配现用 3. 浓溶液有刺激性、腐蚀性，配制时需戴手套和口罩 4. 在阴凉处存放，高温可爆炸

（续表）

消毒剂名称	消毒效力	适用范围	注意事项
含氯消毒剂（常用的漂白粉）	高效	1.0.5% 漂白粉溶液用于浸泡餐具、便器，浸泡 30 分钟 2.1%～3% 漂白粉溶液用于喷洒或擦拭地面、墙壁及物品表面 3. 排泄物消毒用量比例（漂白粉消毒排泄物时的比例）： 粪便 1∶5，即 1 份漂白粉 5 份粪便，放置 2 小时 尿液：100 毫升尿液加漂白粉 1 克，放置 1 小时 呕吐物：1∶5，即 1 份漂白粉 5 份呕吐物，放置 1 小时	1. 消毒剂应放于阴凉处，避光、密闭保存 2. 待消毒的物品放入装有含氯消毒剂的容器中，加盖 3. 溶液现用现配 4. 有腐蚀与漂白作用，不宜用于金属制品、有色衣服及油漆家具的消毒 5. 消毒液 3 天更换一次 6. 消毒后的物品应及时用清水冲净

2. 操作流程

化学消毒常用于餐（饮）具、药杯、盆具、空气、地面、家具、拖把、抹布、便器、尿壶和痰杯等物品的消毒。

（1）餐（饮）具、药杯、盆具的消毒。

①餐（饮）具（见表 4-15）。

表 4-15

用物	清水、清洁液、2‰ 含氯消毒液、盛器
操作	1. 先用清水冲洗餐（饮）具，再用清洁液清洗餐具各个部分，直至冲洗干净 2. 将清洁的餐（饮）具浸没于 2‰。含氯消毒液中 30 分钟，取出、冲净
整理	清理用物、备用

②药杯（见表 4-16）

表 4-16

用物	消毒缸、药杯、2‰ 含氯消毒液、剪刀
操作	1. 将药杯清洗干净 2. 浸泡于 2‰ 含氯消毒液内 30 分钟，取出后晾干。如为一次性药杯应先毁形再浸泡，浸泡后集中回收
整理	清理用物、备用

③盆具消毒（见表 4-17）。

表 4-17

用物	2‰ 含氯消毒液（消毒液浓度按要求配置）、浸泡缸、清水
操作	1. 将盆具清洗干净 2. 浸泡于盛有消毒液的盛器中，30 分钟后取出清水冲干净
整理	清理用物、备用

（2）空气消毒：有喷雾法和熏蒸法，喷雾法为常用的空气消毒方法。

①喷雾法：是用喷雾器均匀喷洒消毒剂与空气中或物体表

面进行消毒的方法。常用于地面、墙壁、环境等的消毒（见表4-18）。

表 4-18

用物	0.2%～0.5% 过氧乙酸溶液或 3% 过氧化氢消毒剂、喷雾器
准备	养老护理员着工作衣、戴口罩。撤离老人，密闭门窗
操作	1. 将配置好的 0.2%～0.5% 过氧乙酸或 3% 过氧化氢消毒剂倒入喷雾器内 2. 有顺序地、均匀地喷洒室内各个角落，呼吸带区域应多喷雾，喷雾后关闭门窗 30～60 分钟，再开门窗通风

②熏蒸法：将消毒剂加热或加入氧化剂，使消毒剂呈气体状态，在标准浓度和时间内进行消毒的方法，如传染病流行期间的空气消毒。

A. 食醋熏蒸法：此法适用于流感、流脑流行期间的空气消毒（见表 4-19）。

表 4-19

用物	食醋、热水、电炉或酒精炉、容器
准备	撤离老人，密闭门窗
操作	1. 将食醋内加水（每立方米用 5～10 毫升食醋，加热水 1～2 倍） 2. 加热熏蒸（30～120 分钟） 3. 开窗通风后将老人移入室内

B. 2% 过氧乙酸：为无色透明液体，有刺激性酸味。易挥发，沸点 110℃，腐蚀性强，有漂白作用。适用于密封较好的房间内污染表面的消毒（见表 4-20）。

表 4-20

用物	2% 过氧乙酸溶液、电炉或酒精炉、容器
准备	撤离老人，密闭门窗
操作	1. 每立方米用 2% 过氧乙酸溶液 8 毫升，温度宜在 20℃，相对湿度为 70% ～90% 2. 过氧乙酸加热熏蒸，时间 30～120 分钟 3. 开窗通风后将老人移入室内

C. 乳酸：为无色、浅黄色糖浆状液体，沸点 122℃，加热至 150℃左右蒸发，适用于房间的空气消毒（见表 4-21）。

表 4-21

用物	纯乳酸、水、电炉或酒精炉、容器
准备	撤离老人，密闭门窗
操作	1. 每立方米用乳酸量 0.12 毫升加等量水 2. 乳酸加热熏蒸，30～120 分钟 3. 开窗通风后再将老人移入室内

D. 37% ～40% 甲醛（福尔马林）（见表 4-22）。

表 4-22

用物	37%～40% 甲醛（福尔马林）、水、电炉或酒精炉
准备	撤离老人，密闭门窗
操作	1. 每立方米用甲醛量 2～10 毫升，加水 4～20 毫升 2. 甲醛加热熏蒸 6～12 小时 3. 开窗通风后再将老人移入室内

E. 甲醛加高锰酸钾（见表 4-23）。

表 4-23

用物	甲醛、高锰酸钾、容器
准备	撤离老人，密闭门窗
操作	1. 每立方米用 2～10 毫升甲醛加入高锰酸钾 1～5 克 2. 先将高锰酸钾放入容器内，加入等量的水拌成糊状，再将甲醛倒入，即有大量气体放出 3. 气化熏蒸 6～12 小时，开窗通风后再将老人移入室内

（3）地面、家具的消毒（见表 4-24）。

表 4-24

用物	1% 含氯消毒液、拖把、抹布、水桶
操作	1. 水桶内盛有 1% 含氯消毒液，将拖把或抹布放入桶内浸湿后绞干 2. 按顺序从内到外进行拖地或擦家具、物品表面等
整理	擦、拖完毕，清洗拖把或抹布并晒干、备用

（4）拖把、抹布的消毒（见表 4-25）。

表 4-25

用物	1% 含氯消毒液、拖把、抹布、肥皂或洗衣粉、清水、水桶
操作	拖把或抹布用肥皂或洗衣粉清洗干净，浸没于 1% 含氯消毒液内 30 分钟
整理	取出后用清水冲净、绞干备用

（5）便器、尿壶、痰杯的消毒（见表 4-26）。

表 4-26

用物	2% 含氯消毒液、专用小刷子、专用浸泡缸，抹布或烘干机
准备	养老护理员着工作衣，戴口罩（必要时戴手套）
操作	1. 将尿、粪或痰液倒入粪池中（有传染性污物例外） 2. 清洗便器或痰杯至干净 3. 将便器、尿壶、痰杯浸没于 2% 含氯消毒液内 30 分钟
整理	取出后用清水冲洗干净、备用

（6）疑有传染病的尿液、粪便、痰液等排泄物的处理方法（见表 4-27）。

表 4-27

操作	1. 在排泄物中倒入漂白粉，漂白粉的比例是 1 份漂白粉，5 份排泄物，搅拌均匀，静置消毒（尿液、痰液静置 1 小时，粪便静置 2 小时），然后倒入粪池中 2. 疑是肺结核病人的痰液应将痰液倒入蜡纸盒内焚烧

3. 注意事项

（1）消毒浸泡：

①根据被浸泡物品选择不同的消毒剂。

②严格掌握消毒剂的有效浓度、消毒时间和方法。

③浸泡物必须洗净擦干，表面无污垢，以免影响消毒效果。

④物品浸泡应全浸没消毒液内，使物品充分与消毒液接触，有关节轴的物品应打开轴，有管腔的在管腔内应填满消毒液。

⑤浸泡的物品使用前需用清水或无菌液冲洗干净，避免消毒液刺激皮肤。

⑥含乙醇（酒精）的消毒液易挥发，需加盖。

⑦消毒剂应定期更换，并定期测量浓度，及时调整其浓度。

⑧中途加入物品时，应重新计算消毒时间。

（2）喷雾消毒：

①喷雾前必须将室内的食品转移。

②根据物品特性选择合适消毒剂。

③严格掌握消毒剂的有效浓度、消毒时间和方法。

④在有人情况下，做好人员防护，避免直接喷射到人群。

⑤加强呼吸带区域的喷射密度（离地面 2～2.5 米高度的区域）。

⑥喷射时必须使物体表面湿透，这样才能起到消毒效果。

⑦在无人情况下，喷洒前应将门窗关闭，到规定时间后再开窗通风。

（3）擦拭法消毒：

①根据物品特性选择合适消毒剂。

②严格掌握消毒剂的有效浓度、消毒时间和方法。

③擦拭消毒前应先清洁物体表面，避免影响消毒效果。

④选用易溶于水、渗透性强的无显著刺激性的消毒液。

（4）熏蒸法消毒：

①根据物品特性选择合适消毒剂。

②严格掌握消毒剂的有效浓度、消毒时间和方法。

③熏蒸必须选择无人居住的单独房间。

④操作时注意保护皮肤，避免高锰酸钾等药物刺激皮肤。

4.4 冷与热的应用

4.4.1 热疗

1. 相关知识

（1）作用

①保暖：对身体末梢循环不良及怕冷的老人用热后，使其感到温暖舒适。

②解痛：用热可降低痛觉神经的兴奋性，改善血液循环，加速致痛物质的排出，使肌肉松弛减轻疼痛。

③活血：用热可使局部毛细血管扩张，血流加快，促进血液循环。

④消炎：在身体皮肤炎症的早期（如疖肿等）用热可促进细胞的新陈代谢，增加免疫细胞的活力，使炎症消散，后期用热有利于机体的组织修复。

（2）影响热疗效果的因素

①热疗面积：热疗面积大，对热的反应强，反之则对热的反应弱。

②热疗温度：热疗温度一般应控制在 50℃以内，过冷达不到热疗效果，过热会导致皮肤烫伤。

③热疗时间：过长可能会引起不良反应。

④个体差异：个体情况不同，对热的耐受力也不同，如昏迷、瘫痪、循环衰竭的老人对热反应的敏感性下降，使用时须防止烫伤。

（3）禁忌证

①急性腹部疼痛在未明确诊断前不宜热疗，防止因疼痛减轻而掩盖症状。

②面部危险三角区（见图 4-8），皮肤感染化脓时严禁热疗。因为此处血管丰富，容易导致炎症扩散而使颅内感染。

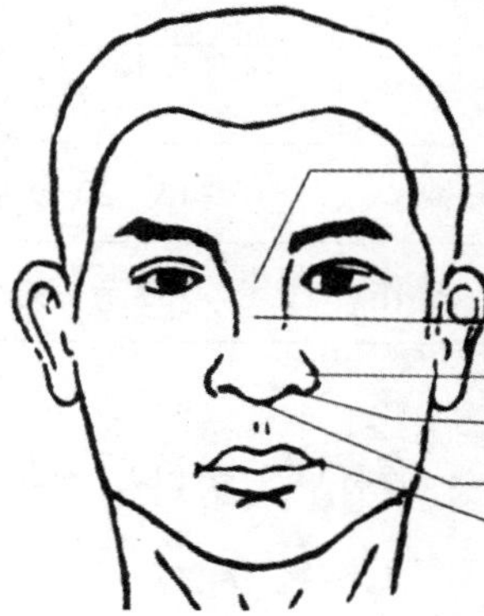

图4-8

③各种脏器的内出血禁止热疗，因热疗使血管扩张，加重脏器出血。

④身体皮下软组织挫伤，24～48 小时内禁用热疗，以防加重皮下出血。

⑤细菌性结膜炎、皮肤有湿疹者禁忌热敷。

⑥肿瘤处不宜用热敷。

（4）方法

热疗分为干热和湿热两种疗法。干热疗法包括热水袋的应用、烤灯等，湿热疗法包括湿热敷、热水坐浴等。它们的区别见表 4-28。

表 4-28

	干热疗法	湿热疗法
穿透力	弱	强
作用	使浅表组织炎症消散	使深部组织肌肉松弛、止痛、消炎
温度	老年人使用热水袋水温不可超过 50℃	温度根据老人耐受力调节，但不可超过 60℃

（续表）

	干热疗法	湿热疗法
时间	不超过 30 分钟	15～20 分钟或遵医嘱
用物	简单、不需专人操作	复杂、需专人操作

2. 操作流程

（1）热水袋的使用：有保暖、解除肌肉紧张、止痛、消炎的作用（见表 4-29）。

表 4-29

步骤	要求与说明
准备	1. 热水袋、热水袋套（见图 4-9），盛热水的容器如热水壶、水温计、笔、记录本 2. 检查热水袋有无破损，袋口橡胶有无老化，盖塞能否拧紧 3. 调温：灌水前必须先测试水温（将水壶内的水用水温计进行测试使水温控制在 50℃，不可直接用开水灌注。若老人有意识不清、虚弱、昏迷、末梢循环不良等情况，热水袋水温不宜超过 50℃） 4. 灌水：将热水袋放于台面，提起袋口，徐徐灌入热水，边灌边提高热水袋，灌至 1/2 或 1/3 满即可，灌注过满会使袋呈球形，从而与皮肤接触面小影响效果，反之过度充盈则使袋内压增大，稍用外力易引起胀裂破损 5. 排气：将热水袋缓缓放平，热水袋口朝上（见图 4-11），暂不拧紧塞子，双手在上方轻压，排出袋内空气，避免因空气的隔温作用，而影响热的传导 6. 拧紧塞子，袋口朝下倒提检查有无漏水并擦干（见表 4-10），将热水袋装入热水袋套中（见图 4-12），放入护理车内
解释	推护理车至老人床前，核对姓名、床号，向老人解释，以取得配合

（续表）

步骤	要求与说明
操作	1. 将热水袋放在老人所需部位，并定时检查水温及局部皮肤情况。若老人有意识不清、昏迷、虚弱、末梢循环不良等情况，热水袋应用大毛巾包裹或放于毛毯夹层，不能直接使热水袋接触老人的皮肤，谨防烫伤 2. 热水袋袋口应朝向老人身体外侧，一旦有水漏出，可使热水流向身体外侧，以防漏水造成烫伤 3. 一般为 30 分钟左右，必要时可再持续使用。长期使用需保持水温，约 2 小时更换热水 4. 随时观察热水袋的使用效果及不良反应，如局部皮肤出现发红、水疱等须立即停用，及时与医生联系，并做相应处理 5. 洗手、记录（包括放置部位、时间、效果、时间、反应等） 6. 做好床边交接班工作，包括热水袋放置时间、部位、使用效果、老人的反应、注意事项等
整理	推车至处置室，热水袋用完时，将袋内水全部倒空，挂在通风处晾干，再向袋内吹气后旋紧塞子，以防橡胶粘连而缩短热水袋的使用寿命

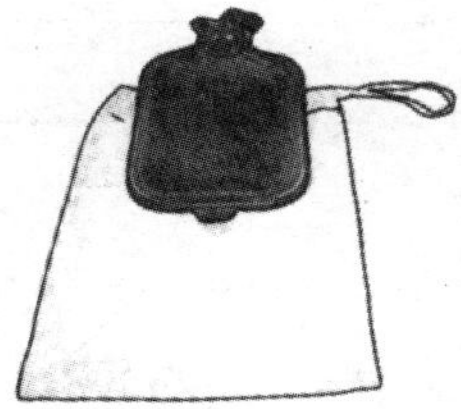

图4-9

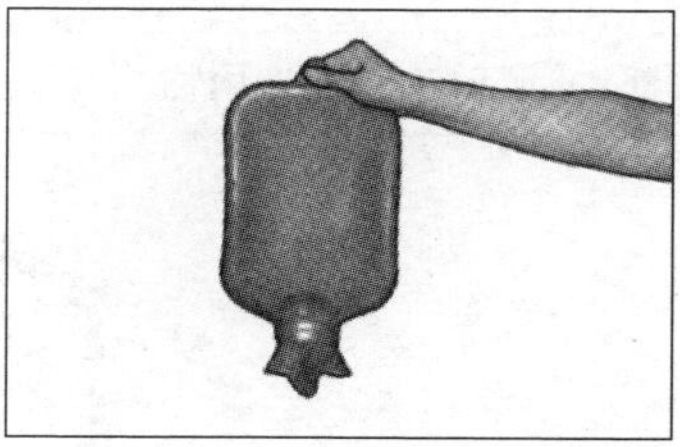

图4-10

（2）烤灯的使用：有消炎、解除肌肉痉挛、镇痛的作用，可促使伤口创面干燥结痂和肉芽组织生长，常用红外线灯或磁

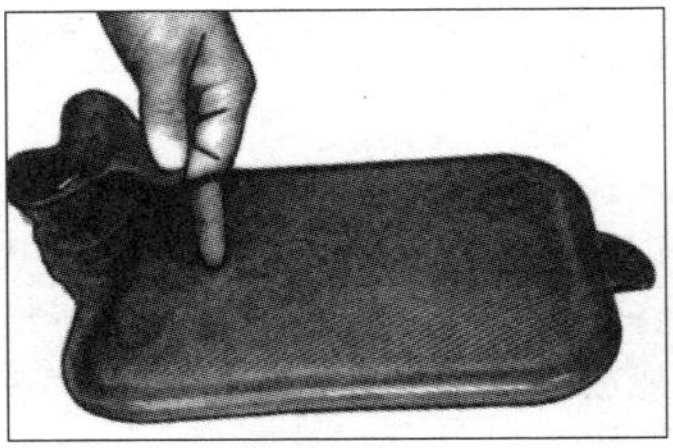

图4-11

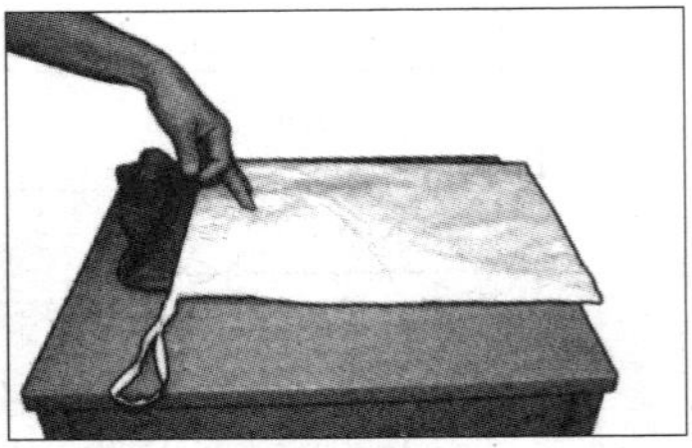

图4-12

疗灯治疗，适用于Ⅱ以上褥疮治疗（见表 4-30）。

表 4-30

步骤	要求与说明
准备	检查烤灯否完好（见图 4-13）
解释	洗手后携用物至床旁，评估老人情况，核对床号、姓名，向老人做好解释以取得配合，打开屏风
操作	1. 协助老人取舒适体位，暴露治疗部位 2. 将烤灯调适正常后对准患处，灯距为 30～50 厘米以老人感觉温热为宜，时间为 20～30 分钟，结束后休息 15 分钟再离开以防感冒 3. 记录治疗部位、时间、创面情况及老人反应
整理	照射完毕整理用物

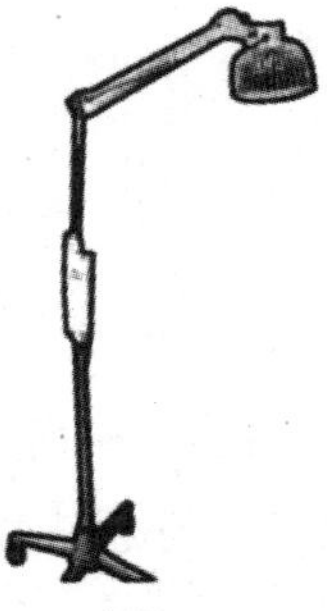

图4-13

（3）湿热敷：用于消炎、消肿、解痉和镇痛（见表4-31）。

表 4-31

步骤	要求与说明
准备	1. 治疗盘、敷布 2 块（大小以热敷面积为准）、镊子 2 把、橡胶单、毛巾 1 条、浴巾 1 条、棉垫（应大于热敷面积），棉签、凡士林、纱布、面盆、热水（按老人承受温度的程度为限），放置于护理车内 2. 敷布浸于热水盆中，水温在 50℃～60℃
解释	推车携物至床边、洗手。评估老人病情，核对床号、姓名、向老人解释，以取得配合
操作	1. 暴露治疗部位，在热敷部位下面垫橡皮单，毛巾，并在热敷部位涂凡士林，盖上纱布（略大于热敷面积）以保护皮肤 2. 用镊子拧干敷布，以不滴水、手不烫为宜，折叠后放于热敷部位上，再盖上棉垫，以保持温度，热敷时间为 15～20 分钟
整理	热敷完毕，揭去纱布，擦去凡士林，置老人于舒适卧位，整理床单位，物归原处

（4）热水坐浴：有消炎、消肿、解除肌肉痉挛及止痛的作用，适用于会阴、肛门疾病及手术后治疗（见表 4-32）。

表 4-32

步骤	要求与说明
准备	1. 坐浴椅、消毒坐浴盆、热水瓶、药液遵医嘱，水温计、浴巾、无菌纱布、换药用物。将用物置于护理车内 2. 遵医嘱配置坐浴液至坐浴盆内 1/2 处，调水温至 40℃～50℃，将坐浴盆置于坐浴椅上

（续表）

步骤	要求与说明
解释	推车携物至床旁，洗手，评估老人病情，核对姓名、床号，向老人解释，取得配合，拉开屏风。必要时协助老人排尿、排便并清洁局部皮肤
操作	1. 协助老人脱裤至膝部，采取舒适坐姿坐于浴盆中 10～ 20 分钟，用浴巾遮盖老人大腿部，随时调节水温 2. 记录坐浴时间，观察老人反应、有无眩晕，会阴及肛门周围有无异常等情况
整理	坐浴完毕，用无菌纱布擦干臀部，如有伤口给予换药，协助老人取舒适卧位，放回护理车内，清理用物，物归原处

3. 注意事项

（1）热水袋

①根据不同的目的，掌握正确的使用时间，用于治疗时，时间不超过 30 分钟。用于保暖可连续使用，水温降低后应及时更换热水。

②水温不能超过 50℃。

③热水袋不能直接接触老人皮肤，需用热水袋套套好后再使用，对昏迷、衰竭老人使用时热水袋外还应再包一块大毛巾，以防烫伤老人。

（2）烤灯

①根据治疗部位的范围大小选择不同功率的灯泡。

②若老人意识不清，局部感觉障碍，血液循环不良等应加大灯距，防止烫伤。

③照射过程中观察老人的全身情况及局部皮肤反应，若皮肤出现桃红色的均匀红斑为合适剂量，若出现紫红色则应立即停止照射，局部涂抹凡士林油以保护皮肤。

④前胸部及头面部照射时应注意保护老人眼睛，可用湿纱布遮盖或戴深色眼镜。

（3）湿热敷

①水温不宜过高，以防烫伤。

②随时观察老人身体局部皮肤颜色及全身感受，发现异常应立即停止热敷，必要时与医生联系。

③开放性伤口部位湿热敷时，按无菌操作要求进行，热敷结束后，按无菌换药法处理伤口。

④面部热敷时，敷后头面部应保暖防止感冒。

（4）热水坐浴

①坐浴过程中，随时观察老人的全身及局部情况，如有异常，应立即停止坐浴，并通知医生及时处理。

②添加热水时，应让老人身体离开坐浴盆，测温度适宜后再让老人坐入，以免烫伤。

③注意老人安全，因热水有镇静、催眠的作用，要防止老人坐浴时入水跌倒。

④冬天坐浴时应注意室温，做好保暖工作。

⑤浴盆及浴液应注意做好无菌操作，急性盆腔炎老人不宜坐浴。

4.4.2　冷疗

1. 相关知识

（1）作用

①降温：在护理高热老人时将冰袋置于老人额部或用温水擦浴，可降低老人的体温。

②局部止痛：用冷后可抑制细胞活动，降低神经末梢敏感性，使局部神经传导减慢，从而减轻疼痛。常用于牙痛和浅度皮肤烫伤。

③局部止血：用冷后可使局部毛细血管收缩，达到止血的目的，临床上主要用于鼻出血，皮下组织出血等。

④控制炎症扩散：用冷后可降低细菌的活力和细胞代谢，从而抑制炎症的扩散。

（2）影响冷疗的因素

①用冷面积和部位：全身用冷反应强，高热病人宜选用全身用冷或大动脉用冷（如腹股沟动脉）局部充血或皮下出血者可在局部用冷。对皮肤较薄的部位用冷疗效果好，血液循环好的部位效果亦较好。

②用冷时间：用冷时间太短，达不到预期效果，时间过长，可能会造成冻伤。因此用冷时间一般以 10～30 分钟为宜，以 30 分钟为限，若需反复用冷，中间必须间隔 30～60 分钟。

③个体差异：老人的身体状况差，如昏迷、虚弱、感觉迟钝或末梢血液循环不良的老人对冷不敏感，故在冷疗时要特别小心。女性对冷的反应较男性敏感。生活习惯的差异对冷耐受力不同也可出现不同的反应。

（3）常见冷疗部位：人体体表大血管处。

①腋下：有腋动脉，腋静脉通过。

②肘窝：有肱动脉，头静脉，肘正中静脉，贵要静脉通过。

③腹股沟：有股动脉、股静脉通过。

④腘窝：有腘动脉、腘静脉通过。

（4）禁忌证

①血液循环障碍。

②组织损伤、破损。

③慢性炎症或深部化脓病灶。

④对冷过敏者。

⑤枕后、耳郭、阴囊、心前区、腹部、足底等部位禁用

冷疗。

（5）方法

分为干冷与湿冷疗法。干冷疗法，即为冰袋、冰帽的应用；湿冷疗法，即不温水擦浴、酒精擦浴、冷湿敷等。

2. 操作流程

冰袋的使用：有降温、消炎、消肿、止血、镇痛的目的（见表 4-33）。

表 4-33

步骤	要求与说明
准备	1. 冰袋及冰袋套、冰块、盆、锤子、帆布袋、体温表、橡皮中单、毛巾、笔、记录本 2. 检查冰袋有无破损。将冰块装在帆布袋内用锤子砸碎，放入盆内，用水冲去冰块棱角，冰袋内装放 1/2 的冰，再灌入少量冷水，排尽空气，夹紧袋口，将冰袋倒置检查有无漏水，擦干外部并将冰袋装入布套内。将用物置于护理车内
解释	推车携物至床旁，洗手，评估老人病情，核对老人姓名、床号，向老人做好解释工作，以取得老人的配合。将橡皮中单、毛巾垫于放置冰袋的所需部位
操作	1. 根据医嘱将冰袋放在老人额部、头顶部或体表大血管经过处，如腋下、腹股沟、腘窝等。放置前额时，可将冰袋悬吊在支架上以减轻前额的局部压力，但冰袋必须与老人前额的皮肤接触 2. 记录放置部位、时间、效果、老人的反应等。冰袋放置半小时后测体温，当体温降至 39℃以下时，应取下冰袋，半小时后再测体温并做好记录
整理	操作完成后撤去橡皮中单、毛巾等，协助老人取舒适体位后整理床单位。收拾用物，物归原处

3. 注意事项

（1）使用冰袋时，应及时观察冷疗效果及反应，如皮肤出现苍白、青紫、寒战等反应时应立即停用。

（2）用冷时间：不超过 30 分钟，若需反复使用，应间隔 30～60 分钟后再用。

（3）用冰袋做皮下软组织挫伤冷疗时应在受伤后 24 小时内使用。

（4）枕后、耳郭、阴囊、心前区、腹部、足底部位禁用冰袋（因枕后部位神经中枢较为集中，用冷后易引起神经的抑制反应，耳郭、阴囊处的皮肤较薄、用冷易造成冻伤，心前区用冷后易引起心律紊乱，如早搏、心动过速或过缓，传导阻滞等。腹部用冷后易引起腹部肌肉痉挛、疼痛、腹泻等。足底用冷可引起反射性末梢血管收缩而影响散热），局部血液循环明显不良时及有慢性炎症或深部化脓病灶时禁用。对冷敏感、体质虚弱或有心脏病的老人应慎用冷疗。

4.4.3 温水擦浴

1. 相关知识

温水擦浴是冷疗的一种方法，通过擦浴达到物理降低体温的目的。

2. 操作流程（见表 4–34）

表 4–34

步骤	要求与说明
准备	1. 洗面盆中盛 32℃～34℃的热水、水温计、小毛巾 2 条、浴巾 1 条、体温表、灌装好的热水袋、冰袋、套、屏风、笔、记录本 2. 关窗、调节室温至 24℃，拉开屏风、移开床旁桌椅

（续表）

步骤	要求与说明
解释	携物至床边，洗手，评估老人病情，核对床号、姓名，向老人解释以取得配合。需要时帮助排便，并再次洗手
操作	1. 打开盖被，头部放置冰袋，足部放置热水袋。（方法同冰袋的应用和热水袋的应用） 2. 协助老人脱去上衣，松解裤带，在一侧上肢下垫浴巾 3. 将小毛巾放入热水中并拧干，呈手套式缠在手上，以向心方向拍试进行，两块小毛巾交替进行。在浅表大血管处稍停留片刻，每侧肢体各拍拭 3 分钟，拍拭完毕用浴巾擦干后穿衣 4. 上肢拍拭顺序：手掌→上肢内侧→腋窝→手背，侧胸部→上臂外侧→颈外侧 5. 协助老人脱去裤子，下肢下面铺浴巾，用拍拭上肢的方法擦下肢。每侧肢体拍拭 3 分钟，拍拭完毕用浴巾擦干后穿裤 6. 下肢拍拭顺序：足跟→腘窝→内踝，股下→大腿内侧→足背，腹股沟→大腿外侧→髋部 7. 拍拭半小时后测体温并记录，如体温降至 39℃以下时，应撤下头部放置的冰袋
整理	拍拭完毕，移去热水袋，协助老人穿上裤子，取舒适体位。推车回处置室，清理用物，物归原处

3. 注意事项

（1）擦浴时以拍拭的方式进行，不能用摩擦方式，因摩擦易产生热，在腋窝、腹股沟、腘窝等血管丰富处，应适当延长时间，以增加散热。

（2）严禁擦拭颈后、心前区、腹部和足底等处，以免引起不良反应。同时对冷敏感、心脏病、体质虚弱的老人慎用。

（3）拭浴过程中，随时观察老人的情况，如出现寒战、面色苍白、脉搏及呼吸异常时，应立即停止，并及时与医生联系。

（4）拭浴过程中，视情换水、换毛巾。

4.5 护理记录

4.5.1 护理记录的阅读

1. 相关知识

（1）护理文件的种类

护理文件是养老机构或养老院文件中的一个重要组成部分，记录着有关居住在养老机构或养老院老人们的动态变化及生活护理措施，具有法律证明效果，也体现了养老机构或养老院的管理水平和护理质量。

①护理交班记录：是养老护理员将值班时间内所管辖区域的老人发生的具体情况、危重老人、重点照料老人病情动态及心理、情绪等方面的情况进行书面交班。

②日常生活护理记录：适用于身体平稳、无须治疗，只需为老人提供日常生活护理服务的内容。

③特殊老人护理记录：适用于病情危重，进行特殊治疗、需严密观察病情、全面掌握情况及需要记录出入量的老人。

（2）护理记录阅读的基本要求

①必须按格式顺序阅读护理交班记录。

②必须认真、及时、全面阅读护理交班记录内容。

③不得随意更改护理交班内容。

2. 工作流程

护理交班记录阅读的顺序如下：

①按照护书写的顺序进行阅读：某某日期，某班交班，再按楣栏上各项目内容依次阅读。

②新入院、转入老人重点阅读：床号、姓名、诊断、入院时间及行动状况、体征、护理等级、饮食、睡眠、心理及情绪情况、护理重点及注意事项。

③危重老人重点阅读：生命体征、病情动态、饮食、睡眠、治疗、皮肤情况、出入量记录、护理重点及注意事项。

④重点交班老人重点阅读：主要思想情绪变化，睡眠、饮食情况，护理重点及注意事项。

3. 注意事项

（1）阅读护理交班记录时应避免漏读、不读。

（2）危重老人重点交班，交班时要口述清楚，必要时床边交班。

4.5.2　护理记录的书写

1. 相关知识

护理交班记录书写基本知识：

①对新入院老人书写床号、姓名，诊断后用红笔在诊断的下一行居中部位标注“新”。

②对病情危重老人书写床号、姓名，诊断后用红笔在诊断的下一行居中部位注“※”。

③当一名老人的交班内容未写完需要翻页写时，应在第二页姓名栏内注明“接前页”，接着将交班内容写完。如白班交班内容报告留空格少，不够用，中夜班填写时需翻页，应在报告内容的最后写上“见后页”，再在报告最后页姓名栏内重新写床号、姓名、诊断，报告内容分别在中夜班栏内书写。

2. 工作流程

（1）护理交班记录

①书写顺序：

A. 填写日期及楣栏各项内容。

B. 按照老人出院、转出、死亡、新入、转入、危重、有特殊病情变化及治疗的交班顺序，书写护理交班记录。

②内容要求：

A. 出院、转出、死亡老人：注明离院的时间和心跳、呼吸停止的时间及原因。

B. 新入院或转入的老人：写明入院或转入的时间及行动状况（步行、轮椅、推车），精神状况，体征（肢体功能、皮肤情况），护理等级、家属告知的特殊情况，饮食习惯，睡眠状态以及护理重点。

C. 危重老人：写明体温、脉搏、呼吸、血压、已给予的主要治疗、特殊状况、皮肤、出入量记录、饮食、睡眠状况以及护理重点。

D. 重点护理老人：写明重点护理老人的心理状态、情绪变化、饮食睡眠状况，特殊情况以及观察重点、注意事项。

E. 护理交班记录。

（2）一般护理记录的书写

根据老人入院时评定的护理等级，记录按要求提供的相关服务。

①日常生活护理记录：由养老护理员依据护理服务项目的落实情况如实填写，这也是考核护理质量的依据。

②卧床老人翻身卡：为老人做好翻身护理和记录，是考量质量的依据。按翻身护理服务的落实情况，由养老护理员认真地如实填写。

（3）特殊老人护理记录的书写

特殊老人护理记录的书写包括危重护理记录和个案护记录两种。这两种护理记录既能为医生诊断，记录病情变化提供依据又能使养老护理员根据老人的个体情况，采取对应的护理措施，及时解决老人的护理问题。危重护理记录的书写方法。

①危重护理记录的书写内容：

A. 时间：每记录一项内容，应先注明准确时间 ××年××月××日××时××分。

B. 生命体征：体温、脉搏、呼吸、血压。

C. 入量：进水、进食、喂药、输液量等。

D. 出量：尿量、粪便类、呕吐物量、引流液量、渗出液量等。

E. 病情变化：记录老人的意识情况及老人病情变化，采取的护理措施及效果。

F. 记录格式：

ⓐ楣栏：包括姓名、护理区、房号床号、入院诊断、护理等级，用蓝笔填写。

ⓑ记录：时间由早班上午 8 时至下午 3 时，中班由下午 3 时至晚 10 时，用蓝笔填写，夜班由晚 10 时至次日 8 时用红笔填写（或根据各院情况，班次时间自行决定）。

②个案护理记录的书写内容：

A. 入院初步评估：收集老人基本信息，了解老人的基本生活能力和需提供的特殊服务的内容、时间和次数，确定是否符合入院条件和养老院是否能提供相关特殊服务。

B. 制定个案护理方案：根据体检情况及入院初评表，有针对性地制定个案护理方案及采取的护理措施。

附表：护理交班记录

日常生活护理记录

卧床老人翻身卡

危重症老人护理记录

入院评估表

个案护理方案

3. 注意事项

（1）楣栏内容填写完整，没有的数字或填写项目无变化的须填“0”，不可空项，时间格式为“某年某月某日”。

（2）页面字迹清楚，语言精练、连贯、不得涂改、剪贴；不写错别字；不滥用简化字；用钢笔书写，签全名。

（3）记录及时准确，内容具体、真实、客观、叙述简明扼要，重点突出。

（4）白班用蓝水笔、夜班用红水笔书写。

（5）新入院老人，交班记录连续记录 3 天，第一天需用红笔标明“新”的标识。

（6）凡白班交班的内容，中、夜班要有呼应，交班内容不可以用中英文夹杂书写，若有出入量等记录，均需注明单位。

养老机构或老人院交班报告（见表 4-35）。

日常生活护理记录（见表 4-36）。

表 4-35

<table>
<tr><td rowspan="6">项目
观察记录
床号　姓名
诊断</td><td colspan="6">早班（交班内容）</td><td colspan="6">中班（交班内容）</td><td colspan="6">夜班（交班内容）</td></tr>
<tr><td colspan="6">总人数 50</td><td colspan="6">总人数 50</td><td colspan="6">总人数 50</td></tr>
<tr><td colspan="3">入院 1</td><td colspan="3">出院 1</td><td colspan="3">入院 0</td><td colspan="3">出院 0</td><td colspan="3">入院 0</td><td colspan="3">出院 0</td></tr>
<tr><td colspan="3">转入 0</td><td colspan="3">转出 0</td><td colspan="3">转入 0</td><td colspan="3">转出 0</td><td colspan="3">转入 0</td><td colspan="3">转出 0</td></tr>
<tr><td colspan="2">鼻饲 4</td><td colspan="2">气管切开 2</td><td colspan="2">压疮 2</td><td colspan="2">鼻饲 4</td><td colspan="2">气管切开 2</td><td colspan="2">压疮 2</td><td colspan="2">鼻饲 4</td><td colspan="2">气管切开 2</td><td colspan="2">压疮 2</td></tr>
<tr><td colspan="3">病危 2</td><td colspan="3">死亡 0</td><td colspan="3">病危 2</td><td colspan="3">死亡 0</td><td colspan="3">病危 2</td><td colspan="3">死亡 0</td></tr>
<tr><td>12 床王林高血压病</td><td colspan="6">老人于上午 9：40 出院</td><td colspan="6"></td><td colspan="6"></td></tr>
<tr><td>16 床周刚中风后遗症“新”</td><td colspan="6">女，70 岁，于 10：00 用轮椅推入房间，思维正常，能正常交流，右侧肢体功能障碍，轮椅代步，二便不能自理，暂需全护理。普食。午餐进食 2 两米饭，1 个鸡蛋。鼓励老人多饮水。新入院老人，多关心，多与老人交流，帮助老人尽快适应新环境。现已午睡</td><td colspan="6">老人一般情况尚可，介绍同室人认识，能融洽相处，晚餐进食 2 两馒头，1 两稀饭。下午饮水 300 毫升，协助排便 1 次，无任何不适。现已安静入睡，请夜班多加照看</td><td colspan="6">老人夜间睡眠好，晨起协助给予晨间护理，空腹饮水 200 毫升。早餐进食 1 两稀饭，1 个鸡蛋，1 个馒头，无不适主诉。叮嘱并示范给老人可用左手协助右手被动活动。鼓励老人多饮水。新入住老人，请多加关心和观察</td></tr>
</table>

（续表）

项目 / 观察记录 / 床号 姓名 诊断	早班（交班内容）	中班（交班内容）	夜班（交班内容）
	总人数 50	总人数 50	总人数 50
	入院 1　出院 1	入院 0　出院 0	入院 0　出院 0
	转入 0　转出 0	转入 0　转出 0	转入 0　转出 0
	鼻饲 4　气管切开 2　压疮 2	鼻饲 4　气管切开 2　压疮 2	鼻饲 4　气管切开 2　压疮 2
	病危 2　死亡 0	病危 2　死亡 0	病危 2　死亡 0
21 床赵俊 脑血管意外“※”	老人呈嗜睡状态，呼吸仍快，输液通畅，氧气持续吸入，给予鼻饲牛奶 400 毫升，液体入量 1500 毫升，尿量 550 毫升，危重老人，密切观察病情变化。 签名　张玲	老人仍呈嗜睡状态，氧气持续吸入，呼吸稍快，输液维持通畅，给予鼻饲牛奶 250 毫升，尿量 450 毫升，2 小时翻身 1 次，并给予局部按摩，危重病人，密切观察病情变化和皮肤情况。 签名　王艳	老人呼之能应，晨 7 时给予鼻饲牛奶 250 毫升，氧气持续吸入，输液维持中。晨间护理已做。2 小时翻身 1 次，夜间排尿 500 毫升，24 小时总入量 2400 毫升，出量 1500 毫升，危重老人。各班加强病情观察及护理。 签名　李晓林

表 4-36

姓名：王红方　护理区：颐养楼　房号：206-2　护理等级：半护理

项目 日期 班次	洗脸	喂水	喂食	服药	床上擦浴	洗澡	洗脚	清洗会阴	小便次数	大便次数	剪指甲	理发须	换洗衣	裤换洗床上用品	护理员签名	备注
12-20 早班	1	1	1	1					2	1			1		李梅	
中班	1	2	1	1					2					1	王月	
夜班	1	1	1	1	1		1	1	2						朱方	
12-21 早班																
中班																
夜班																

卧床老人翻身卡（见表 3-37）。

危重老人护理记录（见表 4-37）。

入院评估表（见表 4-38）。

表 4-37

姓名：刘凤云　护理区：特护楼　房号：8-1

护理级别：全护理　鼻饲　入院诊断：脑梗死、老年性痴呆

日期	时间	体温（℃）	脉搏（次/分）	呼吸（次/分）	血压 mmHg	入量				出量		病情变化	护理员签名
						药物		食物					
						名称	量（mL）	名称	量（mL）	名称	量（mL）		
04-24	15：30					5%Gs	250	匀浆膳	150	大便	150	老人日间一直卧床、专人看护、每2小时翻身一次，现其精神欠佳，余无异常变化	王芳
	16：00	37	92	18	120/70			水	100	小便	50		
	17：00							菜浆	200				
	18：00							匀浆膳	100	小便	150		李红
	18：30							水	100				
	20：30					5%Gs	100						
	21：30					5%Gs	500			小便	350		
	22；00	37	88	17	118/68								
	23：00									小便	100	老人上半夜睡眠欠佳，液体在维持中	

（续表）

日期	时间	体温（℃）	脉搏（次/分）	呼吸（次/分）	血压 mmHg	入量				出量		病情变化	护理员签名
						药物		食物					
						名称	量（mL）	名称	量（mL）	名称	量（mL）		
	0：00												
04-25	01：30							水	50	小便	100	夜班	张莉
	02：00							水	100	小便	300		
	02：30	36.9	92	19	107/75								
	06：00	36.5						匀浆膳	100			下半夜睡眠好，液体于1：00输完，无不良反应，约2：00解糊状便约450克，予以清洗更换，予以皮肤按摩。晨意识清醒，口腔护理后匀浆膳100毫升注入	
													张莉

表 4-38

<table>
<tr><td colspan="2">姓　名</td><td colspan="2"></td><td colspan="2">性　别</td><td colspan="2"></td><td colspan="2">出生年月</td><td colspan="2"></td><td colspan="2">文　化</td><td colspan="2"></td></tr>
<tr><td colspan="2">籍　贯</td><td colspan="2"></td><td colspan="2">民　族</td><td colspan="2"></td><td colspan="2">婚姻</td><td colspan="2"></td><td colspan="2">职　业</td><td colspan="2"></td></tr>
<tr><td colspan="2">身份证号</td><td colspan="4"></td><td colspan="2">户口所在地</td><td colspan="8"></td></tr>
<tr><td colspan="2">现住址</td><td colspan="4"></td><td colspan="4">联系人（与老人关系）</td><td colspan="2"></td><td colspan="2">联系人电话和住址</td><td colspan="2"></td></tr>
<tr><td colspan="16">老人基本生活能力</td></tr>
<tr><td colspan="3">进食</td><td colspan="3">穿衣</td><td colspan="3">大小便</td><td colspan="3">行走</td><td colspan="4">洗浴</td></tr>
<tr><td>基本自理</td><td>需要协助</td><td>需要喂食</td><td>基本自理</td><td>需要协助</td><td>需要帮助</td><td>基本自理</td><td>需要协助</td><td>需要帮助</td><td>自如</td><td>拐杖</td><td>轮椅</td><td>基本自理</td><td>需要协助</td><td colspan="2">需要帮助</td></tr>
<tr><td colspan="3">认知能力</td><td colspan="3">情绪</td><td colspan="4">视觉</td><td colspan="3">听觉</td><td colspan="3">其他</td></tr>
<tr><td>正常</td><td>需提醒</td><td>不能认知</td><td>正常</td><td>易激动</td><td>异常</td><td>正常</td><td>白内障</td><td>青光眼</td><td>失明</td><td>正常</td><td>轻度耳聋</td><td>重度耳聋</td><td></td><td></td><td></td></tr>
<tr><td colspan="16">特殊服务申请</td></tr>
<tr><td colspan="8">服务内容</td><td colspan="8">需服务时间和次数</td></tr>
<tr><td colspan="8"></td><td colspan="8"></td></tr>
<tr><td colspan="8"></td><td colspan="8"></td></tr>
<tr><td colspan="8"></td><td colspan="8"></td></tr>
<tr><td colspan="16">初次评估结果：</td></tr>
<tr><td colspan="16">经以上初次综合评估，该老人符合入院条件，做常规体检后再确定护理等级。□</td></tr>
<tr><td colspan="16">经以上初次综合评估，该老人不符合入院条件，建议去相关医院检查治疗。□</td></tr>
</table>

评估者：　　　　　　　评估日期：

个案护理方案（见表 4-39）。

表 4-39

<table>
<tr><td>姓　名</td><td>李英</td><td>出生年月</td><td>1922 年 10 月</td><td>性别</td><td>女</td><td>房号</td><td>328</td></tr>
<tr><td>入院时间</td><td colspan="2">2010 年 01 月 26 日</td><td colspan="3">护理等级</td><td colspan="2">24 小时专护</td></tr>
<tr><td colspan="2">入院时身体状况</td><td colspan="6">老年性痴呆症，脑血管意外</td></tr>
<tr><td colspan="2">老人特点与要求</td><td colspan="6">比较消瘦、失语，需补充营养</td></tr>
<tr><td>晨间护理</td><td colspan="7">1. 协助老人起床、穿衣
2. 帮助老人登厕、二便擦洗。冲刷马桶
3. 协助老人洗脸、口腔护理、注入空腹水
4. 整理床单位、衣物、保持床单位干净、整洁，开窗通风</td></tr>
<tr><td>日常护理</td><td colspan="7">1. 给老人鼻饲注入牛奶，补充水分
2. 向团队长、医生反馈老人的健康情况
3. 适当帮助老人做功能锻炼，局部按摩
4. 根据天气情况，协助老人外出晒太阳
5. 经常与老人进行语言交流，组织老人听音乐，看电视
6. 做好鼻饲前准备，午饭注入匀浆膳 200 毫升
7. 鼻饲后照顾老人午休
8. 帮助老人起床，稍休息后，鼻饲注入水果浆
9. 每周洗澡 1～2 次
10. 与老人交流和适当进行肢体康复训练
11. 帮助老人定时登厕及匀浆膳
12. 做好护理记录，认真进行各班交接</td></tr>
<tr><td>夜间护理</td><td colspan="7">1. 做好口腔护理、洗脸、洗手、清洗会阴、泡脚
2. 登厕、二便擦洗
3. 房间通风换气后关好门窗，协助老人入睡
4. 夜间加强巡视，定时注入温水、翻身，观察老人夜间睡眠情况</td></tr>
<tr><td>说明</td><td colspan="7">注意护理安全防范，认真做好护理记录，做好交接班工作</td></tr>
<tr><td>评估</td><td colspan="7">李英属高龄老人，长期卧床，生活不能自理，需要实行 24 小时专护</td></tr>
</table>

制定日期：2010 年 01 月 30 日　　　　　　责任人签字：张爱萍

4.6 临终护理

4.6.1 满足临终老人的需求

1. 相关知识

（1）与临终护理相关的概念

①终期老人：终期老人是指由于机体衰老、疾病、不治之症等而致使人体重要器官功能衰竭，生命难以维持，预期3～6个月即将死亡的老人。

②临终关怀：为临终老人及其家属提供生理、心理和社会的全面支持和照顾。不以延长其生存时间为重点，而以提高老人临终阶段生命质量为核心，注重维护临终老人的权利、尊严和价值，称为临终关怀。

③临终护理：对临终老人的护理应以护理关怀照顾为核心，通过护理特殊手段，最大限度地消除老人精神上、肉体上的痛苦，稳定情绪，消除对死亡的恐惧和不安，使老人在亲切、舒适的环境中有尊严地离开人世。

（2）临终老人的生理反应

①循环衰竭：因心肌收缩力减弱，血压下降，出现皮肤苍白湿冷，尤其以肢端、耳鼻部位明显，口唇和指甲出现灰白色或青紫色，全身皮肤上可出现淤血斑点。

②呼吸衰竭：因呼吸肌收缩力减弱，加上呼吸分泌物在支气管内积聚停留，出现呼吸困难，有痰鸣音或呼吸不规律，出现潮式呼吸或呼吸变浅、变慢。

③胃肠道和泌尿系统变化：老人因胃肠道蠕动减少，气体积聚在胃肠道内，老人会感到腹胀或呃逆、恶心、呕吐，又因肛门和膀胱括约肌松弛，出现大小便失禁。

④感觉变化：老人在临终前视力逐渐消失，各种深浅反射

渐渐消失，但听觉保存时间最长，是最后失去的生理感觉。最终瞳孔对光反射、吞咽反射、听力反射完全消失。

⑤肌肉张力减弱：老人长期卧床，全身肌肉失去张力，出现肌肉松弛，双颊无力，眼球内陷，上睑下垂，吞咽困难等。

⑥意识改变：有些老人临终前的意识可以始终清醒，但大多数老人在临终前意识出现模糊。意识模糊分为三期：

A. 昏睡：大声呼唤可以暂时苏醒，对周围的事漠不关心，随即又转入睡眠状态。

B. 木僵：是一种可唤醒的无意识状态，答非所问。

C. 昏迷：意识完全丧失，肌肉松弛，感觉及各种反射均消失。

⑦体温异常：因下丘脑体温调节中枢功能紊乱，老人往往可出现高热或低温。

（3）临终老人的心理特征与护理

临终老人的心理变化各个过程无明显界限，表现也各不相同，但各个过程都包含了“求生”的愿望。心理学家罗斯博士提出临终老人通常经历五个心理反应阶段：否认期、愤怒期、协议期、抑郁期、接受期。养老护理员要充分理解，不要反驳老人或与老人争辩，对心照不宣、内心痛苦的老人给予安慰。

①否认期：老人不承认病情恶化的事实，认为搞错了，此期老人十分敏感，表现出极力否认事实，拒绝接受现实。这种心理反应可减少对老人的刺激，使老人有较多的时间调整自己。否认期持续时间因人而异。

②愤怒期：老人知道自己的病情预后不佳，但不能理解，无法接受即将死去这一现实。甚至不接受各种治疗及护理，表现为愤怒、怨恨、妒忌、多疑，力争把自己的情绪转向他人，因此，常迁怒他人，训斥周围人员。这种心理反应是一种健康的适应性反应，对老人是有益的。养老护理员应采取理解与宽

容的态度，不能因老人的愤怒影响自己的情绪和行为，更不能与老人争执，应好言相劝、微笑相待。

③协议期：老人经过一段时间的心理适应，已接受临终事实，愤怒情绪暂时中止。为了延长生命，老人又开始关注自己的病情并抱有希望、积极配合治疗。这个时期的心理反应对老人也是有益的。养老护理员在护理上要细心照料，解除和减轻老人的生理痛苦和心理负担。

④抑郁期：老人知道自己生命垂危，情绪极为伤感，悲伤、哭泣等不良情绪伴随老人，期望与亲朋好友会面，重温昔日亲情。养老护理员的护理应尽量满足老人要求，安排家属陪伴老人身旁。

⑤接受期：老人已进入生命的最后阶段，面临死亡已经有所准备，开始处理一切未完的事宜。恐惧、焦虑、悲哀的情绪逐渐消失，面对死亡表现平静，但十分虚弱。此期，养老护理员的护理应陪伴老人，经常交谈，尽管交谈的声音十分微弱或模糊不清，但对老人是极大的鼓励和安慰。最后阶段的老人已经极度衰弱，呼吸、心跳已停止，但听觉仍然存在，养老护理员应保持环境安静，用缓和平静的语调送别老人，让老人安心离开人间。

临终老人的心理反应过程也是因人而异的，五个阶段发生的顺序和时间并没有一定的规律，有时会同时发生，有时会重复发生，或停留在某个阶段。

（4）临终老人家属的反应

临终老人家属的反应主要表现为失落与悲哀。在他们得知自己的亲人即将离开时，也可能出现和老人类似的心理反应过程。

2. 操作程序

（1）临终老人生理护理

①保持环境的安静、整洁、舒适，空气新鲜；床单位要做到清洁、平整、干燥。

②及时进行身体的清洁：以用热毛巾擦洗为主，一边热敷，一边擦洗，使老人舒适。擦洗后再用干毛巾擦干水分，防止着凉。

③局部浴：为了减少老人疲劳，可以局部擦洗，尤其是阴部和背部每天要擦洗。

④油浴：临终老人皮肤干燥，在用香皂和热水擦拭之前，先用橄榄油或石蜡油搓揉全身，清除污垢。

⑤保持口腔清洁：每天晨晚间口腔护理，如果临终老人痰液堵塞、呼吸困难等应及时吸出痰液及口腔分泌物，养老护理员可以食指缠纱布擦除口腔痰液；如果口唇发干，可以用纱布或棉签蘸水湿润或涂石蜡油滋润。

⑥减轻疼痛：晚期癌症老人身体疼痛时，遵医嘱适时使用镇痛药缓解疼痛，用药后认真观察有无副作用和药效，解除老人疼痛要在疼痛发作之前给药。

⑦保暖：临终老人因血液循环衰竭，四肢末端发凉，可以用热水袋保温或作手足按摩。

⑧解热：高热消耗老人体力，按医嘱应用退烧药，也可以使用冰袋冷敷等物理降温方法。

⑨增加营养：临终老人食欲下降，要给予营养丰富的高蛋白、高热量的流质饮食。

（2）临终老人心理护理

①触摸护理是大部分临终老人愿意接受的一种方法。养老护理员在护理过程中可针对不同病情，轻轻抚摸临终老人的手、胳膊、额头及胸、腹、背部，抚摸时动作要轻柔，手部的

温度要适宜。通过触摸护理能获得临终老人的依赖，减轻孤独感和恐怖感，使老人感觉安全和亲切。

②耐心倾听和诚恳交谈。认真仔细地听老人诉说，使其感到被支持和理解。对虚弱而无力进行语言交流的老人，可通过表情、眼神、手势向他们表达理解和爱。通过交流及时了解老人的临终心愿，应尽量满足他们的各种需求。

③允许家属陪老人参与临终护理。家属是老人的亲人，临终老人最难割舍与亲人的亲情，最难忍受亲人不在身边的孤独。因此允许家属陪护，并参与临终护理是老年人和家属最需要的。可使老人获得安慰，有利于稳定情绪，老人也愿意依赖自己亲人的照顾。

④帮助老人保持社会联系，鼓励老人的子女及亲朋好友，单位同事等来探视老人，不要将他们隔离开来，以体现老人的生存价值，减少孤独和悲哀感。

⑤适时有度地宣传优死意义，尊重老人的民族习惯和宗教信仰，根据老人不同的职业、心理反应、性格、社会文化背景等，适时谨慎地与老人和其家属共同探讨生与死的意义，使他们从对死亡的恐惧与不安中解脱出来，以平静的心态面对即将到来的死亡。

⑥重视与弥留之际老人的心灵沟通，养老护理员应对老人表达积极、明确、温馨的尊重和关怀，不断与老人讲话直到他们离去。

（3）对临终老人家属的安抚

①要关注家属的需要，鼓励家属陪伴在老人身边，为家属和老人提供一个安静、舒适的环境。

②对家属过分的要求和挑剔，养老护理员应表示宽容和谅解，学会换位思考。

③养老护理员应注意倾听家属的感受，主动向家属介绍老

人的情况以及采取的护理措施，使家属看到老人虽然处于临终状态但仍能得到良好的照顾。

④养老护理员要用真诚、关心的态度和良好的护理手段服务于老人，这有利于家属从失落和悲哀中走出来。

⑤让家属参与临终护理过程，可避免或减少一些不必要的纠纷。

3. 注意事项

（1）尽量满足临终老人提出的合理要求。

（2）尽量减少临终老人的痛苦，给予全面的护理，护理过程动作要轻柔。

（3）有针对性地对老人进行心理疏导和护理。

4.6.2　尸体料理

临终老人抢救无效，经医生诊断死亡，记录正确的死亡时间，安慰家属并劝其离开，给老人进行尸体料理。

1. 相关知识

（1）死亡的判断

医学将死亡分成 3 期，即濒死期（临终期）、临床死亡期、生物学死亡期。

①临床医学对死亡的定义：持续 12 小时无自发的自主运动，瞳孔对光无反应，心跳及生理机能呈现不可逆转的停止。

②临床死亡：是指人体系统，如心血管、呼吸系统等停止工作。

③生物学死亡：是指呼吸心跳停止后大脑的死亡，人体组织细胞新陈代谢完全停止。

（2）死亡过程的分期

老人出现神志不清、呼吸衰竭、循环衰竭、代谢紊乱，反应迟钝，肌肉松弛、各种反射消失，呼吸和心跳停止，瞳孔散大。随着时间推移，尸体出现三种情况变化，尸冷（体温下降引起）、尸斑（皮肤呈现暗红色斑块和条纹）、尸僵（一般情况死亡后 6～8 小时出现，夏季炎热出现的早，24 小时后尸体有分解自溶发生）。

（3）尸体料理的目的

①使尸体保持整洁无渗出液。

②保持尸体位置良好，面目端详，易于辨别。尸体料理是养老护理员对老人最后的服务，是对死者的尊敬，也是对家属的安慰。

2. 操作流程（见表 4–40）

表 4–40

步骤	要求与说明
准备	1. 根据当班医生的死亡诊断，记录死亡时间，逐项填写尸体鉴别卡各栏目，签养老护理员姓名。填写死亡通知单，通知家属或寄养单位 2. 备齐用物推护理车至床旁，征询家属意见，尊重老人遗愿，屏风遮挡 3. 三张已经填好的尸体鉴别卡、换药盘、棉球若干个、绷带 3 条、脸盆 2 个、毛巾 2 块、温水、衣服（寿衣）、包尸单、梳子、换药碗、敷料、胶布、弯止血钳等 4. 为患传染病老人进行尸体料理时需备隔离衣、手套、消毒液等
操作	1. 撤去一切治疗用物（输液管、留置导尿管、吸氧管、仪器等），移开床旁桌，椅移于床尾 2. 放平床头，尸体置于平面位置，仰卧，双臂放在身体的两侧，头下垫枕防止面部瘀血

（续表）

步骤	要求与说明
操作	3. 撤去棉胎放于床尾椅子上（棉胎不接触尸体），污被套遮盖尸体 4. 盆具内放入温水，用毛巾洗脸，闭合眼睛，有义齿装上，棉球填塞口、鼻、耳，修剪胡须，梳理头发，必要时用四头带托起下颌 5. 擦洗上身：按顺序擦净前胸、后背、上肢；擦洗下身，腹部、臀部、会阴部、下肢、双足，棉球填塞肛门、阴道，以免液体外溢，棉球不能外露。必要时修剪指（趾）甲。有伤口更换敷料 6. 穿寿衣，尸体右手腕系尸体鉴别卡 7. 包尸单包裹尸体，包尸单外系一尸体鉴别卡，绷带固定胸、腹、踝部 8. 平车放于床尾，呈钝角放置，搬移尸体于平车上，污被套盖于尸体上送太平间，尸体鉴别卡插于尸屉外
消毒	消毒床单位，撤去污床单放于护理车内；床栏、床旁桌、椅子用消毒水擦净；床垫、棉胎、枕芯紫外线照射消毒40～60分钟或阳光下暴晒6小时
整理	协助家属整理、清点老人遗物，并交于家属。按出院手续办理结账。整理物品，放回原处

3. 注意事项

（1）必须由医生明确诊断已死亡，才能进行尸体料理。

（2）死亡后应立即进行尸体料理，以防僵硬，口鼻孔道等塞填的棉花不能外露。

（3）尸体料理时，养老护理员应以严肃的态度，认真操作，表示对死者的尊重。

（4）尸体料理过程中应尊重死者及其家属的要求和民族习惯。

（5）要尽可能让死者保持原样，周围环境保持清洁安静。

（6）如家属不在，应尽快通知其家属。

<table>
<tr><td colspan="6" align="center">尸体鉴别卡</td></tr>
<tr><td>姓名</td><td>性别</td><td>年龄</td><td colspan="3">籍贯</td></tr>
<tr><td colspan="6">地址</td></tr>
<tr><td>入院号</td><td>床号</td><td colspan="4">诊断</td></tr>
<tr><td colspan="6">病故时间　　年　　月　　日　　上、下午　　时　　分</td></tr>
<tr><td colspan="6" align="right">料理者</td></tr>
<tr><td colspan="6" align="right">老人院</td></tr>
</table>

4.7 本章复习题

1. 药物常见的不良反应有哪些？
2. 口服药物有哪些给药时间？
3. 中药有哪些服用方法？
4. 哪些药物应低温保存？
5. 哪些药物需要密闭保存？其原因是什么？
6. 如何协助医护人员保管药物？
7. 磺胺药服用时应注意些什么？
8. 发药时，老人如有疑问应如何处理？
9. 老年人用药要遵循哪些原则？
10. 酸类、铁剂药物如何服用？
11. 人体内的水有哪几个途径排出？
12. 老年人每日总入量由哪几部分组成？具体内容是什么？
13. 什么是少尿、多尿、无尿？常见于哪些疾病？
14. 粪便异常常见的原因有哪些？

15. 呼吸道每日分泌物有多少？这些黏液对呼吸道起哪些作用？

16. 痰量异常提示老人出现哪些问题？痰液由多突然减少提示出现什么问题？

17. 什么是血尿？当出现血尿提示什么？

18. 尿液气味变化时提示老人出现哪些问题？

19. 泌尿系感染老人尿液有哪些变化？

20. 记录尿量的单位用什么表示？如何记录？

21. 粪便颜色变化提示哪些情况发生？

22. 痰液主要观察哪些方面？

23. 如何判断痰量的多少？

24. 如何指导老人预防皮肤病？

25. 如何指导老人对皮肤进行自我护理？

26. 老年人常见的皮肤变化有哪些？。

27. 何谓发热？老年人发热的原因有哪些？其观察要点是什么？

28. 老年人发生关节痛常见的原因有哪些？其伴随症状有哪些？

29. 腹痛分哪几种？哪种情况需要紧急处理？

30. 何谓呼吸困难？临床表现是什么？其观察要点有哪些？

31. 根据《职工工伤与职业病致残程度鉴定》的规定呼吸困难分为哪几级？

32. 老年人发生胸痛应观察什么？

33. 老年人发生腹痛应注意观察哪些方面？

34. 如何观察老年人神志、意识、瞳孔的变化？

35. 根据水肿程度可分哪几种？各度水肿都有哪些表现？

36. 何谓凹陷性水肿？何谓非凹陷性水肿？

37. 何谓清洁？何谓消毒？何谓灭菌？

38. 常用的物理消毒方法有哪些？

39. 什么物品适用于煮沸消毒？

40. 热力消毒灭菌包括哪几种方法？

41. 辐射消毒包括哪几种方法？

42. 电离辐射灭菌包括哪几种方法？

43. 影响紫外线消毒效果的因素有哪些？消毒时应注意些什么？

44. 拖把上不同的颜色代表什么？

45. 老年人的盆具、餐（饮）具、毛巾如何消毒？

46. 如何用紫外线对空气进行消毒？

47. 出院老人的床单位要如何消毒？

48. 何谓化学消毒灭菌法？常用的化学消毒灭菌法有哪几种？

49. 煮沸消毒有哪些注意事项？

50. 使用乙醇消毒时应注意些什么？

51. 使用碘酊消毒时应注意些什么？

52. 使用甲醛进行消毒的适应范围有哪些？

53. 消毒浸泡物品时有哪些注意事项？

54. 使用喷雾消毒法时有哪些注意事项？

55. 使用擦拭消毒时有哪些注意事项？

56. 使用熏蒸法消毒法时有哪些注意事项？

57. 冷热疗的应用及注意事项有哪些？

58. 如何正确书写与阅读各类护理记录？

59. 如何做好临终老人的生理与心理护理工作？

60. 尸体料理的要求有哪些？